医院绩效考核指南

主　编　杨一兰

副主编　祝益民　钱招昕　柴湘平　左笑丛　李亚敏

《现代医院管理与等级评审指南》丛书

5

 湖南科学技术出版社 · 长沙

图书在版编目（ＣＩＰ）数据

医院绩效考核指南 / 杨一兰，祝益民主编. -- 长沙 ：
湖南科学技术出版社，2025. 3. -- （现代医院管理与等
级评审指南）. -- ISBN 978-7-5710-3461-0

Ⅰ. R197.322-62

中国国家版本馆 CIP 数据核字第 2025BF4649 号

YIYUAN JIXIAO KAOHE ZHINAN

医院绩效考核指南

主　　编：杨一兰　祝益民
出 版 人：潘晓山
责任编辑：李　忠
出版发行：湖南科学技术出版社
社　　址：长沙市芙蓉中路一段 416 号泊富国际金融中心
网　　址：http://www.hnstp.com
湖南科学技术出版社天猫旗舰店网址：
　　　　　http://hnkjcbs.tmall.com
邮购联系：0731-84375808
印　　刷：湖南天闻新华印务有限公司
　　　　　（印装质量问题请直接与本厂联系）
厂　　址：长沙市望城区雷锋大道银星路 8 号湖南出版科技园
邮　　编：410219
版　　次：2025 年 3 月第 1 版
印　　次：2025 年 3 月第 1 次印刷
开　　本：740 mm×1000 mm　1/16
印　　张：15.75
字　　数：348 千字
书　　号：ISBN 978-7-5710-3461-0
定　　价：68.00 元

代 序

国考"指挥棒"推动医院高质量发展

随着社会的迅速发展，患者对医疗服务的需求日趋多样化，这就要求医院管理者必须强化战略思维，根据患者的需要做好顶层设计，系统推进和适时调整医院管理的具体措施，不断提升医院的服务保障能力，提升患者的就医体验，充分体现以人民健康为中心和患者至上的发展理念。2019年出台《国务院办公厅关于加强三级公立医院绩效考核工作的意见》（国办发〔2019〕4号），6年来，全国三级公立医院绩效考核工作有序开展，主动对标和落实考核指标体系，不断加强内涵式建设，体现现代医院管理，推动医院在发展方式上由规模扩张型转向提质增效型，在管理模式上由粗放的行政化管理转向全方位的绩效管理，在资源配置上从注重物质要素转向注重人才技术要素，医院高质量发展理念深入人心。2025年1月出台《国家卫生健康委办公厅关于启动2024年度二级和三级公立医院绩效监测有关工作的通知》（国卫办医政函〔2025〕14号），将"公立医院绩效考核"正式更名为"公立医院绩效监测"，这一调整标志着管理导向从"结果评价"延伸为"过程管理"，更注重日常指标的动态跟踪与持续改进，引导医院从突破性达标转向持续性发展。本书为适应广大读者习惯、同时保持政策表述的延续性，全文仍沿用"国考"这一广为人知的简称来概括"公立医院绩效考核"与"公立医院绩效监测"。

"国考"是一把不同层次医院发展都要参照的重要"标尺"，虽然在全国范围内不同地区、不同条件、不同基础的每家医院都有其独特的发展目标与需求，在不同发展阶段有着与该时期相适应的发展规划与举措，但是二级以上公立医院都必须遵循。因此，"国考"是一项政策性强、专业要求高、关联度广的系统工程，旨在将政府、医保等有关部门、医院和医务人员的视野"聚焦"在推进深化医改上，将公立医院改革发展"聚焦"到为人民群众提供全方位、全周期的医疗服务上，"聚焦"到实现医院效率提高和质量提升上。所以，"国考"也就成为政府和卫生行政部门推动各级医院建设、改革和发展的"指挥棒"。

实践中，不少医院领导者、管理者及其医务人员对"国考"指标体系、考核要求等把握还不够系统和精准。医院如何平衡"国考"与不同阶段发展规划之间的关系，如何运用战略绩效管理工具，如何构建绩效管理体系，如何形成与战略相适应的医院文化，如何促进和激活组织创造力和凝聚力，如何保障医院的可持续发展，等等，这些问题值得管理者深入研究、执行者深入思考、操作者深入感悟。这就是近年来在开展绩效考核总结探索的过程中专家团队编写本书的初衷。

本书的第一大特色是遵循"国考"要求坚持理论与实践、国际与国内、目标与微观相结合，通过医疗质量、运营效率、持续发展、满意度评价四大模块共计 55＋1 项指标，对公立医院高质量发展的"质"和"量"做出了明确注解，使得公立医院在提质增效的道路上获得衡量"高质量"的标杆与"可视化"的客观指标体系，自我管理实现可视、可比、可控、可抓。

本书的第二大特色是注重"国考"和医院等级评审之间的联动协同。"国考"和医院评审评价，既是政府履行行业监管职能的重要手段，更是推动医院落实医药卫生体制改革、推动公立医院高质量发展、健全现代管理制度的重要抓手。立足以评促考、以考促评、考评联动，对"国考"指标与医院等级评审监测指标进行了梳理分析，并对数据管理流程、组织、制度、系统等进行了梳理和解读，有利于帮助和引导医院找准高质量发展方向，提升精细化管理水平。

本书的第三大特色是致力于强化服务推动现代医院管理制度与体系建设。当前，医院管理逐步向科学化、精细化、信息化、职能化方向发展，医院面临着社会和行业的激烈竞争。分享医院绩效考核树医院管理体系"高标杆"的典型案例，着力把握"国考"与现代医院管理制度的关系，使"国考"指标作为体现现代医院管理制度的重要基础、重要标尺，无论是外部治理还是内部管理等重大问题，均以"结果导向"为目标，以"过程管理"为途径，指导医院服务提升能力走向卓越，提升患者满意度，为建设健康中国做贡献。

希望本书的出版，有助于各级政府和行业主管部门更好引导公立医院的公益性，有助于各级医疗机构推进高质量发展的可持续性，有助于医院管理的职业化和专业化，有助于调动职工积极性和提升人民群众满意度。当然，受编者水平所限，书中难免存在不妥之处，敬请读者指正。

湖南师范大学教授、博士生导师
中华医学会科学普及分会主任委员
祝益民
于长沙

目录

§1

概　　述

§1.1　医院绩效管理、考核和监测概述

一、绩效管理与医院绩效管理

（一）绩效管理

1. 背景　"绩效管理"一词起源于 20 世纪 70 年代，是指组织管理过程中每一个成员为了组织共同的目标而参与组织战略目标的计划制订、辅导沟通、绩效考核评价以及绩效结果的反馈应用，从而提升绩效和实现组织战略目标的管理过程。"绩效管理"这一概念由美国学者奥布里·丹尼尔斯（Aubrey Daniels）首次提出，作为考核、评估和改进员工或部门工作成果的一种管理系统，在此后得到了充分的发展和完善，成为现代经营管理当中的一种主要管理方式。

绩效管理概念被提出后，学者们开始展开了系统而全面的研究，在 20 世纪 80—90 年代初产生了许多不同的观点。目前，绩效管理的研究者主要围绕组织取向和个体取向两种取向进行研究，并产生了以下 3 种主要观点。①绩效管理是管理组织绩效的系统：英国学者罗杰斯（Rogers）和布雷德鲁普（Bredrup，2005）作为此观点的代表，认为绩效管理旨在实现组织发展战略，保持竞争优势；员工虽然受到技术、结构、作业系统等变革的影响，但不是绩效管理所要考虑的主要对象。②绩效管理是管理员工的绩效系统：该观点强调以员工为核心的绩效管理概念，将绩效管理看作组织对员工个人工作绩效和发展潜力的评估和奖惩，并将绩效管理视为周期性的循环；该派别的主要代表有艾思沃斯（Ainsworth）和史密斯（Smith，1993）。③绩效管理是管理组织和员工绩效的综合系统：代表人物为科斯特洛（Costell，1994），他认为绩效管理将员工工作与组织宗旨连接在一起，来支持组织整体目标；Incomes Data Services 公司的相关研究学者认为绩效管理可以挖掘员工潜力，并通过将员工个人目标与企业战略目标相结合以提高公司的绩效。

2. 流程　PDCA 循环最早是由美国质量管理专家沃特·阿曼德·休哈特（Walter A. Shewhart）提出，其含义是将质量管理分为计划（Plan）、执行（Do）、检查（Check）和处理（Act）4 个阶段，PDCA 是一种通用的管理模型。而在绩效管理中，PDCA 循环包括绩效计划、绩效沟通与辅导、绩效考核和反馈以及绩效诊断和提高 4 个环节，每个环节缺一不可，共同作用于为实现单位战略目标的绩效管理过程；此外，PDCA 循环有助于纠正将绩效考核等同于绩效管理这一问题，使绩效管理成为一个环环相扣的绩效管理循环整体。绩效管理包括以下 4 个基本环节。

（1）绩效计划：科学合理的绩效计划是展开绩效管理活动的必要保证。在组织战略之下制订组织总体目标，并逐层分解到部门、团队和个人，并设置相应的绩效考评指标进行绩效监控。要注意的是，在管理者绩效计划阶段必须通过有效沟通，与员工在绩效目标上达成一致，而非简单地下达命令。

（2）绩效沟通与辅导：在绩效管理过程中，管理者要持续地与员工进行沟通交流，及

时发现部门或员工在执行工作过程中存在的问题，帮助其理清工作思路和提供必要的资源支持，纠正员工偏离工作目标的行为，或根据实际情况的变化对工作目标进行修正与调整。

（3）绩效考核与反馈：绩效考核是根据绩效计划阶段中所设置的绩效指标，对部门及员工个人的绩效目标的实现情况进行考核的过程。同时，通过绩效反馈面谈，使员工全面了解自己的绩效表现及努力方向。

（4）绩效考核结果运用：有两层含义。一是在组织层面进行运用；二是在员工层面进行运用。前者如进行绩效管理满意度调查，后者如实施个人绩效改进计划。

绩效管理是一个循环往复的过程管理，它基于过去，着眼于未来，将组织战略愿景和组织成员的绩效目标紧密联系，并通过 4 个环节的循环管理达到改进和提升组织管理效率和效果、促进组织持续发展的目的。

（二）医院绩效管理

医院绩效管理是指医院及其管理者在医院使命和愿景的引导下，对员工的绩效进行计划、评价、反馈和控制的过程和方法，医院绩效管理的目的是确保医院员工个人的具体工作目标和医院的整体战略发展目标相一致，通过持续提升员工和科室绩效，进而提高医院的整体实力，最终实现医院的愿景和使命。

医院绩效管理与一般企业绩效管理相比，具有以下 3 个特点。

第一，医院绩效管理强调社会效益。医院的社会公益性特征使得医院绩效管理不能过分强调经济利益，但这不代表不讲经济利益，而是要通过资源的合理配置和高效运用降低运营成本，从而实现社会效益和经济效益、当前业绩和长久运营、保持平稳和持续创新之间的平衡。

第二，医院绩效管理考核维度复杂，公立医院医师承担着预防、医疗、康复任务、科研、教学、救灾、对口帮扶和国际交流合作等不同功能，这就要求对他们的绩效进行多维评估，且还要关注各项功能在绩效评估当中的权重和比例。

第三，医院员工构成复杂，包括临床、医技、护理、研究和行政后勤等，他们的工作性质、工作强度以及所需工作技能要求不同，评价指标和方法自然不同，使得医院绩效管理体系较一般企业绩效管理体系来得复杂。

二、绩效考核与医院绩效考核

（一）绩效考核

1. 背景　绩效考核指考核主体对照工作目标和绩效标准，采用科学的考核方法，评定员工的工作任务完成情况、员工的工作职责履行程度和员工的发展情况，并且将评定结果反馈给员工的过程。

自有人类社会以来，为了提高生产效率、改善生活质量，人类对绩效考核的探索就没有停止过。如《汉谟拉比法典》对报酬和奖罚等的规定，《孙子兵法》中的恩威并重、重人重智和功利主义激励思想等。此期绩效考核实践的典范是大型工程建设的管理、军事激励和分成租佃制度的执行。

16 世纪末至 17 世纪初，欧洲教会推行新教改革，教主依照教民在工作中的经济成就来评估其努力程度。18 世纪的产业革命阶段，围绕着如何赚取更多的利润，产生了一些绩效考核思想的火花，如磨姆斯·斯图亚特的工作方法研究和鼓励性工资；亚当·斯密的劳动分工理论和利己主义人性观；罗伯特·欧文的减轻劳动强度和改善劳动条件的实践；查尔斯·巴贝奇的工作方法与报酬制度的研究等。总的来看，受历史条件和人们认识水平的限制，早期的绩效考核思想比较凌乱和分散，并依附于其他学科。

19 世纪早期，罗伯特·欧文开始在他经营的棉纺厂中尝试用不同颜色的木头块来标志员工的不同业绩。但真正自觉地开展绩效考核是从泰罗时代开始的。1895 年，有"科学管理之父"之称的泰罗提出了刺激性的差别计件工资制度。19 世纪末至 20 世纪初，不少心理学家加入了对员工绩效考评与激励的研究。1916 年，法约尔在《工业管理与一般管理》中描述管理者的职责时，明确将对员工的奖罚技巧和对组织的定期检查等内容包括了进来。此期绩效考核的特点是"胡萝卜加大棒"，最大缺陷是人性化不足。

20 世纪 30 年代，伴随着流水生产线的普及和大规模产销活动的展开，员工收益与企业绩效的关联度不似以前明显，而且当工人的收入达到一定高度时，经济刺激的作用反而呈下降趋势。于是，针对"经济人"的缺陷，孕育出了行为科学理论，标志着员工激励理论的基本成熟。主要理论有：梅奥的人际关系学说、马斯洛的"需求层次理论"、赫兹伯格的"双因素理论"、麦格雷戈的"X 理论- Y 理论"、弗鲁姆的期望理论、亚当斯的公平理论、斯金纳的强化理论等，为今后的绩效管理奠定了坚实的理论基础，也丰富了绩效管理中对"人性"的关注。

伴随着激励理论的成熟，绩效考核与评定的方法与手段丰富起来。20 世纪 30 年代，图解评定尺度已开始得到应用。在绩效考核上，已将与绩效有关联的员工的性格特征纳入评价范围，并予以定量考核。20 世纪 40 年代，行为锁定评定尺度、混合标准尺度、行为观察尺度、关键事件法等开始在绩效考核中应用。

第二次世界大战后，资本主义进入相对稳定的持续快速发展期。随着企业规模的扩大，以及经营的复杂化和多样化，为企业内部经营管理服务，以谋求利润最大化的现代管理会计应运而生。1954 年，德鲁克首先提出了目标管理的概念，强调目标分解，逐级授权和让员工参与管理，并将目标作为考核任务完成情况的依据。这种首次依据工作产出和结果，而非工作行为的考核方法，是绩效考核的里程碑。1957 年，美国学者罗伯特·患里利用可靠性理论建立了评定过程的数学模型，从理论上验证了绩效考核定量化的可能性。

20 世纪 80 年代，360 度绩效考核法在欧美企业和政府组织中得到广泛应用。其前身可追溯至 40 年代初期英国军方对部队战斗力及士兵选拔的评价，其后被用于管理者和主管人员的评价及选拔上。该方法强调全方位考核，有助于解决以往上级对下级考核的单一性和片面性，但考核面过宽，费时耗力。

20 世纪 90 年代，伴随着信息化和世界经济一体化，市场竞争空前激烈，对企业发展战略和组织业绩评价提出了更高的要求。针对这些情况，许多学者开始探索新的组织绩效考核办法，其中最典型的是关键绩效指标（KPI）、平衡计分卡（BSC）和经济增加值（EVA）。KPI 和 BSC 均强调以战略为导向，注重财务指标与非财务指标结合，兼顾短期利益与长期利益，是目前应用最为广泛的绩效考核方法。而 EVA 则关注企业增长的潜能和企业财富的持续创造，被《财富》杂志称为迄今最为炙手可热的财务理念。随着各种绩效考核方式的日益成熟，绩效考核逐渐趋于标准规范化。

2. 步骤　作为人力资源管理中最重要的环节之一，绩效考核在帮助企业实现目标中起着举足轻重的作用。一方面，绩效考核能够帮助企业判断每一个部门/员工的工作结果，从而确定企业整体的绩效水平；另一方面，绩效考核的项目和标准事实上成为组织/企业对员工的工作行为和结果的期望和要求，进而成为塑造员工行为的工具。在日常实施中，绩效考核实施通常可分为如下步骤：

第一阶段根据组织设计和工作分析设定绩效考核标准，对绩效考核指标进行详细阐述。设计绩效考核标准是企业实施绩效考核的一项基础工作，绩效考核标准决定着员工努力的方向以及组织战略目标的实现度。绩效考核标准的确定也是以职务分析为基础，职务分析的结果决定了绩效考核的标准。

第二、第三阶段分别为确定绩效考核的内容和实施绩效考核。一般来说，员工绩效考核的内容主要侧重于工作实绩和行为表现两个方面，由有关人员对被考核员工的实际成绩和表现做客观的记录，并确定在不同的指标上的成绩水平。

第四阶段是确定评语及改进措施。该阶段对被考核员工工作进行综合评定，确定最后的评价等级，并指出其优缺点和制订改进方案。

（二）医院绩效考核

绩效考核通过建立组织的发展战略并分解组织目标，从而进行业绩评估，现今同样作为一种重要的监督管理工具应用于公共部门，包括公立医院。在 20 世纪，很多国家就在企业绩效管理的基础上，开始了对医院绩效评估的研究，以控制医疗费用、提高医疗质量。医院绩效考核就是通过定量和定性的方法，评价医院的运营能力、管理水平和服务水平。

以公益性为核心的公立医院，其根本属性是要将公共利益最大化。因此，积极探索如何在绩效考核体系中凸显公立医院的公益性质，对引导医院的办医方向和工作重点具有重要的意义。从被考核的对象看，医院绩效考核宏观上可以分为 3 个层次：一是将整个医疗机构作为考核对象，属于外部考核；二是将医院的科室作为考核对象，属于科室考核；三是将医院员工个人作为考核对象，属于人员考核。科室考核和人员等内部考核会影响医院员工和团队积极性，但外部考核决定了内部考核的工作方向和工作重点，因此，外部考核是 3 个层次中最重要的一环。

三、绩效监测与医院绩效监测

（一）绩效监测

1. 背景　绩效监测并不是一个新的概念。20 世纪早期绩效监测便受到了政府改革者的推崇，并随着约翰逊执政时期的计划-规划-预算系统扩展至更广的范围。但到了 20 世纪 80 年代，研究者和政府部门对绩效监测的热情逐渐褪去，一些公共组织出现了"数据丰富但信息贫乏（data rich but information poor，DRIP）"综合征，并认为花费大量的时间和精力去进行绩效监测是不值得的，其主要原因在于政治意愿的缺乏。20世纪90年代以来，公共服务民营化的压力、以控制"失控"支出为目的的立法呼声、以及将权责下放到基层的分权运动，催生了一系列更加强调以结果为导向的管理工具，这就迫切需要绩效监测为其提供强有力的基础数据和评价依据，人们对绩效监测的兴趣再一次被唤起，如何进行绩效监测被界定为当代公共管理的三大问题之一。此外，政府部门也开始以实际行动践行绩效监测，例如，贝尔曼在2000年的研究发现，美国1/3的县政府使用了某些形式的绩效监测。经济合作与发展组织（Organization for Economic Cooperation and Development, OECD）早年将绩效监测定义为一种工具，即在已知战略目标的情况下，评估相对于项目目标而言的实际进展情况。它主要由两部分组成：一是记录"生产过程"，即将"投入"转化为"产出"的进程和活动；二是评估"结果"，即将政策或项目的经济社会影响与预先设定的目标进行比较。

2. 流程　从实施主体来看，绩效监测通常由项目或机构的管理部门实施；结果运用的主体则是各种利益相关者，如政策制定项目者或项目管理者。从内容构成来看，作为一个绩效信息反馈系统，绩效监测是由多个环节组成的。但对于具体环节的设定，不同研究者提出了不同的看法。美国国家公共生产力中心指出，一个良好的绩效监测系统应该包含界定所要测量的项目、陈述项目目标并确定所需结果、选择测量标准或指标、设定绩效和结果标准、绩效监测、绩效报告、结果应用7个环节。西奥多·H.波伊斯特则认为，绩效监测系统除了一般的管理功能之外，还包括3个组成部分：数据的选择处理、数据分析及后续活动或决策的制定。

（二）医院绩效监测

绩效监测多数以绩效管理的一个环节在医院出现，被描述为为了达成组织战略目的和实现竞争力的全面提升，对绩效计划实施情况全面监测的过程，涉及管理学的组织、领导、控制等基本职能。

关于绩效监测的内涵，也有不少学者进行研究和探索。例如，有学者认为绩效监测指的是在绩效评价期间内管理者为了掌握下属的工作绩效情况而进行的一系列活动；也有学者认为绩效监测体系是为决策层提供决策依据，为其更好地监控组织战略与运营提供有力支持和保障，同时也为个人业务与管理部门的业绩评价提供依据。总体来说，医院绩效监测是指在绩效计划实施过程中，医院管理者与员工通过持续的绩效沟通，采取有效的监控方式对员工的行为及绩效目标的实施情况进行监管与测评，并提供必要的工作指导与工作支持的过程。其最主要的任务就是在准确有效的绩效信息收集之后，及时发现问题及潜在风险，并提供医院绩效辅导，清除医院绩效计划执行过程当中可能出现的障碍。

§1.2　国外医院绩效评价

多年来，国内外学者在绩效评价标准的确定、评量指标体系的构建、评量指标间的权重分配及评价者间权重分配等方面做了研究。由于国情的差异及医疗环境的变化，使得他们在绩效评价标准的确定、评量指标体系的构建，以及不同来源的结果整合等基本问题上众说纷纭、莫衷一是，因此各国根据各自国情建立调整了卫生系统绩效评价框架。

从几个代表性国家情况来看，目前医疗机构绩效评价体系依托于所在国家的卫生体制，尽管侧重点有所不同，但是国际上医疗质量的持续改进始终是医院绩效评价的核心。各国卫生系统都建立了相对完善的绩效考核评价体系和框架，注重进行多维度绩效评估，常用的评价手段包括平衡计分卡、星级评审、关键指标法、相对价值尺度法等，并呈现出不同的特点。美国由于市场化程度高，呈现多个框架；英国在国民卫生体系框架下，通过国家宏观调控机制推动绩效评价并进行公开；德国依托国家完善的社会保险、筹资系统为医疗服务提供保障，通过第三方评价加认证，并对结果以 PDCA 循环为基础促进医疗机构质量改进；新加坡并行双重卫生服务体系，绩效评价体系受美国理念影响较大，特点是注重患者受益情况，即服务质量；中国基于国家卫生体系，更加关注对于公立医院公益性导向，以患者体验和医疗质量为中心，促进医疗机构为患者提供更公平、更有效率的医疗服务。

通过了解国外医院绩效评价现状及实施效果，横向比较，对于找到适合于我国公立医院借鉴的绩效管理办法、推动现代医院管理制度建设具有重要的现实意义（表 1-1、表 1-2）。

表 1-1　代表性国家医疗机构绩效评价体系比较

国家	卫生服务系统	框架	维度	管理目标
美国	分散；市场化；联邦与州政府联合管理	多个正在发展的框架系统	安全性、有效性、以患者为中心、可持续性、效率、公平，服务质量	提高卫生服务质量，满足消费者，信息公开
英国	英国国民卫生体系	NHS 绩效评价框架，以星级评审制度为基础	—	提升医疗质量和服务效率
德国	卫生保障体系，社会医疗保险	KTQ 制度——第三方评价，改进以 PDCA 循环为基础	以患者为导向、以员工为导向、安全、信息与交流、领导能力、质量管理	医疗机构质量结果的改进
新加坡	双重卫生服务体系	双重	服务质量、医疗消费、运转效率、医疗服务	患者受益
中国	国家卫生体系	三级公立医院绩效考核	医疗质量、运营效率、持续发展、满意度评价	提高医院的科学管理水平和医疗服务能力

表 1-2　代表性国家医疗机构绩效评价关键指标

国家	关键指标
美国	人均患者出院费用、流动资金利润率、总资产与产出比、患者平均住院天数、门诊患者收入所占比例、死亡率、并发症率
英国	预约等待住院患者的数量、门诊等待的时间、未预约等待住院 18 个月以上的患者、被急诊全科医师怀疑为乳腺癌等待门诊治疗大于 2 周的患者、满意的财政情况、在推车上等待 12 小时以上的患者、当天取消的手术比例、改善员工生活条件的承诺、医院清洁状况

续表

国家	关键指标
德国	临床效果、效率、员工为导向、响应治理、安全性、患者为中心
新加坡	服务质量更好、医疗消费更廉价、运转效率更高、医疗服务更安全
中国	功能定位、质量安全、合理用药、服务流程、资源效率、收支结构、费用控制、经济管理、人员结构、人才培养、学科建设、信用建设、患者满意度、医务人员满意度

一、美国

美国由于其联邦制的国家特点，医疗卫生体系在联邦政府和州政府的引导、监管或直接参与下进行。卫生服务系统相对分散，大多数医疗服务网络由大型综合医院和私立机构组成，其中大型综合医院属于非营利性组织，私人诊所进行市场化运作，在整个医疗体系中占主要地位，医疗体系市场化十分明显。

因其医疗体系构成十分复杂，没有完整的管理机构系列，没有整齐的医疗部门划分，整个医疗体系自下而上形成，和复杂医疗体系相对应的是种类繁多的医疗保险形式及险种。基于医疗市场的压力和医疗保险的制约，医院的顾客导向非常明确，其医疗服务评价体系与我国差别很大。就评价体系的主体而言，主要是社会非盈利组织，如在美国占支配地位的医疗服务标准制定和绩效评估机构：美国医疗机构联合评审委员会（joint commission on accreditation of healthcare organizations，JCAHO）、美国医院协会（AHA）等，以及少数政府组织，如美国卫生保健研究和质量机构（AHRO）等。历史最久、最有权威性的评审机构是美国医疗机构联合评审委员会。该机构于 1997 年推出 ORXY 方案，设计了绩效考核评价指标，核心维度以 5 个具体疾病的测量为关键领域，评价指标涵盖了临床绩效、患者感觉（满意度）、健康状况和行政与财务状况等。美国医学研究会曾提出安全性、有效性、以患者为中心、可持续性、效率、公平等 6 个维度的框架，以提高系统绩效；2000 年提出"健康美国人"的 10 年目标，以预防保健为导向，以升级公共卫生服务为目的；2003 年，美国国家卫生服务质量报告提出了测量卫生系统绩效的概念框架，立足于提高卫生服务质量和满足消费者的医疗服务需求。梅奥医学中心作为美国大型综合医院的代表，建立了全美规模最大、设备最先进的综合性医疗体系。围绕教育、科研及临床服务（实践）三者相结合的价值理念，立足于为患者提供优质的医疗服务，优先考虑患者需要，梅奥选取的绩效考核指标涉及患者满意度、临床绩效、财务情况、关注员工、内部运作、社会贡献等方面，其中患者满意度居于首位。美国大型综合医院绩效管理目标基于患者导向。

二、英国

英国是实行国家卫生服务的典型国家，国家卫生服务系统提倡以需要为导向、以患者为中心的预付总额预算制度，是国家税收的单一筹资途径，特别注意控制提供者诱导的费用膨胀。但是效率低下以及由此引起的排队现象一直困扰着英国国家卫生服务系统。基于上述现状，英国对于医院的绩效评价主要侧重于医疗质量和服务效率两大方面。

英国的国家医疗服务卫生体系（National Health Service，NHS）是英国社会福利制度中最重要的部分之一。英国所有的纳税人和在英国有居住权的人都享有免费使用该体系服务的权利。NHS的服务原则是：不论个人收入如何，只根据个人的不同需要，为人们提供全面的、免费的医疗服务。1948年英国国家医疗服务体系建立时，绩效评价指标就被纳入全国统一的评价标准。随着体系的完善，该体系绩效评价框架以平衡计分卡为基础，综合了服务使用者、内部管理、持续改进和财务等4个维度进行评价，以提高医院服务质量和效率。1997年，通过绩效评价框架，关注健康促进、公平可及、合理卫生服务的有效提供、效率、患者（或护理者）经历、NHS的健康结果（质量）；2001年，英国引进星级评审制度，由英国健康改进委员会发起，2008年与NHS联合发布《发展国民医疗服务体系绩效评价制度》，推行以财务绩效、服务绩效、董事局能力为维度的绩效框架，并将结果通过公开出版物 The Quarter 向民众公布，加大信息公开力度，其指标平衡了医疗、患者、服务能力，以及以服务能力为中心的考量。此外，2009年公布的英国国民卫生服务体系绩效评价框架也主要从组织财务维度、服务质量维度等角度进行评价，后者包括整体绩效评价、英国健康医疗服务质量委员会（Care Quality Commission，CQC）认证等。由不同的机构进行分责，CQC在保障医疗服务质量和安全、促进服务持续改进方面具有重要职责和作用。

通过对多个权威数据库中与医疗机构绩效评价指标相关期刊进行分析总结，英国的绩效评价指标主要集中于患者中心地位、服务有效性、临床高效性、安全性4个维度。通过绩效管理提供有效性、公平性、可及性的服务是英国国家医疗服务体系的目的，而服务质量是医疗机构绩效评价中最受重视的指标。

三、德国

德国的医疗机构绩效评价2002年开始由第三方机构德国医疗透明管理制度与标准委员会（Cooperation for Transparency and Quality in Health Care，KTQ）实施，KTQ是目前德国最具专业性和权威性的医院评审机构，是德国医院协会、德国护理协会、联邦健康保险公司等德国重要的医疗协会和保险公司共同设立的评审专业组织。KTQ对医疗机构进行检查评审，实施认证，同时鼓励医院开展自我评价。KTQ认证的出发点是以患者为中心，从患者入院就医开始，就针对医院所有相关环节的工作质量制定相对应的具体管理制度和详细的服务标准，并且公开透明。KTQ评价的特点是以患者为核心，以提升医疗质量为目的。在德国，根据社会法第五条，医院要获得认证的一个条件是必须参与外部的质量保证项目，这是KTQ得以在德国被推广的原因之一。此外，KTQ制度对医疗机构质量结果的改进是在PDCA循环基础上建立的，其内涵框架包括"以患者为导向、以员工为导向、安全、信息与交流、领导能力、质量管理"6个方面，以患者为导向、安全、信息与交流以及质量管理都是保证顺利并有效地通过评审的主要因素。

上述几个维度围绕"患者是核心"这一理念，说明医疗机构内部质量管理的重要意义。KTQ 对医院认证主要通过调查员现场评价进行，最终形成总体评价报告，告知医院并提交给 KTQ 办公室，经 KTQ 办公室对现场报告和质量评价报告进行随机的抽样审查后，合格的医疗机构将获得 KTQ 的认证证书。有效期期间，KTQ 每年都会对医疗机构进行检测，以帮助其质量持续改进。

四、新加坡

新加坡实行典型的双重卫生服务体系，公立和私立的服务机构均占据着重要的地位。2000 年 10 月 1 日公立卫生系统进行了重组，成立了两个垂直的服务机构——国立保健集团和新加坡保健服务集团。根据两大集团的年度工作报告，对于医院的绩效其首先关心的是患者受益情况。具体包括服务质量更好（Better）、医疗消费更廉价（Cheaper）、运转效率更高（Faster）、医疗服务更安全（Safer）等 4 个维度。以运转效率更高为例，大致包括以下几个关键指标：床位周转率、门诊人次、住院人数、住院天数、平均住院日、手术人数等；其次是人力资源得到多大的提升，如人员培训费用的数量；另外提到了各种科研课题的项目数量，以及项目的资金总量。

国立保健集团对于质量和安全的要求主要体现在以下 6 个方面。一是安全，在照顾患者时要避免对他们造成伤害。二是有效，为所有受益者提供以科学知识为基础的增值服务，避免使用过度或不足。三是以患者为中心，提供尊重和响应患者偏好、需求和价值观的护理，并确保根据患者的价值观指导所有临床决策。四是及时，减少患者和医生的等待时间和延误。五是高效，避免浪费，包括浪费设备、用品和资源。六是公平，无论患者的性别、种族、地理位置和社会经济地位如何，提供质量一致的护理。

整体看，新加坡绩效评价体系受美国医疗质量管理理念影响，但是存在严格项目评估不足，缺少更大程度的公众参与和授权的缺点。

§1.3　国家公立医院绩效考核

一、概述

（一）背景

公立医院是我国医疗服务体系的主体，我国历来重视对公立医院的监管和考核，对于公立医院绩效考核的相关政策演进体现了坚持公益性的特点。2009 年以来，随着我国医药卫生基本制度和公立医院改革政策框架更加系统、电子病历的成熟应用以及公立医院信息化建设的长足发展，为实施全国统一权威的公立医院考核指标体系提供了基础条件。

随着我国医疗机构改革的不断深入，绩效考核也快速发展。2019 年 1 月，国务院办公厅印发《国务院办公厅关于加强三级公立医院绩效考核工作的意见》（以下简称《意见》），在国家卫生健康委组织实施下，统一权威的全国三级公立综合绩效考核体系正式运行。我国 2019 年版三级公立医院绩效考核指标体系由医疗质量、运营效率、持续发展、满意度评价等 4 个方面的指标构成，强调坚持公益性导向、坚持属地化管理、坚持信息化支撑等基本原则。同时重视定量考核，在 4 个维度 55 个三级评价指标中 50 个为定量指标，纳入患者满意度和医院员工满意度等。考核实施主体包括医院自身、各省份和国家卫生健康委，并以合适方式向社会公开。对于公立医院绩效考核工作提出了更高要求，以提高医院的科学管理水平和医疗服务能力。

整体来看，当前我国"国考"工作与医改工作密切同步，在统一国家级指标基础上，允许各省市根据实际情况增设地方指标，同时突出信息化支撑下的定量考核，体现了统筹性和灵活性的特点。目前我国"国考"指标体系仍在持续完善中。

1. "国考"的启动　2009 年，新一轮医改启动，《中共中央　国务院关于深化医药卫生体制改革的意见》（中发〔2009〕6 号）提出"完善分配激励机制，实行以服务质量及岗位工作量为主的综合绩效考核和岗位绩效工资制度，有效调动医务人员的积极性"。明确公立医院需要建立以服务质量为核心、以岗位责任与绩效为基础的考核和激励制度。《国务院办公厅关于印发 2011 年公立医院改革试点工作安排的通知》（国办发〔2011〕10 号）指出"合理确定公立医院绩效考核制度，研究建立以公益性为核心的公立医院绩效考核体系，完善人员绩效考核制度，将医务人员的工资收入与医疗服务的数量、质量、技术难度、成本控制、群众满意度等挂钩"。突出"合理"和"公益"，首次将公立医院改革目标"公立医院回归公益性"和"提高医务人员积极性"统筹兼顾，同时在公立医院改革试点进行尝试。

2012 年 3 月，《国务院关于印发"十二五"期间深化医药卫生体制改革规划暨实施方案的通知》（国发〔2012〕11 号）提出"建立以公益性质和运行效率为核心的公立医院绩效考核体系，健全以服务质量、数量和患者满意度为核心的内部分配机制"，要求公立医院建立现代医院管理制度，建立以公益性质和运行效率为核心的公立医院绩效考核体系。研究探索采取设立专门管理机构，由其履行政府举办公立医院的职能，负责公立医院的资产管理、财务监管、绩效考核和医院主要负责人的任用。国家卫生计生委、财政部、中央编办、国家发展改革委、人力资源社会保障部印发的《关于印发推进县级公立医院综合改革意见的通知》（国卫体改发〔2014〕12 号）提出"制订县级公立医院绩效考核办法，将医院的公益性质、运行效率、群众满意度等作为考核的重要指标，把医务人员提供服务的数量、质量、技术难度和患者满意度等作为重要指标，建立以社会效益、工作效率为核心的人员绩效考核制度"。从中观层面与微观层面绩效考核政策改革同时推进，倡导考核注重效益和效率。

为指导各地加强公立医疗卫生机构绩效评价工作，各部委达成共识，2015 年 12 月 21日，国家卫生计生委、人力资源社会保障部、财政部、国家中药管理局发布了《国家卫生计生委、人力资源和社会保障部、财政部、国家中医药管理局关于加强公立医疗卫生机构绩效评价的指导意见》（国卫人发〔2015〕94 号）（以下简称《指导意见》），该文件首次对公立医疗卫生机构绩效评价的目的、原则、程序、评价参考指标、评价标准等都做了明确规定，要求各地把加强公立医疗卫生机构绩效评价纳入深化医改总体部署。其中，公立医院绩效考核政策特点在于：一是绩效评价要以公益性为导向；二是机构、负责人、医务人员绩效评价均在考核范围之内；三是在国家制定的绩效评价指标体系基础上，各地可根据实际情况进行调整。《指导意见》的提出标志着考核工作从医疗机构的自行摸索上升到国家层面的政策规定。

2015 年后国家高度重视，主动推进改革，绩效考核配套政策相继出台，2016 年《国家发展改革委、卫生计生委、人力资源社会保障部、财政部关于推进医疗服务价格改革意见的通知》（发改价格〔2016〕1431 号）配套出台，提出"逐步理顺医疗服务比价关系，体现医务人员技术劳务价值"；2017 年国家人力资源社会保障部、财政部、国家卫生计生委、国家中医药管理局联合发布《关于开展公立医院薪酬制度改革试点工作的指导意见》（人社部发〔2017〕10 号）再次重申"健全以公益性为导向的考核评价机制；公立医院主管部门要制定科学的公立医院考核评价指标体系，考核结果与医院薪酬总量挂钩；公立医院主管部门要制定公立医院主要负责人的绩效考核评价办法，考核结果与公立医院主要负责人薪酬挂钩；公立医院要制定内部考核评价办法，考核结果与医务人员薪酬挂钩"；同年 7 月，国务院办公厅《关于建立现代医院管理制度的指导意见》（国办发〔2017〕67 号）明确指出"要健全绩效考核制度"，将政府、举办主体对医院的绩效考核落实到科室和医务人员，对不同岗位、不同职级医务人员实行分类考核。建立健全绩效考核指标体系，围绕办院方向、社会效益、医疗服务、经济管理、人才培养培训、可持续发展等方面，突出岗位职责履行、工作量、服务质量、行为规范、医疗质量安全、医疗费用控制、医德医风和患者满意度等指标。至此，公立医院绩效考核雏形初现并逐步走上正轨。

2."国考"的实施 2019 年 1 月，国务院办公厅发布《国务院办公厅关于加强三级公立医院绩效考核工作的意见》（国办发〔2019〕4 号），提出在全国启动三级公立医院绩效考核工作、绩效考核指标体系、标准化支撑体系、国家级和省级绩效考核信息系统初步建立，探索建立绩效考核结果运用机制。到 2020 年，基本建立较为完善的三级公立医院绩效考核体系，三级公立医院功能定位进一步落实，内部管理更加规范，医疗服务整体效率有效提升，分级诊疗制度更加完善。

同年 12 月，国家卫生健康委、国家中医药管理局联合发布《关于加强二级公立医院绩效考核工作的通知》（以下简称通知），该通知明确提出：2020 年在全国启动二级公立医院绩效考核工作，2022 年建立较为完善的二级公立医院绩效考核体系，按照属地化管理原则，二级公立医院全部纳入绩效考核范围。

6 年期间，我国逐步构建了覆盖全部二级以上公立医院的绩效考核体系，丰富了绩效考核内涵，建立健全了绩效考核结果共享与运用机制。在国家层面，按年度形成国家监测分析报告，国家卫生健康委会同相关部门建立绩效考核结果共享与运用机制，将绩效考核结果作为国家医学中心、国家区域医疗中心设置的重要依据，作为重大项目建设、国家临床重点专科遴选、委属委管医院预算拨付等工作的重要参考。在地方层面，绩效考核结果与公立医院财政资金拨付、工资总量核定等挂钩，并在医疗资源规划、医院评审、医保政策调整、领导干部任免与奖惩、重大项目建设、科研扶持、评优评先等工作中运用。有的省份还将公立医院绩效考核结果作为省级政府对地市级政府考核的重要内容。目前，全国一共有 2 168 家三级公立医院、5 384 家二级公立医院参加国家卫生健康委的绩效考核。

自 2019 年以来，我国通过"国考"推动三级公立医院在发展方式上由规模扩张型转向质量效益型，在管理模式上由粗放的行政化管理转向全方位的绩效管理，促进收入分配更科学、更公平，实现效率提高和质量提升，促进公立医院综合改革政策落地见效。引导二级公立医院落实功能定位，持续提升医疗服务能力和科学管理水平，促进公立医院综合改革政策落地见效，建立现代医院管理制度，落实分级诊疗制度，不断满足人民群众日益增长的健康需求。将政府、医保等有关部门、医院和医务人员的视野"聚焦"在推进深化医改上；将公立医院改革发展"聚焦"到为人民群众提供全方位、全周期的医疗服务上，"聚焦"到实现效率提高和质量提升上，"聚焦"到促进改革落地见效上。将引导公立医院在坚持公益性的基础上，在推进医院发展可持续性、调动职工积极性和增强人民群众满意度的轨道上稳健前行。

（二）内涵

1. 考核内容 "国考"指标体系主要包括医疗质量、运营效率、持续发展、满意度评价等 4 个方面。在医疗质量方面，通过考核出院患者手术占比、出院患者微创手术占比、出院患者三级/四级手术占比、手术患者并发症的发生率、手术部位的感染率等医疗质量监测指标，重点引导公立医院落实功能定位的同时，加强医疗质量管理和患者安全。在运营效率方面，通过考核医疗服务收入占比、人员支出占业务支出比重、辅助用药收入占比等指标，扭转传统"以药养医"局面，引导医务人员通过提高医疗技术水平来获取报酬。同时，监测考核医院收支结余、资产负债率等经济管理指标，引导医院优化收入结构。在持续发展方面，重点考核医院结构类指标，包括卫生技术人员职称结构，以及当前社会紧缺卫生技术人员（如麻醉、儿科、重症医学等人员）占比等。在满意度评价方面，不仅考核患者满意度，还考核医务人员满意度，充分体现"以人为本"的理念。

2. 考核程序 "国考"工作按照年度实施，考核数据时间节点为上一年度 1 月至 12 月各个医院各项指标的数据情况。

（1）医院自查自评：医院将上一年度病案首页信息、年度财务报表及其他绩效考核指标所需数据等上传至国家和省级绩效考核信息系统，形成绩效考核大数据。医院根据绩效考核指标和自评结果，推动医院科学管理。

（2）省级年度考核：每年由省级卫生健康委员会组织医院进行数据填报，并委派专家到各个医院对医院填报的数据进行现场核实。

（3）国家监测分析：国家卫生健康委每年对各个医院的指标监测数据进行提取、分析，并对各个医院的综合国家监测指标得分、CMI 值、科研经费总额、四级手术人数等考核情况进行排名。

3. 数据来源

（1）国家自动提取：通过病案首页、财务年报表、医疗机构、医师、护士电子化注册系统等进行数据提取。

（2）国家满意度调查平台：由医院组织对门诊、住院患者及职工进行满意度测评。

（3）医院填报：部分不能在系统提取的数据，由医院自行填报，并提交支撑材料。

（三）意义

国家公立医院绩效考核，将方向性、全局性、规律性的改革举措和推动医院发展的关键要素凝练成为具体指标，引导公立医院充分发挥绩效考核"指挥棒"作用，促进公立医院主动加强和改进医院管理，加强内涵建设，推动医院高质量发展。

1. 引导医院落实功能定位　通过考核引导，三级公立医院在发展方式、运行模式、资源配置转变方面持续用劲发力。使医院临床诊疗服务能力全面提升，为广大人民群众提供优质高效的医疗服务、防范化解重大疫情和突发公共卫生风险。

2. 推动医院落实各项改革举措　绩效考核以满足人民群众健康需求为出发点和立足点，绩效考核的56项指标中涉及近百项政策文件，将文件要求融入指标考核，推动医院主动落实政策要求。

3. 带动医院提升科学管理水平　绩效考核为查找医院管理和医疗服务的差距提供了参照，三级公立医院以考核指标为导向，横向对比找差距，纵向比较找提高，强弱项、补短板，及时总结经验，明确阶段目标，不断提升医疗服务能力和精细化管理水平。

4. 促进医院统一、规范性　引导医院严格按照疾病分类编码、手术操作编码、医学名词术语集和病案首页要求填写病历信息，做到"四统一"。

5. 强调质量与安全　质量与安全是医院的"生命线"，通过医疗质量控制、合理用药、检查检验同质化等指标，考核医院医疗质量和医疗安全。通过预约诊疗、门急诊服务、患者等待时间等指标，考核医院改善医疗服务效果。通过代表性的单病种质量控制指标，考核医院重点病种、关键技术的医疗质量和医疗安全情况。

6. 推进医院加强预算管理　推动医院落实公益性，实现预算与绩效管理一体化，不断提高医疗服务能力和运行效率。使医院"破除趋利性、回归公益性"，通过严格的预算管理财经制度，倒逼医院加强绩效考核管理。

7. 严格控制费用增幅　通过医疗收入增幅、门诊次均费用和均次药品费用增幅、住院次均费用和均次药品费用增幅指标考核，促进医院主动控制费用不合理增长。

8. 引导医院降本节耗　运营效率体现医院的精细化管理水平，是实现医院科学管理的关键。通过人力资源配比和人员负荷指标考核医疗资源利用效率。通过经济管理指标考核医院经济运行管理情况。通过考核收支结构指标间接反映医院医疗收入结构合理性，推动实现收支平衡、略有结余，有效体现医务人员技术劳务价值的目标。

9. 促进医院持续发展　通过人才结构指标考核医务人员稳定性，通过科研成果临床转化指标考核医院创新支撑能力，通过技术应用指标考核医院引领发展和持续运行情况，通过公共信用综合评价等级指标考核医院信用建设。患者满意度是医院社会效益的重要体现，提高医务人员满意度是医院提供高质量医疗服务的重要保障。通过门诊患者、住院患者和医务人员满意度评价，衡量患者获得感及医务人员积极性，也是持续发展提高竞争力的重要体现。

总之，三级公立医院定位以满足人民群众健康需求为出发点和立足点，通过强化绩效考核导向，有利于推动医院落实公益性、改革完善公立医院运行机制、建立符合医疗行业特点的薪酬制度，实现社会效益和经济效益、当前业绩和长久运营协调发展，保持平稳和持续创新。

二、近六年"国考"分析

2020年6月，国家卫生健康委办公厅发布了《关于2018年度全国三级公立医院绩效考核国家监测分析有关情况的通报》，首次"国考"成绩单出炉。此次国家监测数据反映出我国公立医院医疗服务质量与管理水平持续提升，逐步建立起维护公益性、调动积极性、保障可持续的运行机制。医院功能定位不断落实，分级诊疗制度建设成果初步显现；医疗质量与安全持续提升，服务能力不断增强；医院运营与内部管理水平不断提高；医院人才结构不断优化，学科建设不断加强；患者满意度处于较高水平。但同时，此次绩效考核也反映出一些存在的问题，如三级公立医院发展不平衡、住院患者跨省异地就医情况凸显、医院内部学科管理有待优化、医务人员工作积极性有待进一步提高等，为下一步自上而下贯彻落实公立医院综合改革指明了方向。

2021年3月，国家卫生健康委办公厅发布了《关于2019年度全国三级公立医院绩效考核国家监测分析有关情况的通报》（国卫办医函〔2021〕135号），指出通过数据比对及分析发现，2019年三级公立医院病案首页数据质量明显提升，电子病历应用水平提高，临床检验可比性进一步增强，医疗服务流程进一步优化，合理用药水平稳步提升。同时，三级公立医院向医联体内二级医院及基层医疗机构下转患者比例提高，医疗技术能力不断增强，医院管理精细化程度和运营效率持续提升。但同时，此次"国考"结果也反映出了我国区域间三级公立医院发展不平衡，医疗服务能力、科研项目经费、紧缺医师配备、信息化建设等方面也呈现较为明显的两极分化趋势；住院患者跨省异地就医现象仍然存在；落实公立医院补偿机制、调整收支结构、加强运营管理的任务仍然艰巨；医院内部信息化建设、大型仪器设备管理、合理用药、高值耗材使用、医务人员积极性等方面管理水平有待提高；临床带教师资培养有待加强等问题。

2022年6月，国家卫生健康委办公厅发布了《关于2020年度全国三级公立医院绩效考核国家监测分析情况的通报》（国卫办医函〔2022〕210号），结果显示，大部分指标持续向好，公立医院改革发展取得阶段性成效，三级公立医院向高质量发展方向持续迈进。受新型冠状病毒感染疫情影响，相关业务工作和经济运行情况出现一定波动，但总体上三级公立医院经受住了考验，为满足人民群众看病就医需求提供了有力支撑。

2022年12月，国家卫生健康委办公厅发布了《关于2021年度全国三级公立医院绩效考核国家监测分析情况的通报》（国卫办医函〔2022〕386号），通报中指出，根据最新政策要求，优化了考核指标体系，加强了专业培训指导，推动了制度规范完善，提升了数据质控工作。在监测分析方面，临床诊疗和服务能力全面提升，医疗质量和安全水平稳步增强，新机制逐步建立健全，持续发展能力不断提升，群众满意度保持稳定。但在取得一定成绩的同时，仍存在如下问题：优质医疗资源分布不均衡问题仍然存在，主要集中在经济发达省份和省会城市，中西部地区和非省会城市三级公立医院发展相对滞后。同时，"跨省异地就医"现象虽然逐步改善，但尚未彻底扭转，人民群众就近享有优质医疗服务的需求与资源发展不平衡不充分之间的矛盾依然突出。此外，部分医院科学管理水平仍需进一步提升，诊疗水平有待提高。

2024年2月，国家卫生健康委办公厅发布了《关于2022年度全国三级公立医院绩效考核国家监测分析情况的通报》（国卫医政函〔2024〕30号），2022年度数据结果显示，通过连续5年的绩效考核引导，三级公立医院在发展方式、运行模式、资源配置等方面不断优化，医疗服务公平性、可及性和优质服务供给能力进一步增强，在新型冠状病毒感染疫情防控和重症患者救治中，发挥了兜住医疗救治和生命保障底线的积极作用，坚决守住人民生命安全和身体健康防线。

2025年3月，国家卫生健康委办公厅发布了《关于2023年度全国三级公立医院绩效监测分析情况通报》（国卫医政函〔2025〕55号），监测分析显示，通过连续6年的引导，三级公立医院公益性运行机制不断健全，功能定位进一步落实，医疗服务能力全面提升，运营管理更加规范，持续发展动力不断增强。

从上述发展历程可以看出，经过几十年的探索与发展，我国公立医院绩效考核从设计到应用呈现出较大的飞跃，正式进入了全面实践阶段，覆盖面由三级公立医院逐步向二级公立医院及基层医疗机构铺开。绩效考核将充分发挥"指挥棒"的作用，成为推动医改政策，引导整个医疗体系良性发展，提升公立医院治理能力以及引导公立医院高质量发展的重要政策工具。但这仍只是阶段性成果，接下来的公立医院绩效监测政策将继续保持动态探索发展的趋势，未来还可能经历从初步实践到成熟实践，从以绩效监测为手段推动改革到基于绩效信息来引领改革的发展阶段。

三、"国考"重点内容

2023年度，全国共2 168家三级公立医院（不含中医）参加绩效监测（综合医院1 588家，专科医院580家）（图1-1），与2022年相比，新增医院90家，因合并、降级、撤销等原因退出的医院34家。

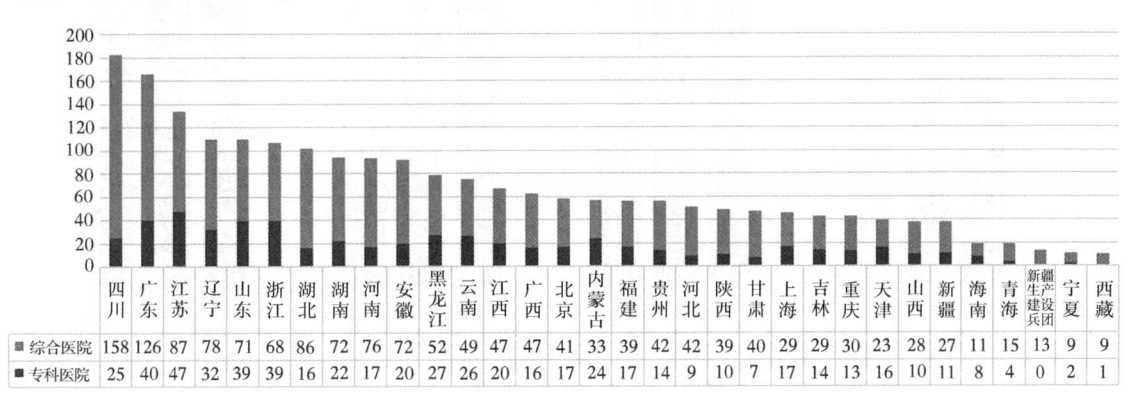

	四川	广东	江苏	辽宁	山东	浙江	湖北	湖南	河南	安徽	黑龙江	云南	江西	广西	北京	内蒙古	福建	贵州	河北	陕西	甘肃	上海	吉林	重庆	天津	山西	新疆	海南	青海	新疆生产建设兵团	宁夏	西藏
综合医院	158	126	87	78	71	68	86	72	76	72	52	49	47	47	41	33	39	42	42	39	40	29	29	30	23	28	27	11	15	13	9	9
专科医院	25	40	47	32	39	39	16	22	17	20	27	26	20	16	17	24	17	14	9	10	17	14	13	16	10	11	8	4	0	2	1	

图1-1　2023年度参加三级公立医院绩效监测医院情况

（一）公益性运行机制

1. **收支结构**　2023 年全国三级公立医院医疗服务收入（不含药品、耗材、检查检验收入）占医疗收入比例为 29.59%，较 2022 年提升 0.94 个百分点；辅助用药收入占比（0.62%）和重点监控高值医用耗材收入占比（24.86%）分别下降 0.03 个和 3.22 个百分点（图 1-2），收支结构进一步优化。

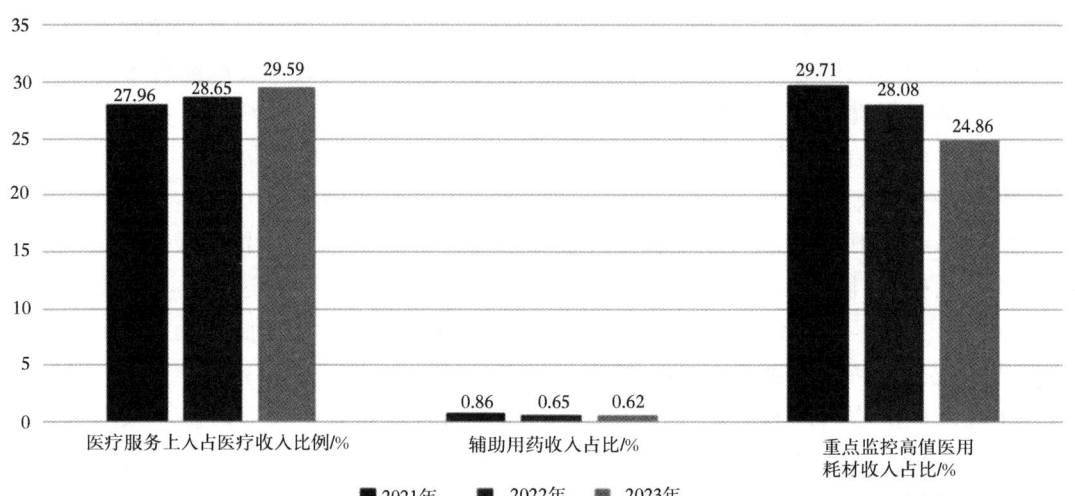

图 1-2　2021—2023 年三级公立医院医疗服务收入、辅助用药收入及重点监控高值医用耗材收入占比情况

2. **药物配备**　2023 年全国三级公立医院门诊患者基本药物处方占比（59.48%）、住院患者基本药物使用率（96.30%），分别较 2022 年提升 1.40 个和 0.13 个百分点。国家组织药品集中采购中标药品使用比例和国家组织药品集中采购中选药品完成比例分别为 89.71% 和 96.11%，较 2022 年增加 4.06 个和 1.95 个百分点。三级公立医院优先配备使用基本药物、集采药品的积极性进一步提高（图 1-3），药物配备合理性增强。

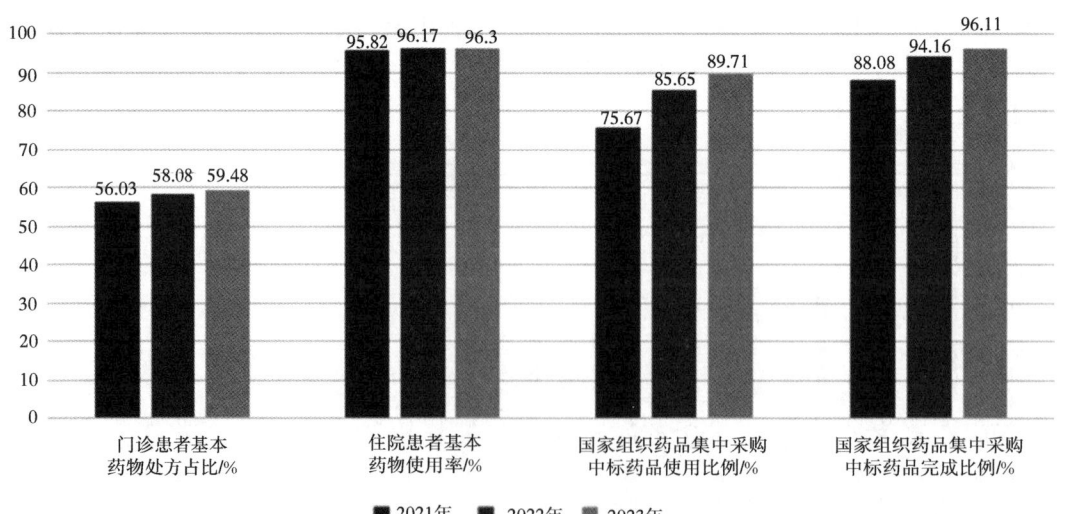

图 1-3　2021—2023 年三级公立医院基本药物及国家组织集采药品使用情况

3. 人员经费占比　2023年全国三级公立医院人员经费占比为39.18%，较2022年提升0.13个百分点（图1-4）。

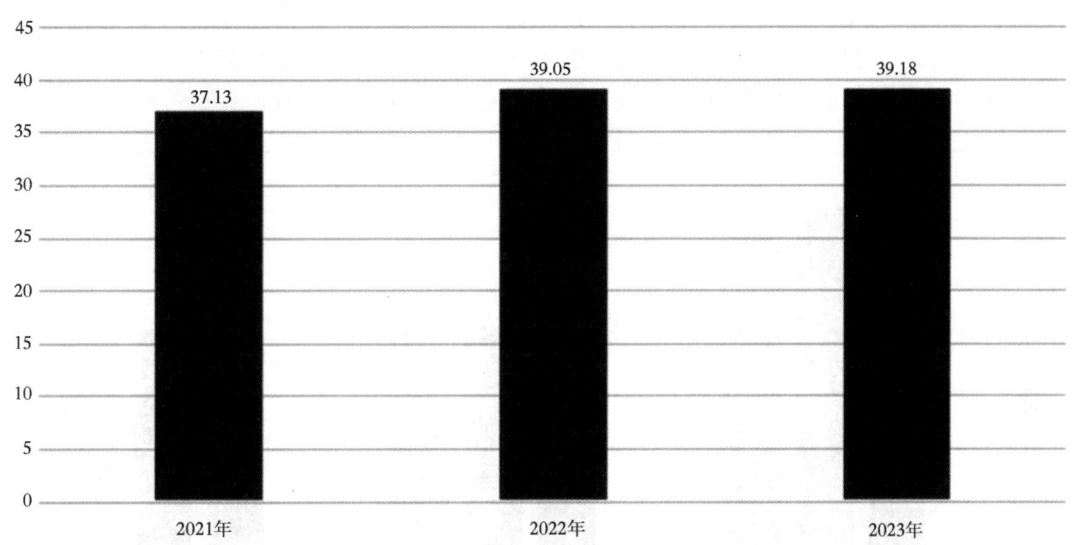

图1-4　2021—2023年三级公立医院人员经费占比情况

（二）功能定位

1. 分级诊疗体系　2023年三级医院向医联体内二级医院或基层医疗机构下转患者达3 137万人次，较2022年增长31.40%（图1-5）。2023年三级公立医院接受对口支援医院和医联体内医院进修并返回原医院独立工作人数占比分别为11.51%和31.77%，较2022年提高0.48个和1.71个百分点，分级诊疗体系建设进一步落实。

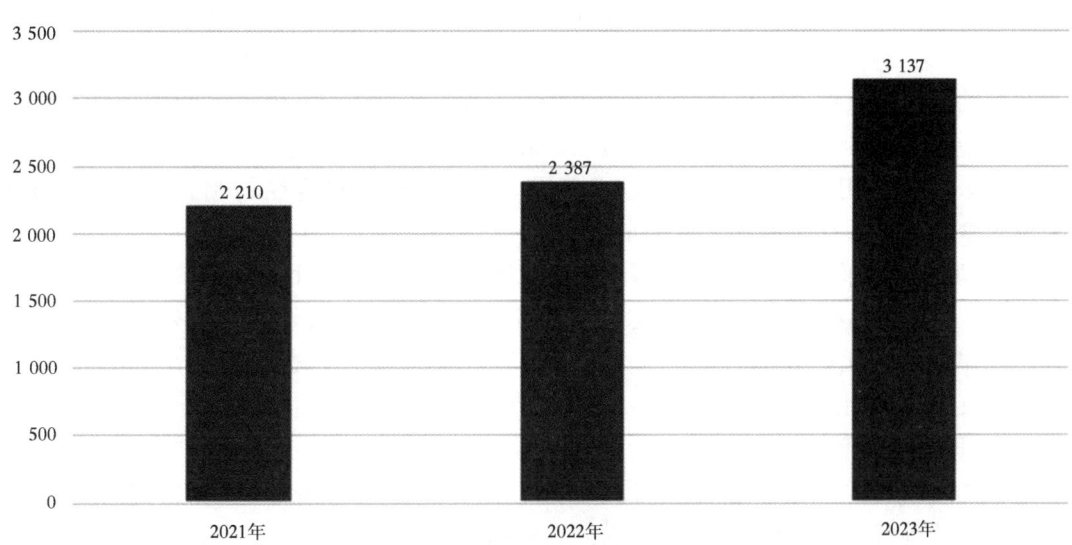

图1-5　2021—2023年三级公立医院下转患者情况（万人次）

2. 临床诊疗能力　2023年全国三级公立医院出院患者四级手术比例保持稳定，微创手术占比提升 0.14 个百分点（图 1-6）。病例组合指数（CMI 值）中位数 0.88，其中省级及以上医院 CMI 平均水平为 1.14，较 2022 年的 1.10 略有增加，北京、上海等省份 CMI 值增长相对较快。与此同时，全国 83.27% 的三级公立医院开展了日间手术，较 2022 年提升 3.70 个百分点，日间手术占择期手术比例为 16.40%，较 2022 年提升 2.23 个百分点，医院开展日间医疗服务的积极性明显提高，临床诊疗能力进一步提升。

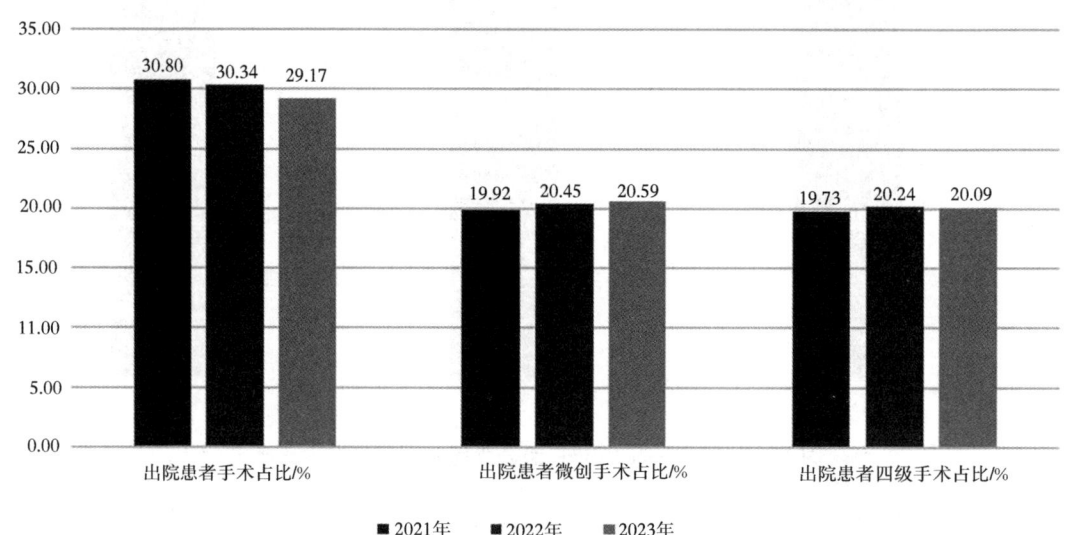

图 1-6　2021—2023 年三级公立医院出院患者手术开展情况

3. 医疗质量安全　2023 年，三级公立医院手术患者并发症发生率为 0.73%，较 2022 年变化不大，Ⅰ类切口手术部位感染率、低风险组病例死亡率分别为 0.02%、0.002%，较 2022 年分别下降 0.02 个、0.014 个百分点，均稳定在较低水平。优质护理服务病房覆盖率达 99.31%，较 2022 年提升 0.58 个百分点。98.24% 的三级公立医院参加了国家临床检验中心组织的室间质量评价工作，较 2022 年提高 0.70 个百分点。国家室间质评项目参加率和合格率中位数分别为 99.03%、98.47%，较 2022 年分别提高 3.53 个、0.50 个百分点（图 1-7）。大型医用设备使用与管理愈加规范，检查阳性率稳定在 89% 左右。持续强化医疗质量安全管理，医疗质量安全水平全面提升。

4. 合理用药水平　2023 年，全国三级公立医院抗菌药物使用强度为 34.02（图 1-8），86.65% 的三级公立医院的抗菌药物使用强度符合国家要求。点评处方占处方总数的比例、点评出院患者医嘱比例分别为 19.30% 和 23.42%，较 2022 年提升 0.97 个和 1.34 个百分点，有力支撑合理用药水平提升。

（三）医院运营管理

1. 医疗服务效率　门诊患者平均预约诊疗率为 67.72%，较 2022 年增加 6.67 个百分点，平均预约等待时间保持在 20 分钟以内，病床使用率为 88.49%。三级公立医院通过流程再造，建立门诊"一站式"服务中心，进一步强化"以患者为中心，以疾病诊疗为链条"理念，以多学科协作（MDT）为基础，探索专病中心建设，为患者提供重大疾病诊疗一站

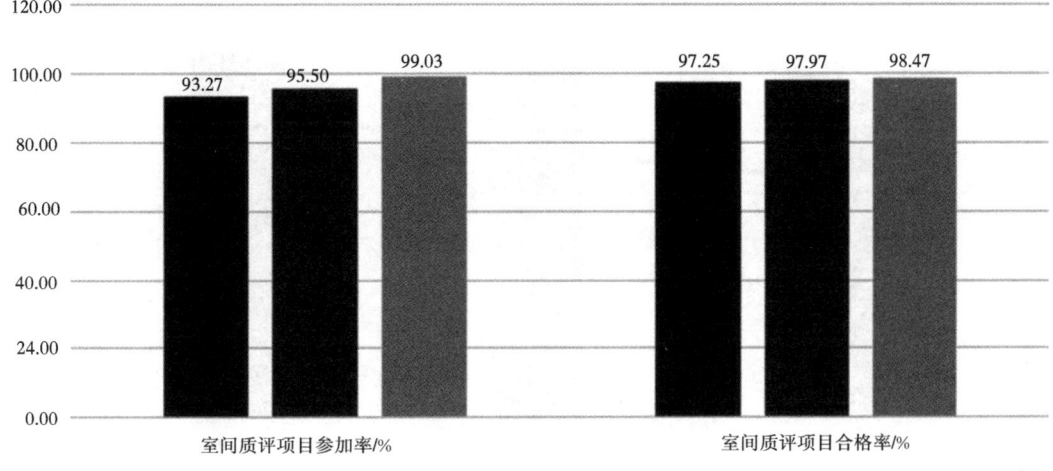

图 1-7 2021—2023 年三级公立医院室间质评项目参加率和合格率情况

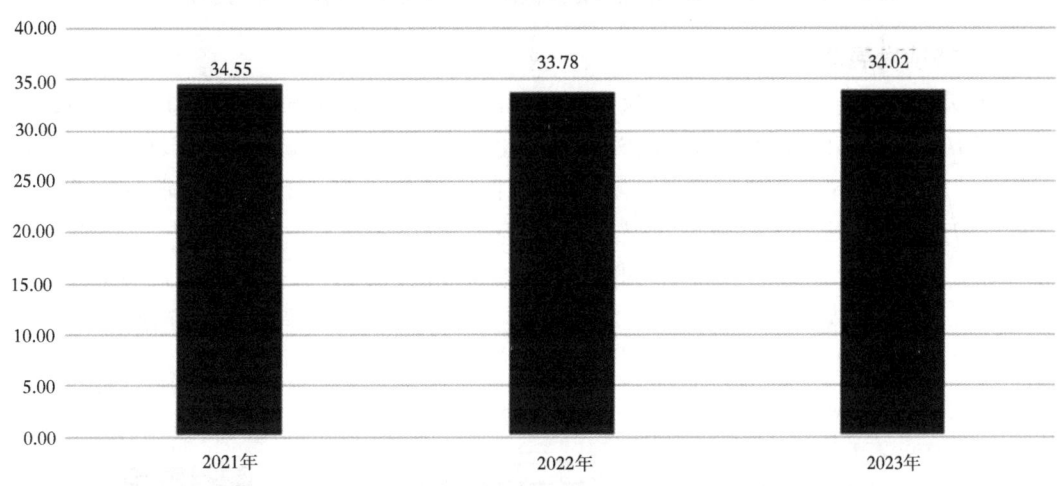

图 1-8 2021—2023 年三级公立医院抗菌药物使用强度情况

式服务，持续提高医疗服务效率。

2. 运营管理体系 2023 年，全国 78.42% 的三级公立医院设立了总会计师，较 2022 年提高 0.84 个百分点。三级公立医院持续加强以业财融合为核心的运营管理体系建设，建立健全以全面预算管理和业务流程管理为核心、以全成本管理和绩效管理为工具、以信息化手段为支撑的运营管理模式，推动三级公立医院内部流程管理精细化、规范化和信息化，以高水平经济管理支撑保障高质量发展。

3. 信息化水平 2023 年，全国三级公立医院电子病历系统应用水平达到 4 级及以上占比为 87.99%，较 2022 年提升 4.96 个百分点（图 1-9），其中实现全流程医疗数据闭环管理，高级医疗决策支持（6 级）的医院占比达 2.36%（51 家）。三级公立医院大力推进以电子病历为核心的医院信息化建设，为探索建立线上线下一体化医疗服务模式提供坚实保障。

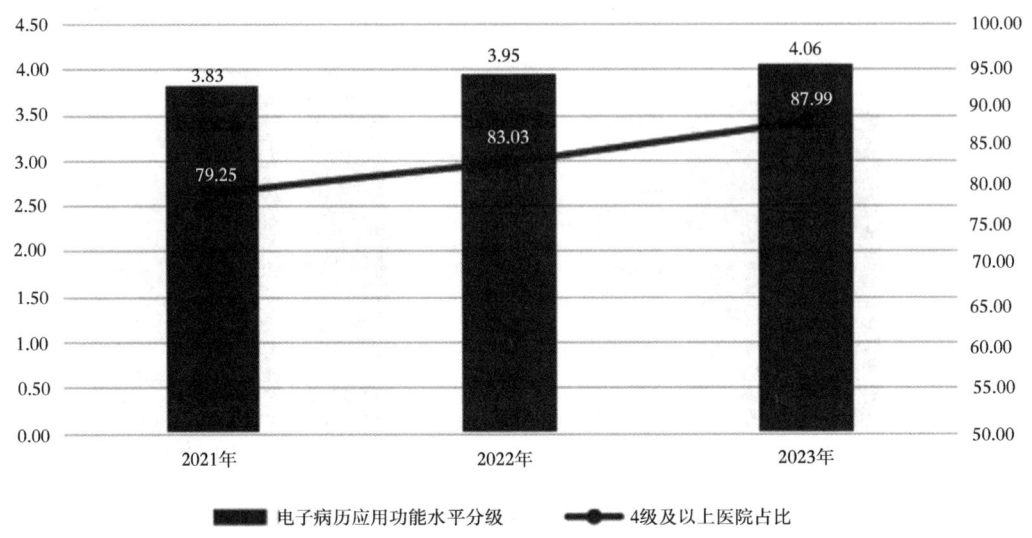

图 1–9　2021—2023 年三级公立医院电子病历应用功能水平分级情况

（四）持续发展动力

1. 人员结构　2023 年，全国三级公立医院的卫生技术人员总量稳步增长，达到 314.05 万人，其中具有副高级职称及以上的医务人员比例为 19.87%，较 2022 年增加 0.78 个百分点（图 1–10）。麻醉、儿科、重症、病理、中医、感染性疾病科医师总数分别为 5.34 万人、6.50 万人、2.32 万人、1.78 万人、6.86 万人、1.82 万人，较 2022 年均有增长，急需紧缺专业人才队伍建设进一步加强。此外，三级公立医院注册护士为 170.82 万人，较 2022 年增加 5.94 万人，医护比保持稳定，护士队伍持续壮大，人员结构明显优化。

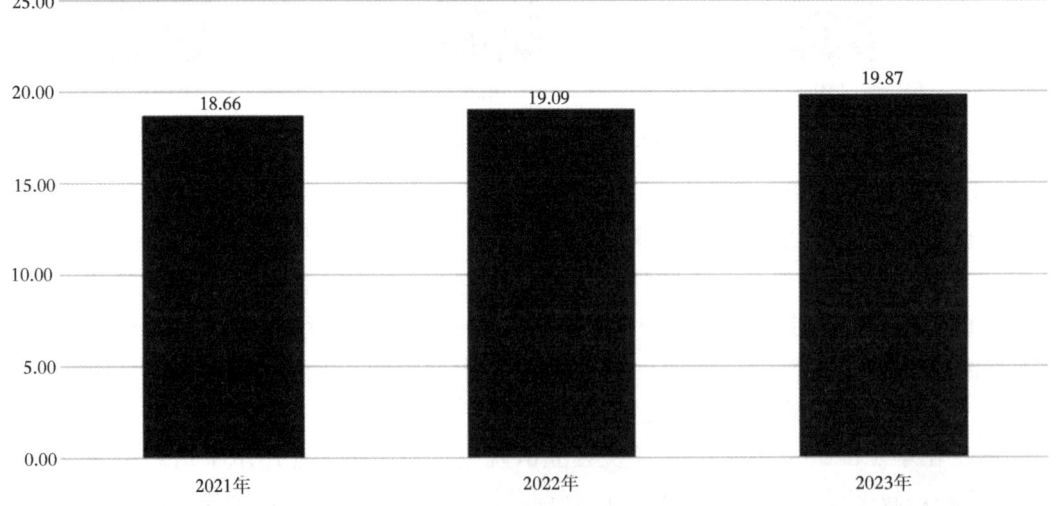

图 1–10　2021—2023 年三级公立医院副高级职称及以上的医务人员比例情况

2. 人才培养　2023 年，全国三级公立医院医学人才培养经费投入总额较 2022 年增长

11.32%；临床带教教师和指导医师接受教育教学培训占比为 45.06%，较 2022 年提升 1.73 个百分点；住院医师规范化培训招收完成率 93.33%，较 2022 年提升 9.63 个百分点；医院住院医师首次参加住院医师规范化培训结业考核通过率为 91.44%，较 2022 年提升 0.55 个百分点，人才培养取得积极成效。

3. 科技创新能力　2023 年，省级及以上三级公立医院每百名卫生技术人员科研项目经费为 303.42 万元，其中上海、北京、浙江省级及以上三级公立医院每百名卫生技术人员科研经费保持明显优势，湖南、安徽、四川在超过全国均值水平上实现较快增长。2023 年全国有 19 个省份的科研成果转化金额较 2022 年有所提高，浙江、上海、北京、云南、湖北、江苏的科研成果转化金额明显高于其他省份，天津、贵州、吉林、湖北等省份科研成果转化金额增长较快，科技创新能力稳步提升。

（五）满意度

2023 年，全国三级公立医院门诊和住院患者满意度分别为 93.95 分、95.42 分，较 2022 年提升 5.16 分和 2.58 分。门诊患者满意度在挂号体验、医师沟通、护士沟通、环境与标识、隐私、医务人员回应 6 个维度全面提升；住院患者满意度在饭菜质量、出入院手续及信息等维度提升较大。医务人员满意度 86.23 分，较 2022 年提高 2.56 分，其中浙江、湖南、福建、四川、山东位居前五位。满意度持续提升。

四、目前存在的问题

（一）医疗卫生服务体系区域协调与连续协同水平有待进一步提升

2023 年，华北、华东地区三级公立医院的四级手术占比较西北、西南地区高约 5 个百分点；西北地区住院医师首次参加医师资格考试通过率为 57.28%，明显低于全国平均水平（73.84%）；青海、新疆生产建设兵团等省份收治的患者疑难复杂程度相对较低（CMI 值分别为 0.84、0.86）。

（二）维护公立医院公益性的政策措施有待进一步健全

近 6 年全国三级公立医院医护比维持在 1：1.5 左右，其中西藏、新疆医护比低于 1：1.25，部分医院因地理位置、编制、薪酬福利等问题，导致人才引进困难、人才流失严重、人员结构失衡。全国三级公立医院住院医师首次参加医师资格考试通过率为 73.84%，较 2022 年下降 4.04 个百分点。

（三）医院内部管理理念与科学化治理能力有待进一步加强

1. 精细化管理水平不高　部分三级公立医院对人、财、物、技术等精细化管理重视不够，部分三级公立医院盲目追求规模扩张，轻视成本控制和运营管理，资源利用效率不高。

2. 信息化支撑能力不足　2023 年电子病历应用功能水平整体迈上 4 级新台阶，但医院内部各应用系统间"信息孤岛"现象仍然明显，信息系统建设仍不能有效满足医患需求，需要加强数据资源共享与应用，为医院科学化管理提供有效数据支撑。

3. 全流程服务体验有待提升　在诊疗环境、就医流程、医患沟通、后勤服务和就诊连续性等方面，还有进一步改善空间。

五、现存难点和焦点

（一）病案首页数据质量不高

病案首页数据质量是医保支付的基础，是医院医疗信息的载体，更是病案中最核心、最重要的信息。但是病案首页数据质量是很多医院长期不重视的一个领域，透过病案首页的数据质量，能够反映医院管理的情况。目前病案首页填写出现的常见问题如下。

1. 首页上报率未能达到100%　根据三级公立医院绩效监测病案首页上报要求，病案首页上报率需达到100%，但是由于出院时间的不明确，存在医嘱时间、护理系统操作的出科时间、结算出院的财务时间三个时间，而这几个时间经常无法达到一致，导致绩效考核平台、统计年鉴、病案首页上报系统的不一致，病案首页上报率未能达到100%。

2. 病案首页必填项目错填或漏填　病案首页项目共168项，必填项80项，必填项目的漏填造成首页完整率无法达到100%。主要的问题集中在：身份证号码未按要求填写15位或18位身份证，漏填或填错护照号、港澳台通行证号等；主要诊断与其他诊断顺序混乱，主要诊断一般是患者住院的理由，原则上应选择本次住院过程中对患者健康危害最大、消耗医疗资源最多、住院时间最长的疾病诊断，主要诊断是病案首页填写的重点，主要诊断不完整、疾病部位不确切、病因不清及表达笼统是普遍存在的现象；手术和操作部分中操作项目填写不规范，尤其是有创操作未按实际进行填写。

3. 病案首页条件必填项的错填或漏填　主要的问题集中在：出院主诊断疾病编码为C码或D码，未填写病理号；出院主要诊断疾病编码为T码或S码，损伤中的外部原因漏填；手术切口级别填写错误，将腰椎穿刺、腹腔穿刺、胸腔穿刺等操作的切口等级填写为Ⅰ类切口等。

4. 项目逻辑审核出现问题　病案首页逻辑审核项目虽然是三级公立医院绩效考核非必要考核项目，但却能反映出医院管理水平及病案书写水平。其错误主要表现为：治疗类别的错误填写，中医类费用为0，治疗类别填写西医治疗；婚姻状态填写未婚/离异/丧偶的同时，联系人关系填写为配偶；费用存在问题，如费用的总项不等于各细项之和等。

（二）内部绩效考核机制不完善

尽管医院内部绩效考核是一项常规性开展的工作，全国绝大多数公立医院都普遍建立了相对比较完善的绩效考核制度，能够确保绩效考核工作相对公平公正和科学地开展，打破大锅饭、平均分配等现象，能够体现科室的工作量和经济效益，体现各类别人员（医师、护理、医技、药剂和行政后勤）的岗位价值，以及向临床一线的医务人员倾斜等的理念。但深入了解并分析公立医院绩效监测现状，从公立医院绩效监测理念以及原则来看，仍然存在许多不到位的地方。国家制定三级公立医院绩效监测指标，目的是让医院通过监测结果来了解自身存在的问题，以此为导向，不断提升管理水平和服务能力。目前许多医院没有制定与公立医院绩效监测相应的措施来促进指标的实现与提升，没有让公立医院绩效监测与日常工作直接相连，成为医务人员的自觉行为，对真正落实指标的临床科室来说，执行动力不足。因此，医院要通过调整、健全内部绩效考核机制，调动全院职工的主观能动性，使其主动参与到三级公立医院绩效监测工作中来。

六、主要应用途径

（一）领悟"国考"内涵

绩效监测指标所需数据的口径必须一致，才能保证数据的真实性和可比性，才能更加准确地反映医院的真实情况。三级公立医院学科众多、业务复杂、数据源口径一致性管理难度大。此外，国家三级公立医院绩效监测指标体系比较复杂，涉及医疗、科研、教学、人事、财务等方面，医务人员深入理解指标内涵的难度较大。因此，医院全员都要认真学习国家制定的三级公立医院绩效监测的体系架构、系统标准、关键指标和实现路径，抓住重点，逐项分析，加强临床数据标准化和规范化管理，确保统计口径与国家制定的标准一致。

在具体措施方面，首先，医院决策层要带头领会公立医院绩效监测内涵，将医院发展规划与三级公立医院绩效监测指标有效结合在一起，使之既能提升医院管理水平、实现三级公立医院绩效监测目标，又能符合医院的发展战略和工作方向。其次，医院管理层要在保证医院平稳运营的情况下，科学有效地利用绩效监测指标改进管理流程，将绩效监测指标与各科室建立起科学、客观、有效的联系，引导各科室提升发展质量与效率。最后，对于处于执行层的普通员工，可以采取宣讲会或培训会的方式对三级公立医院绩效监测指标进行宣传和解读，提升员工的绩效管理意识。医院部门之间、员工之间，也要加强沟通与协调，使管理和执行过程中存在的问题能够及时得到解决，全院上下形成绩效指标监测管理的合力，共同推动医院高质量发展。

（二）理解"国考"内容

公立医院绩效监测指标旨在引导公立医院主动进行供给侧结构性改革，一是引导公立医院明确功能定位，改进医疗质量；二是促进公立医院加强经济管理，控制不合理费用，优化收支结构，提高运营效率；三是鼓励公立医院加强人才培养和学科建设，提高可持续发展水平。这些改革措施都有利于公立医院转变经营模式，限制医疗费用不合理增长，提高医务人员的积极性，促进现代医院管理制度的建设。在绩效监测指标中，最后一项是满意度评价指标，它直接关联于前面三项控制医疗费用、改善医疗质量、医疗服务的行动，这些行为的最终目的都是实现政府、医务人员和百姓三者的满意，都能通过满意度评价指标体现出来。因此，医院应当坚持以问题为导向，关注医疗质量与安全，助力提升医疗技术能力，聚焦内部管理效率提升，不断优化服务，提高患者满意度。

1. 功能定位　公立医院的存在不是为了追求利润而是为维护人民健康提供医疗和护理服务，医疗质量是公立医院核心竞争力中最重要的组成部分，因此在绩效监测中首要任务就是对医疗质量指标的监管。按照功能定位划分，三级公立医院一般是分级诊疗、医联体的带头医院，应充分发挥"领头雁"作用。因此，监管的重点指标就包括了体现医疗技术水平的微创手术占比和四级手术占比，体现医疗质量的手术并发症和Ⅰ类切口感染率，体现护理服务水平的优质护理覆盖率，以及延续之前的合理用药和加强对基本药物使用的相关指标。国家对于医疗质量的监管是动态监管，非常依赖于医院信息化水平的提升，系统间如果能够实现互联互通，不仅能持续监测指标变动情况，还能为决策提供数据支持。为了应对公立医院医疗质量指标的监测，公立医院首先要坚持把"以患者为中心"和"以健康为中心"的理念贯穿于医疗服务全过程。其次，要理顺医疗服务价格，完善公立医院药品耗材招标采购制度，规范诊疗行为，提升医疗技术水平。最后，要落实分级诊疗和医联体制度，大力推行预约诊疗和推动患者下转，发挥三级公立医院在疑难重症诊疗中的主体作用。此外还可以通过建立实行双向结算的松散型医联体，建立与分工协作机制相适应的利益分成机制，或是成立紧密型医联体，实行内部核算，构建标准化、可操作、可测量的核算体系，推动医疗卫生、医疗保障和药品生产流通三方面的"三医联动"改革。

2. 资源配置　在队伍建设方面，以逐年降低每名执业医师住院工作负担和工作负荷为目标。医院一方面每年应根据人力资源总体配置情况和各科室人才需求拟定年度招聘名额以维持一定配比，避免医师工作负荷过重；另一方面要积极推进分级诊疗，不断提高基层医疗机构医师诊疗水平和服务能力。

在费用控制和运营管理方面，从深化医药体制改革取消药品和卫生材料加成的大背景来看，三级公立医院的门诊量会逐渐减少，从而门诊收入的占比相应也会减少。但是在公立医院绩效监测指标中，"门诊收入占医疗收入比例""住院收入占医疗收入比例"等还属于监测比较指标。由于医疗资源结构性分布，部分医院的医疗总费用会随着医疗技术等发展而增长，但是按照国家的监测指标导向，门诊和住院的次均药品费用和次均费用增幅应该是逐渐降低的。因此，医院更应该关注医疗费用的增长，特别是次均费用的增长变化情况。提高药品管理水平，合理控制药费增长，严控辅助用药与抗生素使用，常抓不懈，使医药费的增幅日趋平稳与合理。此外，部分医院现有医疗服务价格存在较大的不合理性，能直接、真实反映医务人员劳务价值的项目价格依然太低，收入占比有待提高。当然，医疗服务收入占比逐步提高还涉及物价的改革。指标中的"人员支出占业务支出比重"逐步提高，是在保证公益性的基础上充分调动人员积极性。"万元收入能耗支出比重"逐步降低，体现公立医院低消耗、高质量的发展方向。因此，医院要加强全面预算管理，积极推动医疗服务价格改革，增加自主定价医疗服务项目，提供优质医疗服务，逐步提高医疗服务收入占比，引导收入结构优化调整，改善医院的经济状况。对于提供的疑难杂症治疗业务的医院重点科室和通过医疗服务改善患者就诊体验的科室，落实"个别允许"政策，加大绩效激励力度。强化成本消耗关键环节的流程管理，降低万元收入能耗支出，逐步建立现代医院管理制度，理顺医院运行管理的人、财、物、技术、信息、管理架构，提高医院运行效率。

3. 人才培养和学科建设　在人员结构和人才培养方面，公立医院是医疗服务的主要提供者，在配备完善的诊疗科室的同时，也要配备足够的、专业齐全的医师队伍。因此，国家出台的公立医院绩效监测指标在引导各医院逐步提高麻醉科、儿科、重症科、病理科、中医科等医院比较缺乏的专业医师数量。三级公立医院也要充分利用优质资源集中的优势承担起对口支援、服务基层的社会性任务，发挥对口支援医院和基层医院的人才技术辐射和带动作用。在学科建设方面，国家主要考核公立医院科研经费和科研成果转化情况，引导三级公立医院的高水平医师立足于学科专业，不断推动医疗技术的发展和进步。因此，医院要着力引进稀缺人才和优秀人才，给予其具有竞争力的待遇和良好的成长环境，加强学科建设，提高医院科技创新能力。还要主动承担起社会性任务，发挥三级公立医院在对口支援、分级诊疗中的主体作用，为对口帮扶医院提供技术培训、人才培养等提升医疗服务能力的帮助。当三级公立医院能够完善医疗质量管理、提高运营效率、加强人才培养和学科建设的时候，它所能提供的医疗和护理服务、内部人才的重视程度，一定会得到较高的满意度评价。除此之外，医院还可以对照绩效监测指标要求，逐个梳理，将指标进行划分，例如可以划分为"目前完成无难度的指标""只要适当努力即可完成的指标""需要提高重视程度才能完成的指标"和"完成难度较高的指标"四大类，或者划分为"基础题""拿分题""综合题"和"加分题"四大类，针对不同类别的指标制定不同的措施，努力通过管理手段将"完成难度较高的指标"转化为"可以完成的指标"，牢牢把握"综合题"与"拿分题"。当然，公立医院绩效监测指标的针对性相对不足，对于个别关键指标的取舍，医院可以根据其实际情况谨慎研判。

4. 医院信息化　在公立医院绩效监测实践中，国家卫生健康委运用大数据技术对所有公立医院统一的指标体系进行管理和监测。通过信息化软件和平台建立绩效监测信息系统，将医院病案首页信息、年度财务报表及其他绩效监测指标数据等一起上报，这些都建立在信息化的基础上。目前部分公立医院的信息系统还比较落后，绩效监测需要的数据量又特别大，所以，医院应当加速信息化建设，从基础的医院信息管理系统着手，建立基于医疗行为与业务流程驱动的医院信息系统综合平台，利用大数据加强医疗质量管理，从源头上解决数据质量问题，确保上报数据客观、准确，同时还要保证数据接口的稳定性，提高上报效率。

5. 病案首页填报质量　病案首页是公立医院绩效监测的重要数据源，提高病案首页填报质量至关重要。通过病历质量这一表象，可以反映出医院内部管理人员对政策及规范要求理解是否到位，会不会导致医院运行管理不规范甚至在执行错误的管理要求等多方面的问题。因此，医院医务、病案部门应以病案首页质量为切入点，全面推动病案质量管理工作，确保病案首页内容能够真实地反映实际的医疗行为和现状。

为提高病案首页的填写质量，首先要明确病案首页涉及科室的工作职责，成立病案首页质控小组。在原先病案质控小组的基础上，加入病案室及信息科工作人员，由他们负责病案首页填写合理性、逻辑性质控及接口维护工作，在病案首页数据管理及信息化方面给予技术上的支持。在病案首页填写准备、科室质控、终末质控、病案首页上报4个环节加强质控，解决病案首页质控体系不健全，责任无法落实到科室及个人的问题。具体实施过程中可以采取以下措施。

（1）病案首页填写准备阶段：根据三级公立医院绩效监测的要求，实现《疾病分类代码国家临床版 2.0（2022 汇总版）》《手术操作分类代码国家临床版 3.0（2022 汇总版）》的转化，做到"四统一"，即统一病案首页填写规范、统一疾病的分类编码、统一手术操作编码、统一医学名词术语。由病案室、质控科、信息科、临床科室质控员做好病案首页填写前的准备工作，根据国家临床版 2.0 对院内使用编码进行转换，更新病案首页数据接口及数据字典。同时，与医师工作站、电子病历系统、收费系统实现接口对接，做到能由系统提取的数据不由医师手工填写，如患者的基本信息部分、出入院时间、住院费用，避免手工计算填写的错误。对病案首页必填项目进行限制，对逻辑审核项目尽可能建立内部逻辑公式进行审核，通过多种手段提高首页的完整性，也减少医师因为首页填写不完整而退改首页、替换首页的次数。

（2）病案首页科室质控阶段：住院医师补充填写未能由系统提取的病案首页项目，如疾病诊断、疾病编码、入院病情等项目，并确保病案首页项目与入院记录、出院记录、病程记录、手术记录、检查检验报告等病案资料的一致性，对由系统提取的项目进行逐一核对。进入科室质控小组质控阶段，由质控员、科主任对病案首页进行审核签字。

（3）病案首页终末质控阶段：病案室编码员对病案首页及编码进行审核，指导临床医师填写正确编码。质控科工作人员对病案首页进行终末质控，及时发现错项、漏项，同时也要对信息系统的审核功能、接口提取的数据进行验证，发现信息系统审核公式或接口的错误，及时反馈信息科修改，从而进入下一轮循环，形成病案首页的常态化管理。此外，建立起病案首页的奖惩制度，将病案首页缺陷率、回退率纳入科室月绩效考核指标中直接与经办人员绩效挂钩。

（4）病案首页上报阶段：每月月初由病案首页上报人员核对病案首页数量与实际出院人数是否一致。明确病案首页填写出院日期为医嘱出院时间，卫生统计直报系统、三级公立医院绩效监测系统的填报出院人数将以此作为填报口径，确保病案首页上报数与卫生统计直报系统、三级公立医院绩效考核系统一致。

6. 监测数据分析　公立医院绩效监测的目的之一是完善公立医院运行机制。三级公立医院绩效考核指标由国家做好顶层设计，制定统一标准、关键指标、体系构架和实现路径。不同类别医疗机构设置不同权重和分值，提升监测的针对性和精准度。针对以往国家政策文件中明确导向的指标，按照要求对这部分指标进行趋势引导，引导它们朝国家希望的方向升高或降低。公立医院在认真学习贯彻执行过程中，一定要加强各项指标的分析和对比，发现医院运行中存在的差距和问题，不断改进促进工作，朝着良好发展方向前进。绩效监测结果反映出的问题就是医院改进和努力的方向。通过分析绩效监测数据结果，分析医院表现不理想的指标，例如与指标导向有差异、排名靠后，或者是结果差距过大等指标，应以之为切入点，通过多维度的访谈和调研，找出需要改进的关键点，寻求改善方案，从而提高管理质量；对表现一般的指标，探究其是否有优化的空间，并制订相应的优化方案；对表现优秀的指标进行归纳总结，持续保持发展优势，促进医院指标提升、绩效提升、管理提升。

7. 医院内部绩效管理　公立医院的科学和健康发展，对于完善医疗体系、强化公共卫生服务创新等方面都有十分重要的价值。国家通过公立医院绩效监测把人民的要求、政府的意志有效传递给医院，并通过医院内部绩效考核的方式再传递到科室、个人，不断强化外部绩效引导内部管理的工作机制，最终引领医院高质量发展。作为公立医院内部管理体系建设重要组成部分的绩效监测工作，不能仅从人力资源管理的角度进行，而是要不断拓展绩效监测工作的深度和广度，使其能够发挥更大的作用。健全和完善的绩效监测体系，对于公立医院来说，无疑具有十分重要的价值。实施科学合理的绩效管理，有利于增强医院与员工之间的凝聚力。完善的绩效管理机制，不仅能让员工明确医院整体的发展目标，还可以成为医院与员工之间加强沟通与交流的重要手段和方式之一。实施科学合理的绩效管理机制，一方面可以使得信息在各个层级之间的传递更加具有时效性，同时能够促进医院各个层级之间的协调合作，让信息在各个部门之间实现资源共享，有利于医院员工提高其合作意识和团队精神，增强员工的责任意识。公立医院在未来改革与发展过程中，应当将绩效监测上升到医院战略层面，将绩效监测工作纳入医院的战略规划之中，进一步强化绩效监测的系统性建设，运用战略思维和创新思维，深入思考应对策略，思考如何调整内部绩效考核以适应新形势，如何加强内部绩效管理以提高效率，如何做到既能维护公立医院的公益性属性，又能充分调动医护人员的积极性，促进医院良性发展，这是内部绩效考核的重点与难点。

考核结果与核心利益相关联，才能调动考核对象达成绩效目标的积极性，这是绩效考核工作的基本共识。医院应当成立领导机构，并由绩效、财务、医务、质量等多个相关部门共同组成绩效考核部门，统筹设计、统一部署，将公立医院绩效监测关键指标分解至科室乃至每个医务人员，将考核内容与医院自身绩效管理与薪酬绩效相结合，建立自上至下、全员目标一致的绩效管理机制。同时达成将公立医院组织目标逐层细分，落实到各岗位各员工的目标，使得员工对自身岗位职责形成清晰认知，建立起工作责任感，调动积极性，从而主动提升业务水平和服务质量，推动医院各方面工作产生质的飞跃，从而在国家公立医院的绩效监测中取得更好的成绩。

七、"国考"持续改进

2025 年 1 月 8 日发布的《国家卫生健康委办公厅关于启动 2024 年度二级和三级公立医院绩效监测有关工作的通知》首次提出由"考核"转化为"监测"的表述调整，这种转变并非对既往考核制度的否定，而是对其内涵的深化与外延的拓展。

如果说传统的考核模式如同定期体检，通过量化指标评估阶段性发展成果；那么绩效监测则相当于建立动态健康档案，通过持续追踪关键指标变化，实现从结果评价向过程管理的规范式转移。这种转变既保留了原有考核体系的核心价值，更嵌入了"监测-反馈-改进"的闭环管理机制，使医院发展指导更具前瞻性和持续性。

2023 年度全国三级公立医院绩效监测结果于 2025 年 3 月 18 日揭晓，这是自 2019 年"国考"启动以来的第 6 张成绩单。与往年不同，今年考核首次取消了排名，仅展示医院所处档位，且将医院分为省级及以上、地市级、区县级 3 个层级进行分层监测、分类考核定档。更体现出"国考"为不同区域、层级的医院预留的特色化发展空间，构建起"国家监测指导、省级统筹协调、医院自主改进"的协同治理体系。这种制度设计既延续了全国统一标准的指导作用，又通过动态调整机制赋予地方更多创新空间，充分体现了"全国一盘棋"与"因地制宜"的辩证统一。

（一）"国考"方式的进化

为了让更加贴合医院的实际情况，2024 版操作手册对指标进行了分层分类管理。这一变革使考核更加科学、精准，能够更好地适应不同类型和层级医院的发展特点。

1. 医院分类　根据医院机构类别，将医院监测类别分为综合医院、口腔医院、肿瘤医院、妇产医院（含妇幼保健院）、儿童医院、精神专科医院、传染病医院、其他专科医院，共计 8 类。与卫生健康行政部门没有预算管理关系的医院，按照机构类别归入相应监测类别，不再单设无财务年报组。这种分类方式使不同类型的医院能够在符合自身功能定位和发展方向的框架内进行监测，例如综合医院更注重整体医疗服务能力的提升，专科医院则侧重于专科领域的深度发展。

2. 医院分层　依据预算管理级次，将医院区分为省级及以上医院、地市级医院、区县级医院 3 个层级。省级及以上医院包含预算管理级次为中央级和省级的医院，以及副省级市预算管理级次为地（市）级的医院；地市级医院为普通地级市预算管理级次为地（市）级的医院；区县级医院包含预算管理级次为区级和县（市）级的医院。其中，地市级医院和区县级医院的每 100 名卫生技术人员科研项目经费不再纳入监测范围。分层监测考虑到了不同层级医院在资源分配、服务能力等方面的差异，使监测更具针对性。例如，省级及以上医院通常在科研、教学等方面具有更强的能力，而地市级和区县级医院则更侧重于提供基本医疗服务和满足基层群众的医疗需求。

（二）"国考"指标的进化

在 2024 版操作手册中，新增了几个关键指标，这些指标的加入，犹如在医院管理的天平上，放上了更精准的砝码，对提升医疗质量和运营管理水平有着深远的意义。

1. 新增指标监测内容

（1）非计划重返再住院率：作为指标 8（手术患者并发症发生率）的延伸指标，监测出院患者 31 日内因相同或相关疾病非计划再入院的比例。这一指标的新增旨在推动医院降低术后风险、优化诊疗流程，从而提升医疗质量的连续性，减少因治疗不足导致的再入院问题。

（2）肿瘤专业医疗质量控制指标：在指标 10（单病种质量控制）中新增 6 项肿瘤质控指标，包括首次治疗前临床分期评估率、围手术期死亡率等，覆盖乳腺癌、肺癌等 10 个癌种。通过这些指标，要求医院逐步提高肿瘤诊疗的规范性，推动肿瘤诊疗标准化，强化多学科协作（MDT）和规范化治疗。

（3）流动比率：新增为指标 36（资产负债率）的延伸指标，监测医院短期偿债能力（流动资产/流动负债）。该指标的引入引导医院优化财务结构、降低运营风险，强化财务风险管控，反映医院运营资金链的健康度。

2. 优化指标导向内涵

（1）14 项指标更新工作要求：如指标 6（出院患者四级手术比例）明确四级手术目录仅用于国考，不作为医院内部手术分级依据；指标 44（卫生技术人员职称结构）更新人员统计范围，明确在岗人员定义。这些更新使指标更加明确、具体，避免了因定义模糊导致的监测偏差。

（2）8 项指标细化说明：如指标 48（住院医师首次考试通过率）删除"本科及以上学历考生"的脚注，统一按报考次数统计，避免因学历差异影响公平性。通过细化说明，进一步提升了指标的可操作性和公平性。

（三）在新格局中贯彻初心

2024 年 12 月 30 日至 31 日，2025 年全国卫生健康工作会议在北京召开。会议强调，2025 年是"十四五"规划收官之年。全国卫生健康系统要坚决把思想和行动统一到以习近平同志为核心的党中央关于经济形势的科学判断和对明年工作的决策部署上来，全面贯彻新时代党的卫生与健康工作方针，坚持稳中求进工作总基调，坚持从以治病为中心向以人民健康为中心转变，更好推动资源向基层、预防和中医倾斜，更好强化公立医院公益性保障和运行机制，更好健全人口发展支持和服务体系，更好统筹发展和安全，确保高质量完成"十四五"规划目标任务，为实现"十五五"好开局打牢坚实基础。在这样承前启后的新格局中，由"考核"转向"监测"无疑是为全国卫生健康工作把握住了发展的方向盘。

1. 以人民健康为原点，校准改革航向　2025 年全国卫生健康工作会议明确提出"从以治病为中心向以人民健康为中心转变"，将资源向基层、预防和中医药倾斜，强化公立医院公益性保障。这一部署深刻呼应了"不忘初心"的核心要义——始终将人民健康置于首位。绩效监测作为政策落地的"指挥棒"，通过分层分类监测，破除以往对考核分数及排名的盲目追求，引导不同医院关注自身核心定位，促进医疗资源精准下沉，推动分级诊疗体系实质运行。

2. 以数据驱动为抓手，破解深层矛盾　绩效监测工作要求明确提出以数据为基，动态追踪医院公益性指标和诊疗能力指标。通过动态监测，精准识别资源浪费、效率短板及患者体验痛点，倒逼医院从"规模扩张"转向"内涵式发展"。创立以问题为导向的监测机制，确保改革不偏离"为患者提供高质量医疗"的初心。

3. 以患者需求为终点，重塑医疗生态　绩效监测的终极目标，是构建"以患者为中心"的连续性医疗服务体系。通过监测推动医联体内检查结果互认、上下转诊畅通，减少患者重复检查与奔波；通过优化门诊布局、推广日间医疗等举措，提升就医便捷性。这体现了"返璞归真"的改革逻辑——无论政策如何迭代，落脚点始终是让群众"少得病、看得起病、看得好病"，在"十四五"收官之年交出以健康公平托举民生福祉的答卷。

§2

"国考"
指标体系

§2.1 指标目标和类型

一、三级公立医院绩效监测指标体系

三级公立医院绩效监测指标体系中，包含一级指标4个、二级指标14个、三级指标55个（定量50个，定性5个）和新增指标1个（图2-1、表2-1）。

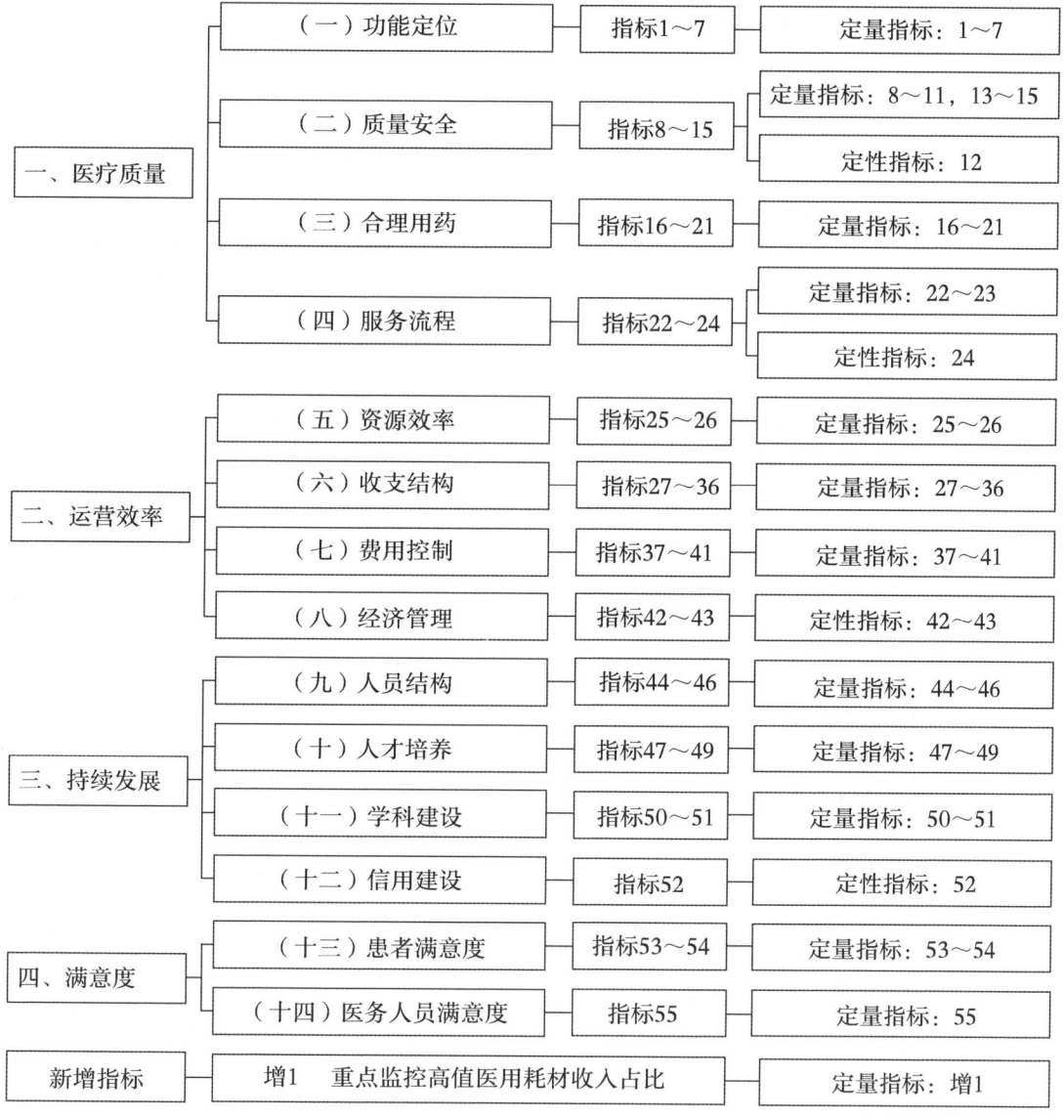

图 2-1 三级公立医院绩效监测指标框架

表 2-1 三级公立医院绩效监测指标一览表

序号	相关指标	指标属性	指标导向
1	门诊人次数与出院人次数比	定量	监测比较
2	下转患者人次数（门急诊、住院）	定量	逐步提高↑
3	日间手术占择期手术比例	定量	监测比较
4	出院患者手术占比▲	定量	逐步提高↑
5	出院患者微创手术占比▲	定量	逐步提高↑
6	出院患者四级手术比例▲	定量	逐步提高↑
7	特需医疗服务占比	定量	监测比较
8	手术患者并发症发生率▲	定量	逐步降低↓
9	Ⅰ类切口手术部位感染率▲	定量	逐步降低↓
10	单病种质量控制▲	定量	监测比较 逐步降低↓ 逐步提高↑
11	大型医用设备检查阳性率	定量	监测比较
12	大型医用设备维修保养及质量控制管理	定性	监测比较
13	通过国家室间质量评价的临床检验项目数▲	定量	逐步提高↑
14	低风险组病例死亡率▲	定量	逐步降低↓
15	优质护理服务病房覆盖率	定量	逐步提高↑
16	点评处方占处方总数的比例	定量	逐步提高↑
17	抗菌药物使用强度（DDDs）▲	定量	逐步降低↓
18	门诊患者基本药物处方占比	定量	逐步提高↑
19	住院患者基本药物使用率	定量	逐步提高↑
20	基本药物采购品种数占比	定量	逐步提高↑
21	国家组织药品集中采购中标药品使用比例	定量	逐步提高↑
22	门诊患者平均预约诊疗率	定量	逐步提高↑
23	门诊患者预约后平均等待时间	定量	逐步降低↓
24	电子病历应用功能水平分级▲	定性	逐步提高↑
25	每名执业医师日均住院工作负担	定量	监测比较
26	每百张病床药师人数	定量	监测比较
27	门诊收入占医疗收入比例	定量	监测比较
28	门诊收入中来自医保基金的比例	定量	监测比较

序号	相关指标	指标属性	指标导向
29	住院收入占医疗收入比例	定量	监测比较
30	住院收入中来自医保基金的比例	定量	监测比较
31	医疗服务收入（不含药品、耗材、检查检验收入）占医疗收入比例▲	定量	逐步提高↑
32	辅助用药收入占比	定量	监测比较
33	人员支出占业务支出比重▲	定量	逐步提高↑
34	万元收入能耗支出▲	定量	逐步降低↓
35	收支结余▲	定量	监测比较
36	资产负债率▲	定量	监测比较
37	医疗收入增幅	定量	监测比较
38	门诊次均费用增幅▲	定量	逐步降低↓
39	门诊次均药品费用增幅▲	定量	逐步降低↓
40	住院次均费用增幅▲	定量	逐步降低↓
41	住院次均药品费用增幅▲	定量	逐步降低↓
42	全面预算管理	定性	逐步完善
43	规范设立总会计师	定性	逐步完善
44	卫生技术人员职称结构	定量	监测比较
45	麻醉、儿科、重症、病理、中医医师占比▲	定量	逐步提高↑
46	医护比▲	定量	监测比较
47	医院接受其他医院（尤其是对口支援医院、医联体内医院）进修并返回原医院独立工作人数占比	定量	逐步提高↑
48	医院住院医师首次参加医师资格考试通过率▲	定量	逐步提高↑
49	医院承担培养医学人才的工作成效	定量	逐步提高↑
50	每百名卫生技术人员科研项目经费▲	定量	逐步提高↑
51	每百名卫生技术人员科研成果转化金额	定量	逐步提高↑
52	公共信用综合评价等级	定性	监测比较
53	门诊患者满意度▲	定量	逐步提高↑
54	住院患者满意度▲	定量	逐步提高↑
55	医务人员满意度▲	定量	逐步提高↑
增1	重点监控高值医用耗材收入占比	定量	监测比较

（一）指标导向内涵

三级公立医院绩效监测"55＋1"个评价指标中共有"25个逐步提高，20个监测比较，11个逐步降低和2个逐步完善（其中指标10单病种质量控制包含3类指标导向）"。

从医疗质量部分来看，功能定位指标中下转患者人次数、出院患者手术占比、出院患者微创手术占比和出院患者四级手术比例都是逐步提高的，门诊人次数与出院人次数比是监测比较指标，虽然提倡基层首诊，但三级公立医院也在负责辖区内的门诊首诊，其门诊量依然十分庞大。日间手术前期已进行了试点，但是否全国铺开还有待政策的进一步明确。质量安全指标中，手术患者并发症发生率、Ⅰ类切口手术部位感染率、低风险组病例死亡率等逐步降低，衔接于功能定位中手术占比提高后有可能导致医疗质量下降。医用设备维护保养是引导医院关注设备质量控制，逐渐配备人员。合理用药一直是监管的重点，抗生素已经进行了专项整治，现在导向是加大基本药物的采购和使用，加大处方点评力度。服务流程主要是改善门诊患者的就医体验，缩短等候时间，因此大力推行预约诊疗。

运营效率部分，资源效率和收支结构指标绝大部分都是监测比较指标，虽然没有明确的指向，但是在引导关注医师工作负担、配备药师、辅助用药等；2个是逐步提高指标，医疗服务收入占比主要引导医师的技术、服务定价，人员支出占比引导调动人员的积极性。费用控制指标主要是控制医疗费用不合理增长，门诊和住院次均费用增幅是逐步降低指标，而医疗收入增幅则是监测比较指标，主要是有些地区的三级公立医院还处于医疗资源结构性布局发展之中。经济管理是引导完善总会计师和预算管理制度。

持续发展部分，人员结构指标中麻醉、儿科、重症、病理、中医医师占比是引导三级公立医院积极补充麻醉、儿科、重症、病理、中医等现阶段较为缺乏的专业医师。人才培养指标都是逐步提高指标，主要在于三级公立医院要负责对口支援医院或医联体医院人员的进修培养。学科建设主要监测卫生技术人员的科研经费和科研成果转化，积极促进专业人才从事科研活动。信用建设为公共信用综合评价等级，在于保持和维护公立医院良好的信用形象。

满意度评价部分，针对患者的门诊患者满意度和住院患者满意度，针对医务人员的医务人员满意度，均为逐步提高指标，引导关注医院外部和内部满意度评价。

（二）指标属性内涵

三级公立医院绩效监测的指标属性分为定性指标和定量指标，"55＋1"个指标中有51个定量指标和5个定性指标。定量指标主要来源于病案首页和财务年报表，是医院医疗质量和运行效率的总体现，所有指标最终呈现为考核时间截止后的数据提取，也就是说这部分指标的监管难点在于它是动态的，是过程性的，虽然考核的是结果，但是关注的是过程。定性指标仅有5个，大型医用设备维修保养及质量控制管理引导的是配备人员和设备来完善培训和维护监管记录，电子病历应用功能水平分级引导的是促进信息整合、决策支持和信息共享，全面预算管理和规范设立总会计师都是规范和完善财务管理制度，提升精细化管理水平，公共信用综合评价等级是社会信用体系中重要部分。定性指标填报简单，但是它关注的是医院在某个方面建章立制及执行情况，更考验医院的决策水平。

（三）指标内容内涵

三级公立医院绩效监测不是一个单独的政策，而是衔接于一连串的医改政策，最终汇成的一个综合评价政策。从外部功能定位来看，三级公立医院是辖区内诊疗水平较高、医疗技术较为先进、人员配置较为整齐的医院，因此它可能是分级诊疗中牵头医院、医联体建设的领头医院，甚至是辖区微创技术和高难度手术的代表医院，它又是综合性医院，因此更要重视配置完整的麻醉、重症、病理等人员，所以监测指标中对这些方面都有涉及，要求三级公立医院既能够发挥公立医院的领头作用，又能够解决大部分患者的病情，它衔接于分级诊疗、医联体建设和改善医疗服务行动，体现医院的公益性。从内部发展来看，三级公立医院占据了绝大部分医疗市场，但是我国总体上医疗资源不足、医疗效率不高，因此供给侧结构性改革在医疗卫生领域的"补短板"，三级公立医院必须从自身的运营效率出发，推动医院可持续发展。在指标内容中，一是促进三级公立医院收支结构合理、费用控制合理；二是要为持续发展预留充足的空间和经费，加强人才培养和学科建设。它衔接于供给侧结构性改革、转变经营模式、控制医疗费用不合理增长、现代医院管理制度的建设、体现医院人员的积极性方面。满意度评价衔接于控制医疗费用、改善医疗服务行动，归结于医改的最终目的，实现政府、医院和百姓三者的满意。

二、二级公立医院绩效监测指标体系

二级公立医院绩效监测指标体系共包含一级指标 4 个、二级指标 10 个、三级指标 28 个（均为定量指标），其中国家监测指标 21 个（图 2-2、表 2-2）。

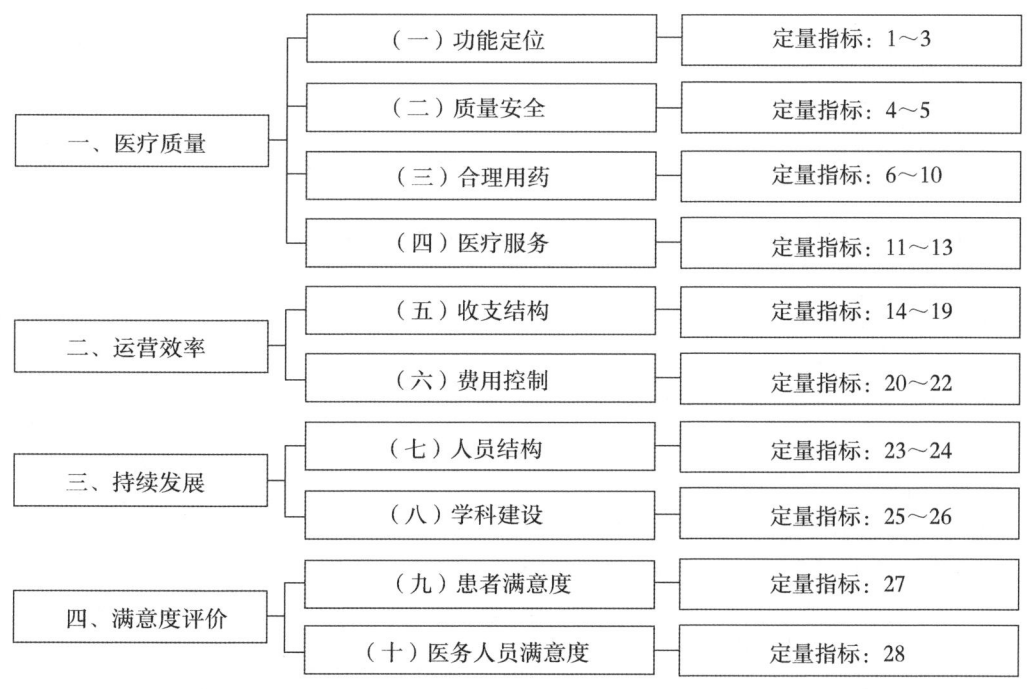

图 2-2　二级公立医院绩效监测指标框架

表 2－2　二级公立医院绩效监测指标一览表

序号	指标名称	指标来源	指标导向
1	出院患者手术占比▲	病案首页	逐步提高↑
2	出院患者微创手术占比▲	病案首页	逐步提高↑
3	出院患者三级手术占比▲	病案首页	逐步提高↑
4	手术患者并发症发生率▲	病案首页	逐步降低↓
5	低风险组病例死亡率▲	病案首页	逐步降低↓
6	抗菌药物使用强度（DDDs）▲	医院填报	逐步降低↓
7	基本药物采购金额占比	省级招采平台	逐步提高↑
8	国家组织药品集中采购中标药品金额占比	医院填报	逐步提高↑
9	重点监控药品收入占比	医院填报	监测比较
10	重点监控高值医用耗材收入占比	医院填报	监测比较
11	电子病历应用功能水平分级▲	国家卫生健康委	逐步提高↑
12	省级室间质量评价临床检验项目参加率与合格率	省级卫生健康委	逐步提高↑
13	平均住院日▲	病案首页	监测比较
14	医疗盈余率▲	财务年报表	监测比较
15	资产负债率▲	财务年报表	监测比较
16	人员经费占比▲	财务年报表	逐步提高↑
17	万元收入能耗占比▲	财务年报表	逐步降低↓
18	医疗收入中来自医保基金的比例（包括门诊、住院收入中来自医保基金的比例）	财务年报表	监测比较
19	医疗服务收入（不含药品、耗材、检查检验收入）占医疗收入比例▲	财务年报表	逐步提高↑
20	医疗收入增幅▲	财务年报表	监测比较
21	次均费用增幅▲	财务年报表	逐步降低↓
22	次均药品费用增幅▲	财务年报表	逐步降低↓
23	医护比▲	国家医疗机构、医师、护士电子化注册系统	监测比较
24	麻醉、儿科、重症、病理、中医医师占比▲	国家医疗机构、医师、护士电子化注册系统	逐步提高↑
25	人才培养经费投入占比	医院填报	逐步提高↑
26	专科能力▲	病案首页	监测比较

序号	指标名称	指标来源	指标导向
27	患者满意度▲	国家公立医院满意度调查平台	逐步提高↑
28	医务人员满意度▲	国家公立医院满意度调查平台	逐步提高↑

注：1. 指标中加"▲"的为国家监测指标。

2. 指标导向指该指标应当发生变化的趋势，供各地结合实际确定指标分值时使用，各地可根据本地实际确定基准值或合理基准区间。

（一）指标导向内涵

医疗质量方面，通过出院患者手术占比、出院患者微创手术占比、出院患者三级手术占比监测医院医疗水平；通过手术患者并发症发生率、低风险组病例死亡率监测医院医疗质量和医疗安全情况；通过抗菌药物使用强度、重点监控药品收入占比等指标监测医院合理用药状况。

运营效率方面，通过医疗盈余率、资产负债率、人员经费占比、医疗服务收入占医疗收入比例等指标监测医院经济运行管理情况；通过监测门诊和住院患者次均费用变化衡量医院主动控制费用不合理增长情况。

持续发展方面，对医护数量比例，麻醉、儿科、重症、病理、中医医师占比等急需紧缺人才在二级公立医院人员结构中的占比做了明确的要求，并通过监测人才培养经费投入占比鼓励医院加强人才培养的力度，以保证专科服务能力的提高。同时，专科能力要求提升二级医院常见病、多发病等的诊疗能力，加强儿童、精神、老年康复、急诊等相关的学科建设已成为现阶段二级医院发展的重要内容。

满意度评价方面，通过门诊患者、住院患者和医务人员满意度评价，衡量患者获得感及医务人员积极性。

（二）指标属性内涵

二级公立医院绩效监测的指标属性均为定量指标，主要以结果为导向，形成了"采集为主、填报为辅"的全定量指标体系，体现了以信息系统为依托、精炼监测指标的原则；监测指标中有 7 项指标来源于病案首页，这就要求二级公立医院要加强以电子病历为核心的医院信息化建设，按照国家统一规定规范填写病案首页，加强临床数据标准化、规范化管理，提高病案首页质量。

（三）指标内容内涵

二级公立医院作为绩效监测的主体之一，肩负着坚持公益性、调动积极性、推动医院可持续发展的重要任务，绩效监测政策促进二级公立医院持续提升医疗服务能力和科学管理水平，对于二级公立医院提出多方面能力要求。

坚持公立医院公益性，不断提高医疗质量与安全，县级医院的绩效监测要基于其性质和功能定位。《国务院办公厅关于县级公立医院综合改革试点意见的通知》（国办发〔2012〕33 号）明确了县级医院功能定位是开展常见病、多发病诊疗，危急重症患者救治，重大疑难疾病接治转诊。《国务院办公厅关于推进分级诊疗制度建设的指导意见》（国办发〔2015〕

70号）进一步明确了城市二级医院主要接收三级医院转诊的急性病恢复期患者、术后恢复期患者及危重症稳定期患者；县级医院主要提供县域内常见病、多发病诊疗，以及急危重症患者抢救和疑难复杂疾病向上转诊服务。

二级公立医院要把握好为居民提供公平、可及、优质的医疗服务的基本价值取向，明确县级基本医疗服务范围，不断提升区域内常见病、多发病的诊疗能力，引导患者有序诊疗，联合三级公立医院开展双向转诊和医联体建设，提升医疗服务水平。出院患者三级手术和微创手术占比旨在提升医疗技术水平，手术并发症发生率和低风险组病例死亡率是医疗质量和安全的重要指标，合理用药中对重点监控药品和高值医用耗材、抗菌药物使用强度监管在于加强医疗行为监管，再通过电子病历应用功能水平推动医院信息化建设。同时，二级医院既是双向转诊中基层医院的上转医院，也是上级医院的下转医院，还需要加强急诊急救服务能力和患者康复治疗能力，探索在城区推行医疗联合体、在乡村推行县乡村医疗服务一体化建设。

逐步提高医院管理水平，提升资源配置和运营效率。无论是医疗服务收入占医疗收入比例逐步提高还是人员经费占比逐步提高，旨在促进在医疗服务过程中不断体现医疗服务人员的价值，从而通过激励人员达到提升效率的目标。不断推动次均费用增幅和次均药品费用增幅逐步降低、万元收入能耗占比逐步降低，是让医院更加注重能耗节约、费用控制，提升医院内部资源的配置效率，逐步推动为更多的人群提供医疗服务，而不是片面地增加药品、耗材、检查等费用带来的粗放增长。医院在高质量发展的基础上，才能有较好的财务指标，医疗盈余率和资产负债率才会表现良好。结合现代医院管理制度的要求，医院要根据国家绩效监测的内容建立健全内部绩效考核方案，对医、护、技等岗位和职能部门进行全面考核，逐步提升医院的管理水平，调动员工的积极性。二级公立医院加强党委领导下的院长负责制建设，医院党委全面承担起医院加强党对公立医院的领导责任，巩固公立医院的公益性。加强院长管理与考核机制建设，提升医院资源配置和运营效率。绩效考核还要向医院关键岗位和确有贡献的专业技术人才进行倾斜，不断调动员工的积极性。

加强学科建设，推进医院可持续发展。医院提升医疗服务能力，主要还是体现在专科能力建设上，通过引进或培养医疗人才、配备合理的医护比、提高人才培养经费投入占比，加强急诊急救、康复、老年等功能专科的建设，不断推动医务人员提升技能技术水平，以更精湛的医疗技术和更优质的医疗服务来服务群众。医务人员得到职业发展和技能提升，不断提升了医务人员满意度。患者得到了更优质的医疗服务，患者满意度也会得到提升，反过来会促进医院整体水平的发展。临床专科能力建设是公立医院绩效监测中的关键指标，因此要推进二级公立医院逐步建设市级、省级重点专科，提升医疗技术水平。要加强卫生人才队伍建设，开展临床业务培训，提升医院整体医疗水平，实现医院的可持续发展。此外，医院还需要积极开展诊疗流程优化，推行预约诊疗，改善患者就医体验，逐步提升医院管理的精细化水平。

三、不同等级医院绩效监测指标的差异

三级、二级公立医院绩效监测的一级指标框架基本相同，各一级指标分数占比均应大致在 4∶3∶2∶1 的比例。二级公立医院绩效监测二级指标中，删除了资源效率、人才培养、经济管理、信用建设等 4 个二级指标。三级、二级公立医院相同、相似的指标有 27 个，这说明三级医院和二级医院的监测导向、重点关注指标基本一致，体现了重视医疗安全、强调运营效率、关注患者满意度的整体导向，同时上述指标也是促进医院绩效发展的关键指标。通过对比和分析《国家二级公立医院绩效考核操作手册（2024 版）》和《国家三级公立医院绩效考核操作手册（2024 版）》中医疗质量指标的异同，为推进绩效监测工作提供参考。

（一）功能定位

该维度三级医院涵盖二级医院所有监测点，三级医院要体现医改分级诊疗的导向作用，收治疑难复杂和危急重症患者，逐步下转常见病、多发病和疾病稳定期、恢复期患者，而二级医院则不监测门诊人次数与出院人次数比、下转患者人次数（门急诊、住院）两个指标，这是由二级医院和三级医院不同的功能定位决定的（表 2-3）。

表 2-3　二级医院和三级医院在"功能定位"二级指标下存在的差异

三级医院功能定位三级指标	二级医院功能定位三级指标	指标属性	指标导向
1. 门诊人次数与出院人次数比		定量	监测比较
2. 下转患者人次数（门急诊、住院）		定量	逐步提高↑
3. 日间手术占择期手术比例		定量	监测比较
4. 出院患者手术占比▲	1. 出院患者手术占比▲	定量	逐步提高↑
5. 出院患者微创手术占比▲	2. 出院患者微创手术占比▲	定量	逐步提高↑
6. 出院患者四级手术比例▲	3. 出院患者三级手术占比▲	定量	逐步提高↑
7. 特需医疗服务占比		定量	监测比较

对于"手术级别占比"，三级医院侧重于监测"出院患者四级手术比例""日间手术占择期手术比例"，二级医院则强调"出院患者三级手术占比"。结合功能定位来理解，三级医院重点接收疑难危重患者，开展三、四级手术；二级医院在解决多发病常见病的同时，开展难度适宜的二、三级手术。

（二）质量安全

三级医院对涉及全面质量管理的人、机、料、法、环均有涉及，"Ⅰ类切口手术部位感染率"涉及医院感控措施的落实、环境卫生学监测、人员培训考核等；"单病种质量控制"涉及诊断、检查、治疗、疗效及医疗资源利用情况的全过程质量管理，反映医院的诊疗能力、技术水平和费用等差异；大型医用设备指标关系到影像设备人员的放射防护、机器使用效率、使用效能、信息安全防护等；"通过国家室间质量评价的临床检验项目数"主要为推进国家医疗质量管理评价体系中质控中心建设，确保实验室检验结果的可比性和同质性，为结果互认提供科学依据；"优质护理服务病房覆盖率"是对质量安全中人员保证、服务效果保证的监测。而二级医院质量安全三级指标选择了取自病案首页的"手术患者并发症发生率和"低风险组病例死亡率"。主要为评价二级医院为住院患者所提供服务的安全和质量（表2-4）。

表2-4　二级医院和三级医院在"质量安全"二级指标下存在的差异

三级医院质量安全三级指标	二级医院质量安全三级指标	指标属性	指标导向
8. 手术患者并发症发生率▲	4. 手术患者并发症发生率▲	定量	逐步降低↓
9. Ⅰ类切口手术部位感染率▲		定量	逐步降低↓
10. 单病种质量控制▲		定量	监测比较 逐步降低↓
11. 大型医用设备检查阳性率		定量	监测比较
12. 大型医用设备维修保养及质量控制管理		定量	监测比较
13. 通过国家室间质量评价的临床检验项目数		定量	逐步提高↑
14. 低风险组病例死亡率▲	5. 低风险组病例死亡率▲	定量	逐步降低↓
15. 优质护理服务病房覆盖率			逐步提高↑

（三）合理用药

　　二级医院和三级医院仅在抗菌药物使用强度监测指标上相同，二级医院对基本药物及国家组织集中采购药品注重金额占比，三级医院则强化基本药物采购品种、使用率及国家集中采购药品使用比例监测。它们的主要目的均是按照医院功能定位和实际用药特点落实基本药物使用制度，确保国家"带量采购"落实，降低医保支出。此外，三级医院设置"点评处方占处方总数比例"，引导充分发挥临床药师职能，促进药学服务模式转变，对超常用药和不合理用药进行监督。二级医院绩效监测还重点监控药品收入占比和重点监控高值医用耗材收入占比，明确第一批国家重点监控合理用药20种药品目录和第一批国家高值医用耗材重点治理清单，而三级医院暂未纳入此分项监测指标（表2-5）。

表2-5　二级医院和三级医院在"合理用药"二级指标下存在的差异

三级医院合理用药三级指标	二级医院合理用药三级指标	指标属性	指标导向
16. 点评处方占处方总数的比例		定量	逐步提高↑
17. 抗菌药物使用强度（DDDs）▲	6. 抗菌药物使用强度（DDDs）▲	定量	逐步降低↓
18. 门诊患者基本药物处方占比		定量	逐步提高↑
19. 住院患者基本药物使用率		定量	逐步提高↑
20. 基本药物采购品种数占比	7. 基本药物采购金额占比	定量	逐步提高↑
21. 国家组织药品集中采购中标药品使用比例	8. 国家组织药品集中采购中标药品金额占比	定量	逐步提高↑
	9. 重点监控药品收入占比	定量	监测比较
	10. 重点监控高值医用耗材收入占比	定量	监测比较

（四）服务质量

三级医院侧重监测"服务流程"，二级医院侧重监测"医疗服务质量"，二者的三级指标略有差异，涉及的相同指标为"电子病历应用功能水平分级"，目的是促进医院信息化建设，完善基础资源数据库。三级医院重点监测门诊患者预约情况，以评价医疗服务的流程是否简便高效，是否能缩短患者就医等待时间，提升患者就医体验。二级医院则更注重提高医疗服务的质量，对平均住院日要进行监测，以防过度医疗，增加患者费用负担。而三级医院功能定位为收治疑难杂症、急危重症患者比例，所以未纳入此项指标（表2-6）。

表2-6 二级医院和三级医院在"服务质量"二级指标下存在的差异

三级医院服务质量三级指标	二级医院服务质量三级指标	指标属性	指标导向
22. 门诊患者平均预约诊疗率		定量	逐步提高↑
23. 门诊患者预约后平均等待时间		定量	逐步降低↓
24. 电子病历应用功能水平分级▲	11. 电子病历应用功能水平分级▲	定性	逐步提高↑
	12. 省级室间质量评价临床检验项目参加率与合格率	定量	逐步提高↑
	13. 平均住院日▲	定量	监测比较

（五）收支结构

从收支结构指标来看，三级医院侧重分别监测门诊、住院收入占医疗收入比例以及住院收入来自医保基金的比例，而二级医院是全部医疗收入占比（表2-7）。

表2-7 二级医院和三级医院在"收支结构"二级指标下存在的差异

三级医院收支结构三级指标	二级医院收支结构三级指标	指标属性	指标导向
27. 门诊收入占医疗收入比例		定量	监测比较
28. 门诊收入中来自医保基金的比例	18. 医疗收入中来自医保基金的比例	定量	监测比较
29. 住院收入占医疗收入比例		定量	监测比较
30. 住院收入中来自医保基金的比例	18. 医疗收入中来自医保基金的比例	定量	监测比较
31. 医疗服务收入（不含药品、耗材检查检验收入）占医疗收入比例▲	19. 医疗服务收入（不含药品、耗材检查检验收入）占医疗收入比例▲	定量	逐步提高↑
32. 辅助用药收入占比		定量	监测比较
33. 人员支出占业务支出比重▲	16. 人员经费占比▲	定量	逐步提高↑
34. 万元收入能耗支出▲	17. 万元收入能耗占比▲	定量	逐步降低↓
35. 收支结余▲	14. 医疗盈余率▲	定量	监测比较
36. 资产负债率▲	15. 资产负债率▲	定量	监测比较

在医疗盈余率计算公式上，三级医院"收支结余"以"医疗盈余率"表述，即医院医疗盈余占医疗活动收入的比例。与二级医院医疗"医疗盈余率"基本类同。

三级医院较二级医院在医疗收入中来自医保基金的比例指标进行了门诊、住院细分；三级公立医院指标"万元收入能耗支出"以"万元收入能耗占比"表述，计算方式相同，与二级公立医院指标实则相同。

（六）费用控制

从费用控制指标上来看，二级医院采取次均费用增幅和次均药品费用增幅 2 个指标，但按照其释义上来看实质上依然是 4 个指标。三级医院医疗收入增幅没有纳入国家监测指标，二级医院的此项指标纳入了国家监测指标。上述指标虽然内容名称稍有变化，但实质监测内容基本一致，旨在控制医疗费用的不合理增长，降低患者及社会经济负担（表 2-8）。

表 2-8　二级医院和三级医院在"费用控制"二级指标下存在的差异

三级医院费用控制三级指标	二级医院费用控制三级指标	指标属性	指标导向
37. 医疗收入增幅	20. 医疗收入增幅▲	定量	监测比较
38. 门诊次均费用增幅▲	21. 次均费用增幅▲	定量	逐步降低↓
39. 门诊次均药品费用增幅▲	22. 次均药品费用增幅▲	定量	逐步降低↓
40. 住院次均费用增幅▲	21. 次均费用增幅▲	定量	逐步降低↓
41. 住院次均药品费用增幅▲	22. 次均药品费用增幅▲	定量	逐步降低↓

（七）人员结构

三级公立医院较二级医院在人员结构指标上多 1 项指标：卫生技术人员职称结构。具体监测年度医院具有副高级职称及以上的医务人员（医、药、护、技）占全院同期医务人员总数的比例。该指标反映出三级医院因其功能定位更高、对于医疗教学科研能力要求更高，因而更加重视职称结构组成能否与其承担的社会责任相符合（表 2-9）。

表 2-9　二级医院和三级医院在"人员结构"二级指标下存在的差异

三级医院人员结构三级指标	二级医院人员结构三级指标	指标属性	指标导向
44. 卫生技术人员职称结构		定量	监测比较
45. 麻醉、儿科、重症、病理、中医医师占比▲	24. 麻醉、儿科、重症、病理、中医医师占比▲	定量	逐步提高↑
46. 医护比▲	23. 医护比▲	定量	监测比较

（八）人才培养、学科建设

在人才培养、学科建设方面，三级医院设置了 5 项指标，二级医院则仅有 2 项（表 2-10）。

表 2‑10　二级医院和三级医院在"人才培养""学科建设"二级指标下存在的差异

三级医院人才培养三级指标	二级医院人才培养三级指标	指标属性	指标导向
47. 医院接受其他医院（尤其是对口支援医院、医联体内医院）进修并返回原医院独立工作人数占比	25. 人才培养经费投入占比	定量	逐步提高↑
48. 医院住院医师首次参加医师资格考试通过率▲		定量	逐步提高↑
49. 医院承担培养医学人才的工作成效		定量	逐步提高↑
50. 每百名卫生技术人员科研项目经费▲		定量	逐步提高↑
51. 每百名卫生技术人员科研成果转化金额		定量	逐步提高↑
	26. 专科能力▲	定量	

"每百名卫生技术人员科研项目经费""每百名卫生技术人员科研成果转化金额"反映三级医院应当重点关注科研能力建设，加大科研方面的经费投入，鼓励医务人员开展科研，提高科研水平；与此同时也注重科研结果应用，提升科技成果转化效率。

"医院接收其他医院（尤其是对口支援医院、医联体内医院）进修并返回原医院独立工作人数占比""医院住院医师首次参加医师资格考试通过率""医院承担培养医学人才的工作成效"反映三级公立医院不仅需要注重自身能力建设，同时应当积极为本地区培养和输送医疗人才。

相较而言，二级公立医院在人才培养和学科建设方面要求相对简单，仅监测人才培养经费投入占比及医务人员的专科能力，同时也减少了对科研项目的要求，强调专科能力考核。

（九）满意度评价

一级指标"满意度评价"方面，三级公立医院 3 项三级指标与二级公立医院 2 项三级指标在测评对象与操作流程上并没有本质区别，同样反映关注患者满意度的整体导向。倡导医疗机构应及时了解医务人员感受，提高医务人员满意度，调动医务人员积极性，使医务人员更好地为患者服务。

§2.2　重点指标

通过对于"国考"指标权重以及成绩分析，我们不难看出"国考"侧重点，以及在考核当中容易被忽视却又能够影响整体监测成绩的重点指标。

一、出院患者手术占比与出院患者四级手术比例

手术和介入治疗的数量尤其是疑难复杂手术和介入治疗的数量与医院的规模、人员、设备、设施等综合诊疗技术能力及临床管理流程成正相关。"出院患者手术占比"和"出院患者四级手术比例"指标 2 项分别占 100 分，占医疗指标总分的权重 46.51%，占千分制

20％的权重。同时，还需要以四级手术例数校正出院患者手术占比、出院患者微创手术占比、出院患者四级手术比例、手术患者并发症发生率共 4 个监测指标。因此，提高出院患者手术占比和四级手术比例对于绩效"国考"成绩影响较大。通过监测出院患者手术占比和出院患者四级手术比例，主要是可以分析和了解手术与非手术的病种结构情况，低级别手术收治和下转情况，评价医院手术能力状况。2023 年度全国三级公立医院的出院患者四级手术占比 20.09％，微创手术占比 20.59％，有小幅波动。

二、每百名卫生技术人员科研项目经费

"每百名卫生技术人员科研项目经费"单项指标 100 分，是 55＋1 项指标当中 3 个单项 100 分的指标之一，由此可见其重要性。科研项目是学科建设和学术水平的量化体现，也是连接基础研究与临床转化的关键。国家卫生健康委曾在 2022 年一份给政协委员提案的答复函中称，在绩效监测中设立"每百名卫生技术人员科研项目经费"及"每百名卫生技术人员科研成果转化金额"两项指标，是为了考核医院科研创新能力、医院去规模化和创新成果应用能力。不过，在多名临床医生和医院管理者眼中，目前，医疗机构的科研转化依然整体比较薄弱，科研经费支撑体系和人员绩效考核等评价体系对以临床需求为导向的应用基础研究支持仍不足够。但该指标仍然是当前三级医院核心差异之一、头部三级医院创新点、国家级战略指标。2023 年每百名卫生技术人员科研项目经费为 293.42 万元，较 2022 年有所增长。

三、CMI 值

事实上，有 1 个"隐形指标"虽未直接纳入评价指标体系，但对于"国考"成绩的影响也不容小觑，那就是 CMI（病例组合指数）值。

CMI 值是 DRG 指标体系的一项重要指标，处于体系的枢纽位置，主要体现医院及科室的资源消耗强度及复杂程度，并可在一定程度上反映收治疾病的疑难复杂程度和医疗服务的整体技术难度。"国考"需要以 CMI 值校正的指标如下：抗菌药物使用强度（DDDs）、医疗服务收入占比、住院次均费用增幅等 3 个监测指标，CMI 值的重要性不言而喻。医院要充分利用 CMI 值为杠杆，做好医院专科评价，针对性提升专科能力，提升医院的运营效率。2023 年，省级及以上医院 CMI 值较 2022 年略有增加。

四、抗菌药物使用强度（DDDs）

抗菌药物使用强度（DDDs）是容易让医院轻视的指标，这一指标的评分规则是经过 CMI 值校正后，若同比无下降，则全部得 0 分，将导致多达 25 分的失分。事实上，抗菌药物使用强度考验的不仅是医疗质量，更是诊疗规范与管理落地的颗粒度。这是一个全方位体现医政管理、培训赋能、质控考核等管理水平的试金石。需要医院建立诊疗规范体系、动态管理体系两大体系，提高医师的诊断能力（诊断评估、重点技术、用药能力）、监测能力（病种质量监测、临床药学干预、不良事件掌握）、评价能力（病种分级评价、处方分级

评价、病案分级评价）三大能力。2023年抗菌药物临床应用合理性增强。抗菌药物使用强度持续优于40 DDDs的国家要求（34.02 DDDs），抗菌药物使用强度符合规定要求的医院比例持续升高。

§2.3　指标发展趋势

在2022年度三级公立医院绩效考核结果通报视频会上，国家卫生健康委医政司强调，在着力解决人民群众看病就医的难点、堵点问题上，需要发挥绩效考核的指挥棒作用，持续推动三级公立医院发挥医疗服务供给侧结构性改革的龙头作用。同时，会上也宣布下一阶段有序深化绩效考核工作的三项重点任务。

一、持续完善考核体系

在保持考核指标相对稳定的前提下，根据党中央、国务院最新政策要求和卫生健康工作实际，不断优化延伸指标。出台公立医院绩效考核手术目录管理办法，建立健全四级和微创手术目录动态调整机制，确保考核结果精准客观。

二、分级分类考核评价

按照管理层级和机构类型分级分类实施考核评价，并启动区域医疗服务体系绩效考核工作，结合传染病医院、精神病医院、儿童医院等相关专科医院特点，研究设置不同指标和权重，进一步提升考核的针对性和精准性。

三、医联体考核评价

研究制定医联体和区域医疗服务体系绩效考核指标。以81个紧密型城市医疗集团试点城市为重点开展考核，推动医联体建设，促进分级诊疗。在此基础上，拓展为以区域为单位开展医疗服务体系绩效考核，验证分级诊疗成效、区域资源布局合理性，指导地方卫生健康行政部门落实规划，促进医疗资源优化配置和有效利用。

从这三项重点任务中我们可以看出，绩效考核指标发展日趋"精细化""个性化""系统化"，配套的政策体系也将不断完善，各省级卫生健康行政部门要将绩效考核指标与医院评审评价、国家医学中心、国家区域医疗中心和医联体建设以及各项评优评先工作进行融合，同时也要根据"国考"导向完善符合本区域实际情况的绩效考核指标体系，由单纯的管理指标向指标导向下的管理持续改进转变。

§3

"国考"与医院发展战略

§3.1 概 述

一、医院发展战略的内涵

医院发展战略是指医院为适应外界环境的变化，实现长期或久远的宏观目标而制定的一系列事关全局的计划和任务。强调的是医院长期发展的前景和全局观念，其应用能够明确发展的战略目标和途径，提高经营能力和核心竞争力，有力地促进医院的全面建设。随着社会的迅速发展，患者对医疗服务的需求日趋多样化，这就要求医院管理者必须高度重视战略，并根据患者的需要和市场规律，适时调整和完善医院的发展战略，不断提升医院的服务保障能力，更好地服务于患者。20 世纪 70 年代，雷蒙德·迈尔斯（Raymond Miles）和查尔斯·斯诺（Charles Snow）将医院发展战略划分为守成型、开拓型、分析型和反应型四种类型，随后，国外一些学者和医院管理者更为具体地提出了差异化战略、核心发展战略等多种医院发展战略。

（一）差异化战略

差异化战略又称差别化战略，是将医院与其他医院所提供的产品或服务差异化。如医院把战略中心放在某些科室上，集中力量把这些科室的优势学科体现出来，将这些科室的技术或服务做到标新立异，尽量拉大与其他医院的差距。我国许多医院都陆续实施差异化战略。例如，北京和睦家医院的收费标准只相当于国外中档医疗收费水平，吸引了很多外国患者。这一战略最主要的内容在于服务的人性化、技术的独特性及价格的差异化。服务的人性化在于改善就医环境，体现以患者为中心的服务理念；技术的独特性要求大力发展差异化较大的诊疗技术项目，形成技术优势；价格的差异化则为争取在相同医疗水平的基础上，以较低的价格吸引患者。

（二）核心发展战略

核心发展战略又称重点战略或焦点战略，是医院以某个学科为中心，重点发展该学科，使其区别于医院的其他学科并成为核心竞争力。其在本质上与差异化战略都遵循同样的营销原理，即医院应该集中优势发展其重点学科，加大重点科室的建设。它也指在特定的市场上，为特定的患者人群提供特殊的诊疗技术和服务项目，强调集中优势壮大其他医院无法与之竞争的领域。该战略应用较为广泛，武汉市第一医院、上海华山医院均以其重点学科为中心，不断提高医疗水平。

本战略的特征：一是专一性，即围绕一个或少数几个目标进行高度集中的政策支持和资源投入，能够提供比竞争对手更为有效的服务；二是简单化，即集中优势做好重点学科和科室建设，优化资源配置大大降低了成本，使卫生资源得以合理利用。

（三）人才战略

人才是医院重要的战略性资源，是医疗技术与服务的载体。本战略的核心内容是培养人、吸引人、使用人、发掘人；其基本原则是坚持培养德、智、体全面发展，构建高标准、与时俱进的人才队伍。北京协和医院通过大力引进人才，为人才提供事业舞台等方式来体现该战略的重要性，并取得很大突破。

该战略的特征：一是人才体系的开放性，体现在人才的合理吸收、引进和流动上；二是经济实用的人才理念，把人才管理当成是经济活动，做到投入与产出之比会产生明显的效益；三是培养德才兼备的高素质人才，包括高超的医技和高尚的医德。北京协和医院强调人才发展战略，通过培养张孝骞、林巧稚、黄家驷、吴英恺、吴阶平等一批批的医学人才，成为医院持续发展的不竭动力。

（四）成本领先战略

成本领先战略又称低成本战略，就是让医院的成本或某些服务项目的成本，低于其他医院的成本。它以提高经济效益为目标，成本核算为基础，要求医院在发展战略中始终坚持低耗能、高产出的经营理念，做到开源节流，适时对科室加以重组和开放，对资源浪费加以督促和制约。成都市第二人民医院通过精细化管理和节约成本，使医院获得很大优势，并在市场竞争中不断体现。

该战略的特征：一是成本低，医院通过优化资源配置和服务流程，减少不必要的能耗，提高工作效率，降低成本，使竞争力大于其他医院，提升了利润；二是患者成本低，医院通过实施新政策让利于患者，如病种限价、临床路径等，让患者得到较好的服务，又减轻了经济负担，吸引更多患者。

（五）名牌战略

名牌战略又称品牌战略，是以创名牌、保名牌为目标，以名牌学科技术或服务带动医院整体向持续、稳定、健康方向发展。其内涵是服务周到、质量上乘、知名度高。我国有些综合性医院以某专科品牌著称，如北京同仁医院的眼科、天坛医院的脑外科、上海九院的整形外科等。

该战略特征：一是全局性，是指导医院整体行动方向的决策，通过创立和维护品牌确定医院的发展方向和目标；二是稳定性，名牌战略的目标、方向、重点在短期内保持不变。本战略不仅要做到服务质量、学科水平达到"名牌"，也要培育众多优秀知名的医务人员。在形成"名牌"之后，要做好对外宣传工作，让外界了解并接受医院的"名牌"。

（六）创新战略

创新战略是医院依据多变的内外部环境，积极地在医疗技术、管理、服务项目上不断创新，从而在竞争中保持优势。其强调产品创新和风险承担，并以产品的生命周期为导向。湖南省湘西自治州肿瘤医院在加入中国微创创新技术战略联盟后，对微创治疗手术不断创新，经过多年发展，该院微创技术处于当地最高水平。

该战略特征：一是综合性，创新战略往往需要综合多种技术才能催生出新产品；二是竞争性，创新的过程往往会淘汰许多产品，仅有少数的目标能实现。创新战略还包括3个方面：技术是创新的核心，良好的医疗技术才能创造出更好更实用的医疗产品；管理是创新的保障，只有医院管理层为该战略提供有力的支持，才能使创新战略持久发展；文化是创新的基础，医院要营造创新氛围，构建支持创新的组织制度体系，才能做好创新工作。

（七）扩张战略

扩张战略又称增长型战略，是指医院通过产品开发、管理创新等竞争优势将某个领域的规模扩大，提高竞争力。这一战略要求医院在医疗产品、地理范围、患者人群以及利润等方面不断争取扩张。天津市医院通过与国外著名医院长期合作，实施扩张战略，例如对ICU病区的规模进行扩大，以提高效益。

该战略特征：一是横向性，即扩大医院本身原有产品的生产和销售；二是纵向性，如向与医院有关的产业或部门方向发展，如制药等方面；三是多样性，此特征为发展与医院相关性不大的方向，比如保健等方面。而最为有效的扩张方式，则是基于核心的扩张战略。

在与国家政策导向、医疗机构使命相符的基础上，公立医院需要结合自身的目标定位和资源能力制订相匹配的发展战略。其一是要符合公益性，党的二十届三中全会要求，以强化政府投入、价格支付改革、薪酬分配改革、编制管理改革为重点，深化以公益性为导向的公立医院改革。医院所制订的发展战略，以及根据发展战略所开展的各项活动都要体现医院的公益性。其二是强调整体性，医院发展战略管理是立足于医院全局，统筹安排医院各个阶段的历史任务，对医院未来发展的方向进行整体性谋划。其三是重视动态性，医院发展战略需要主动适应内外部环境变化，及时进行动态调整纠偏，形成并保持医院的竞争优势。其四是保持长期稳定性，医院制订发展战略时要对医院发展现状、未来目标进行全面、综合和科学的分析规划，战略必须具有一定的前瞻性和领先性，能让医院未来较长时期内遵循着战略目标前行而不丧失竞争优势。

二、新医改对医院发展战略的影响

公立医院作为我国医疗卫生服务体系的龙头，在保护公众生命健康、促进社会和谐方面发挥了重要作用。但随着市场经济的不断发展和人们医疗观念的变化，公立医院在发展中暴露出诸多问题，如经济效益与社会效益统筹难、医患纠纷问题等，不但阻碍了公立医院的持续发展，也产生了不好的社会影响。鉴于公立医院存在的诸多矛盾和问题，其成为新医改的重点对象。新医改围绕公立医院运营发展的多个方面作出了调整，如药品分成、监管力度等，医院的经营发展面临着新的机遇和挑战，在新医改背景下公立医院应如何制定发展战略统筹各方利益、实现自身的持续发展，成为广受关注的热点问题。

（一）新医改的"十年之路"

2009年中共中央、国务院《关于深化医药卫生体制改革的意见》明确要求，"从改革方案设计、卫生制度建立到服务体系建设都要遵循公益性的原则，把基本医疗卫生制度作为公共产品向全民提供"，"为群众提供安全、有效、方便、价廉的医疗卫生服务"。提出取消药品加成政策，同时通过适当调整医疗服务价格、增加政府投入、改革支付方式等渠道完善公立医院补偿机制，明确指出重点抓好五项改革，切实解决群众"看病难、看病贵"等问题。自此新医改正式启动，2009—2019年10年间，我国"新医改"取得了重大突破，具有中国特色的基本医疗卫生制度框架基本确立，"新医改"政策体系不断完善，为解决医疗卫生事业发展这一世界性难题提供了"中国方案"。

1. 基本药物制度的变革　"新医改"之前，"以药补医"现象长期存在，药品收入是卫生机构赖以维持运行的重要补偿渠道，以致产生了看病难、看病贵的问题。为解决这一问题，2009年8月，原卫生部等九部门发布《关于建立国家基本药物制度的实施意见》，标志着国家基本药物制度自此建立。国家基本药物制度包含对基本药物的遴选、生产、流通、使用、定价、报销、监测评价等各环节实施有效管理，有助于破除公立医院的逐利机制。2017年9月，全国所有的公立医院都取消了药品加成，医疗费用不合理增长的势头得到了有效遏制。同时，全面实施一般诊疗费，原则上10元左右，并将其纳入基本医保门诊统筹支付范围，按规定比例支付，基层医疗卫生机构不再另行收费。此外，实施基本药物零差率销售政策，即全部配备和使用国家基本药物，群众的就医负担持续减轻。

在取消全部药品加成后，公立医院药品收入占比逐年下降，由2010年的46.33％下降至2018年的32.71％。公立医院次均门诊药费占比由2009年的51.5％降至2019年的40.6％；人均住院药费占比由2009年的43.6％降至2019年的27.5％。2019年，社区卫生服务中心人均住院药费占比为35.4％，相较于2010年下降13.9个百分点；乡镇卫生院人均住院药费占比38.5％，相较于2010年下降14.4个百分点。各级医疗卫生机构的手术、治疗、护理等能够体现医护人员技术劳务价值的医疗服务收入占比明显提高，收入结构均得到了一定程度的优化。2018年9月，国家基本药物目录总品种由原来的520种增至685种，药品从研发到生产再到流通，各环节得到明显规范与提升，同时配合建立了多层次全民医保体系，在一定程度上缓解了群众看病难、看病贵的问题。

2. 分级诊疗制度的发展　"新医改"前，基层医疗卫生机构由于存在服务基础薄弱、服务质量偏低等问题被逐渐边缘化，但其占用了大量医疗资源，造成居民就医不便、医疗费用负担加重。鉴于此，2010年，国家鼓励各地区建立健全分级诊疗、双向转诊制度，积极推进基层首诊负责制试点。2015年9月，国务院办公厅印发《关于推进分级诊疗制度建设的指导意见》，提出构建分级诊疗制度的要求。分级诊疗制度是按照疾病的轻重缓急及治疗的难易程度进行分级，让不同层级的医疗机构对应承担不同程度疾病的诊疗，旨在扭转不合理的医疗资源配置格局，实现对医疗卫生资源的有效配置，促进基本医疗卫生服务均等化，是有效缓解民众看病难、看病贵问题的制度设计。《国务院办公厅关于推进分级诊疗制度建设的指导意见》提出，到2020年基本建立符合国情的分级诊疗制度，构建富有效率的医疗服务体系，形成基层首诊、双向转诊、急慢分治、上下联动的分级诊疗模式。

"新医改"实施以来，各地因地制宜，积极开展分级诊疗工作试点，例如在北京形成以医联体为切入点的分级诊疗模式，在城市开展基层社区卫生服务中心与二级、三级医院构成医联体，实现区域间医疗卫生资源共享。在厦门形成了以慢性病为突破口的分级诊疗模式，明确双向转诊机制，探索建立糖尿病、高血压等慢性病社区规范化管理机制，提升基层服务能力，从而改变了三级医院过度追求门诊规模的经营模式。同时，延长社区卫生服务中心使用慢性病药品一次性处方用量时间，并大幅削减在基层就诊的医疗保险自付比例，最低达到7％，真正促进了双向转诊、社区首诊，合理配置医疗资源纵向流动。2019年，基层医疗卫生机构总诊疗人次为45.3亿次，较2009年增长11.4亿次；公立医院诊疗人次为 32.7 亿次，占医院总数的 85.2%，较 2009 年降低 7 个百分点，基层医疗卫生机构的门诊量明显提高。

启动家庭医生签约服务也是分级诊疗制度的一项重要内容。早在 2011 年，上海市便推行试点启动家庭医生签约制度，家庭医生可以沿用上级医院的处方药品和用药医嘱，为慢性病患者开具 1~2 个月的处方药量，从而减少其去医疗卫生机构的次数，签约的居民还能享受减免社区门诊诊查费等优惠政策。截至 2016 年底，上海市已经实现家庭医生签约服务社区全覆盖，签约居民就诊比例在社区达到 59.6%。至 2019 年家庭医生签约服务在全国超过 85% 的地区实施推进，一般人群签约率、重点人群签约率分别完成了 30%、60% 的医改工作目标，并将努力实现到 2020 年家庭医生签约服务制度全覆盖。

3. 全民医疗保障制度的推进　"新医改"全面启动之前，在农村和城市分别实行不同的医疗保障体系。2003 年，新型农村合作医疗制度（以下简称"新农合"）正式在农村启动试点，它是以大病统筹为主的农民医疗互助共济制度，并于 2008 年基本实现全覆盖。在城镇，自 2007 年起开展城镇居民基本医疗保险，采取以政府为主导、以居民缴费为主、政府适度补助为辅的筹资方式为城镇居民提供医疗保障。为进一步扩大医疗保险覆盖面、协调城乡经济社会发展，2016 年 1 月，国务院发布《关于整合城乡居民基本医疗保险制度的意见》，提出整合城镇居民基本医疗保险和新型农村合作医疗两项制度，建立统一的城乡居民基本医疗保险制度，并提出各地在确保覆盖范围、筹资政策、保障待遇、医保目录、定点管理、基金管理"六统一"的基础上，进一步统一经办服务和信息系统，提高运行质量和效率。2018 年，国家医疗保障局成立，基本医疗保障制度不断优化完善，人民医疗保障水平明显提高。

2019 年，参加全国基本医疗保险人数达 13.54 亿人，参保率稳定在 95% 以上，基本实现人员全覆盖，其中参加全国城乡居民基本医疗保险人数为 10.25 亿人。全国城乡居民基本医疗保险基金收入 8 451 亿元，同比增长 7.71%；支出 8 128.36 亿元，同比增长 14.23%；累计结存 5 061.82 亿元，基金收支规模不断扩大，同时得到了合理有效监管，促进了城乡居民平等享受医保服务。

2019 年，中央财政投入医疗救助补助资金 245 亿元，全年资助参加基本医疗保险人数 7 782 万人，医保扶贫综合保障政策惠及贫困人口 2 亿人次，帮助 418 万因病致贫人口精准脱贫，农村建档立卡贫困人口参保率达到 99.9% 以上，这说明我国总体医疗救助能力得到了明显提高。在我国，主要的医保支付方式为按项目付费，但医院在医疗支付体系之中不承担义务，缺乏强有力的约束激励机制。自 2017 年实施医疗保险支付改革以来，我国按项目付费的比例明显下降，积极推进实施按病种付费，将医疗服务质量与医疗费用挂钩。虽然到目前为止该支付方式并没有显著降低医疗费用，但有效控制了医疗费用的增长速度。

4. 现代医院管理制度的建立　自 2010 年国家启动公立医院改革试点以来，各试点城市积极探索，改革取得明显进展。2015 年，国务院办公厅印发《关于城市公立医院综合改革试点的指导意见》，将公平可及、群众受益作为改革出发点和立足点，加快推进城市公立医院改革。而现代医院管理制度作为公立医院改革的枢纽工程，也是中国特色基本医疗卫生制度的重要组成部分。2017年7月，国务院办公厅印发《关于建立现代医院管理制度的指导意见》，提出要坚持以人民健康为中心，建立以公益性为导向的考核评价机制，把社会效益放在首位，实行所有权与经营权相分离，建立权责清晰、治理完善、运行高效的现代医院管理体系。同时，推动建立符合公立医院特点的人事编制和薪酬制度，鼓励探索创新，充分调动医务人员积极性，进行民主管理和科学决策，实现医院管理能力现代化。现代医院管理制度强调充分发挥公立医院的引领带动作用，完善多元办医格局，构建科学规范的医院治理体系。

（二）新医改的"深水区"

尽管医改十年我国取得了显著的成效，但公立医院的创收机制仍未破除，医疗总费用快速增长。医改以来，财政和医保投入巨大，但窟窿越投越大，个人卫生支出比例虽显著下降，但金额仍在上涨，新医改逐渐进入"深水区"。

1. 医疗机构逐利倾向并未消失　"新医改"实施以来，公立医院取消了"以药养医"，医师收入不再与药品销售及医疗服务量挂钩。然而，医疗机构虽然是公益性机构，但也面临着市场化的挑战。医师受医院考核机制的影响，为应对医院的创收任务，可能出现对患者实行过度诊疗、增加护理等情况，这样来看，患者的医疗费用在增加，服务质量却没有得到明显提高，医患间的利益冲突日益加剧。我国虽然出台了相关政策，建立了统一的城乡居民基本医疗保险制度，但是患者仍然会受到最高支付限额、基本药品目录等限制，医疗费用与个人负担直接挂钩，低收入群体对医疗费用的承受能力有限，容易引发医患间的利益冲突，演化成为恶性医暴事件。

2. 国家相应政策保障不够完备　由于国家建立的相关制度尚处于探索阶段，缺乏相对完备的配套措施，"新医改"实施仍然会遇到不小的障碍。整体上看，中国的医疗卫生工作者劳动强度在世界上也是位居前列的，如何建立适应医疗卫生行业特点的薪酬制度便是医改面临的一大难题，由于行业的专业性、特殊性，医疗卫生服务评价的维度之复杂，一般的评估激励机制难以运行，譬如以手术成功率为指标，可能导致重症患者无人收治。

此外，医保、医药、医疗是否应该统筹在同一个管理系统下？十年改革中出现的系统性不足问题，很可能与这3个组成部分分属不同部门管理有关。而医、患、药、保4个要素，牵涉的政府部门就更多，应当加强医改的集中统一领导。医保是医疗卫生体系的重要经济制约因素，医保支付方式的改革应当是深化医改的重要着力点。由于目前的医疗服务市场尚未形成较充分的竞争，且医疗服务的价格形成并非市场导向，以及资源配置不当、发展粗放等医疗服务滥用与医改不到位所产生的问题，单靠医保来规范医疗行为、控制不合理的医疗费用并不够。例如，医疗服务具有地方性，可能会在地方行政的庇护下，设置过高的行业门槛从而排除竞争。此外，医疗机构内外勾结骗保的行为也层出不穷。同时医保也只是医疗卫生服务体系中的一个组成部分，尽管其承担了调整供需关系、转移个人风险的重要经济社会功能，我们也不应将医疗卫生改革简化成"医保修订"。

还例如，由于基本药物利润水平较低，且需考量向基层医疗机构运输的成本，其配送不够全面及时，而药品决策权的上移也使得基层医疗卫生机构难以根据自身需求获得药品，运营自主性受到限制。又如，基本药物制度使得部分低价药品消失，基层医疗卫生机构病患用药不便，减少了在基层医疗卫生机构就医的可能性，患者向下转诊困难，基层医疗卫生机构自身功能发挥受到阻碍，陷入运行困境。再如，医疗保障政策从顶层制定实施到下沉基层存在时滞，在某些地区存在差异化支付、实际保障水平与名义保障水平相差较大等问题，有时需要逐级上报，而这可能导致延误病情，不利于分级诊疗的推进。

3. 不同医疗机构间存在利益冲突　在正常情况下，分级诊疗制度建议居民在非急诊情况下，优先选择基层医疗机构诊疗常见病、慢性疾病与多发疾病，进而有针对性地选择二级、三级医疗机构。但是，目前由于基层医疗机构服务基础薄弱，患者不信任感加剧，进而涌向二级、三级医疗机构，形成了"倒三角"结构。大医院在利益博弈中仍然处于优势地位，基层医疗卫生机构始终处于缓慢发展之中。

在诊疗出现梯度挤压的情况下，不同层级医疗卫生服务机构之间存在着利益冲突加剧的现象。一方面，基层医疗卫生机构与上级医疗卫生机构存在业务的交叉和重叠，又都需要完成资金创收任务，难免会产生一定的利益冲突和竞争，这些冲突与竞争导致各级医疗卫生机构出现层级沟通和人际信任障碍，上级医院不愿将信息、经验和知识共享，加之基层医疗服务能力不足，大医院往往将病源上转，而不愿下转，阻碍了双向转诊与分级诊疗的实现。另一方面，上级医院待遇高、发展空间大，基层医师有向更高级医院流动的趋势，而医联体的存在使得上级医院"挖墙脚"现象频频产生，加重了基层缺医的问题。

（三）新医改的"新格局"

2024 年 7 月 18 日，党的二十届三中全会正式通过《中共中央关于进一步全面深化改革、推进中国式现代化的决定》（以下简称《决定》），《决定》指出了今后医药卫生体制深化改革方向，明确了 7 个方面的重大改革内容，也为各级公立医院的发展提供了战略方向。

1. 实施健康优先发展战略　主要体现在健全公共卫生体系，促进社会共治、医防协同、医防融合，强化监测预警、风险评估、流行病学调查、检验检测、应急处置、医疗救治等能力。

基本公共服务是建立在一定社会共识基础上，由政府主导提供，与经济社会发展水平和阶段相适应，旨在保障全体公民生存和发展基本需求的公共服务。近年来，我国各级政府从提高基本公共卫生服务经费补助、确保公卫人员入编比例、加强公共卫生基础建设等多方面持续推进公共卫生体系发展。汲取新型冠状病毒感染疫情经验，推进传染病监测预警与应急指挥能力建设，推进国家紧急医学救援基地、国家重大传染病防治基地等重点项目建设。推进基层多病共防、多病共管和医防融合服务，开展传染病防控医防协同、医防融合创新试点。推进医疗机构疾控监督员制度试点。开展探索赋予公共卫生医师处方权试点。

2. 促进医疗、医保、医药协同发展和治理　"三医"协同是 2024 年 6 月 6 日国务院办公厅在《深化医药卫生体制改革2024年重点工作任务》（以下简称《任务》）中提出的改革理念。《任务》指出，要围绕医保、医疗、医药协同发展和治理，从医疗服务价格改革、公立医院薪酬制度改革、卫生健康人才能力培养等7个方面推进医药卫生体制改革。

《任务》强调，各地要深化医疗服务价格改革。相关部门将指导内蒙古、浙江、四川等3个试点省份开展深化医疗服务价格改革全省（区）试点，指导唐山、苏州、厦门、赣州、乐山等5个试点城市进一步探索建立医疗服务价格新机制。2024年，所有统筹地区需开展按疾病诊断相关分组（DRG）付费或按病种分值（DIP）付费改革，合理确定支付标准并建立动态调整机制。紧密型医疗联合体需实行医保总额付费，完善总额测算、结余留用和合理超支分担机制。各地需开展中医优势病种付费试点。

《任务》提出，相关部门将研究制定关于医疗服务收入内涵与薪酬制度衔接的办法，并进一步落实基层医疗卫生机构工资政策。公立医院薪酬制度改革将注重保障医务人员收入稳定和获得有效激励。相关部门将加强对医院内部分配的指导监督，严禁医院向科室和医务人员下达创收指标。《任务》明确要求，医务人员薪酬不得与药品、卫生材料、检查、化验等业务收入挂钩。

3. 促进优质医疗资源扩容下沉和区域均衡布局　主要体现在加快建设分级诊疗体系，推进紧密型医联体建设，强化基层医疗卫生服务。此政策是2024年6月，国家卫生健康委在《关于进一步健全机制推动城市医疗资源向县级医院和城乡基层下沉的通知》（以下简称《通知》）提出的改革方向。《通知》强调了深化城市医院支援县级医院工作、组织城市医院支援社区卫生服务中心、部署县级以上医院支援乡镇卫生院和村卫生室等措施。进一步提升县级医院和城乡基层医疗卫生机构的服务能力，促进分级诊疗的落地实施，更好地满足人民群众看病就医需求。

4. 深化以公益性为导向的公立医院改革　重点在于建立以医疗服务为主导的收费机制，完善薪酬制度，建立编制动态调整机制。强化公立医院公益性导向、推进薪酬改革是近年来我国推广三明医改的重点内容。近些年的三明医改，表面上看是解决了群众看病难看病贵的问题，本质上则是一场民生领域的革命。医改的底层逻辑是消除医疗医药医保领域中的内卷，促使医疗行为回归医学本质，遏制不正确医疗行为，堵住医疗资源的浪费，努力做到药品回归治病功能、医师回归看病角色、医院回归公益性、医改回归健康价值，着力建设新时代全民健康保障体系，为人民群众提供基本健康保障。2024年5月，国家卫生健康委会同有关部门，召开了主题为"推广福建三明医改经验"的新闻发布会，指导各地因地制宜、创造性地学习借鉴福建三明医改经验，不断扩大医改成效，今后各地改革依然需遵循这一方向。

一要统筹紧密型医联（共）体建设，强化数字化赋能医改，以基层为重点，强化服务体系能力和水平，切实增强人民群众的健康获得感。

二要推动公立医院薪酬制度改革，加快建立体现岗位职责和技术劳动价值的薪酬体系，使医务人员薪酬水平和薪酬结构更加符合公益性的导向，调动医务人员参与改革的积极性。

三要以医疗服务价格改革试点城市、试点省份以及公立医院改革与高质量发展示范城市为重点，持续深化医疗服务价格改革，理顺医疗服务比价关系，优化医院的收支结构。

四要加快推动药品耗材集中带量采购提速扩面，形成国家集采和省级联动采购格局。针对不同级别的医疗卫生机构，不同类别的医疗服务以及不同的病种，确定适宜的支付方式和支付标准，同时要将村卫生室纳入医保定点机构，充分考虑疾病的复杂程度，细化完善政策，更好地发挥激励和约束作用。

5. 引导规范民营医院发展　近年来，国家始终鼓励民营医院即社会办医发展，实施了一系列"放管服"政策，为社会办医松绑减负，并鼓励社会办医加入"医联体"，要求公立医院与社会办医加强合作，帮助提升社会办医服务质量。

6. 创新医疗卫生监管手段　从重点监管公立医疗卫生机构转向全行业监管，从注重事前审批转向注重事中事后全流程监管，从单项监管转向综合协同监管，从主要运用行政手段转向统筹运用行政、法律、经济和信息等多种手段，提高监管能力和水平。要完善法律法规和标准体系，推进医疗卫生信息化建设，加强队伍和能力建设，加强宣传引导，动员社会各方共同推进综合监管制度建设。

7. 支持创新药、医疗器械、中医药发展　2024年7月5日，国务院常务会议审议通过了《全链条支持创新药发展实施方案》，提出要全链条强化政策保障，统筹用好价格管理、医保支付、商业保险、药品配备使用、投融资等政策，优化审评审批和医疗机构考核机制，合力助推创新药突破发展。当前，加快创新药产业发展仍面临产学研医协同创新链条尚未完全打通、创新药定价支付机制仍有缺陷、支付结构单一等问题，应围绕制约创新药产业发展的卡点、堵点、断点，找准发力点。

深入推进"三医联动"，充分发挥中医药在治未病、重大疾病治疗、疾病康复中的重要作用，促进卫生健康服务更加优质、更加高效、更加便捷、更可持续；进一步提升中药质量，加快建设现代中药产业体系，推动中药工业转型升级，打造完整而有韧性的中药产业链，推动中药产业高质量发展。进一步遵循中医药发展规律，围绕中医药重点领域和关键环节，坚持问题导向，加强调查研究，紧紧依靠深化改革不断完善体制机制，建立健全符合中医药特点的法规体系、政策体系、管理体系、评价体系、标准体系，促进中医药治理体系和治理能力现代化。

从国家新医改的重点任务不难看出，医院今后发展的主要战略方向应当包含以下重点。

（1）医院功能定位的重新审视：基于分级诊疗的政策引导，医院应当重新对自身进行功能定位，各级医疗机构分工协作，合理利用资源，破除既往三级医院"虹吸"患者的局面，重视公共卫生、应急能力的发展，形成"小病在基层、大病到医院、康复回基层"的就医格局。具体而言，三级医院主要提供急危重症和疑难复杂疾病的诊疗服务，二级医院主要接收三级医院转诊的急性病恢复期患者、术后恢复期患者及危重症稳定期患者，而基层医疗卫生机构则为诊断明确、病情稳定的慢性病患者、康复期患者、老年病患者、晚期肿瘤患者等提供治疗、康复、护理服务。

同时，各级各类医院应找准定位，充分关注医院重点学科和特色专科的打造和培养；不断加大对科研、教学的投入，推动医院医疗技术水平的提高和学科建设的发展，加强医院解决疑难杂症、攻坚科研难题的能力。此外，医院还应持续加强医学人才队伍建设，积极倡导医务人员收治复杂、疑难和危重症患者，以期在临床实践中锻炼出一批骨干人员；将科教管理、人才培养、学科建设等因素纳入医院绩效考核，为医院打造一支稳定的人才队伍。

（2）医院管理模式与绩效管理模式转型：随着新医改的深入，原来公立医院独大的格局被打破。相对于公立医院重业务轻管理的传统，一些非公立医疗机构依托大型集团，具有较为先进的管理理念，经营方式更为灵活、运行效率更为高效。这就对公立医院提出了严峻的考验，原本基于医疗设施、医疗技术和基础建设条件的传统竞争格局逐渐向基于医院医疗科技、医学人才差距、医疗服务质量、运营管理体制效率以及公关形象等多维竞争格局转变。

公立医院的管理应当与时俱进、紧扣国家政策，尽快转变经营理念，推动临床路径管理的开展，规范医务人员诊疗行为，提高诊疗效率，加强成本控制，控制医疗费用的不合理增长，从"粗放式扩张增收模式"向管控成本、提高效率的"精细化内涵质量效益模式"转变，摆脱"增收不增效"的窘境，在新一轮的竞争中获得核心优势地位。

相应地，为了将国家医疗卫生体制改革理念传递至医务人员，激发医务人员参与管理的内在动力，医院开始探索从追求收入、粗放的收支结余或项目点数提成的绩效激励模式中解脱出来，建立以工作量、技术难度、病组价值为核心内容的绩效评价体系，建立与多元医保付费模式相匹配的绩效管理模式，积极推动薪酬分配从"多劳多得"向"优绩优酬"的内涵质量效益型的绩效激励模式转型。

三、医院发展战略的意义

医院发展战略不仅是一个蓝图，还是一个战略体系，更是医院生存和高质量发展的谋略。它涉及医院的全面规划和打造核心竞争力，以及以职能战略设计强化医院总体战略和业务战略。需要从医院的历史、现实、未来等纵向与医疗、护理、行政、后勤、信息化等横向的全面交织的立体视角出发，所做的短期（一两年）、中期（三五年）和长期（一二十年甚至三十年）的决策，具有长期性、全局性、科学性、系统性、指导性、实践性、竞争性、稳定性、动态性、风险性等多个特点，是经过专家团队指导、全院上下参与、党政班子定向拿出的一个医院未来五年、十年、二十年发展路径的"北斗导航系统"。

医院发展战略的制定，是建立在对"高维""中维""低维"各方面情况科学分析研究论证基础上的，是对医院发展愿景、目标、战略定位的再认识、再深化、再确定，是对整个医院医教研防以及专科能力、学科建设、核心竞争力等整体战略抉择，特别是人才发展战略、业务发展战略、差异发展战略、竞争发展战略、职能发展战略、效益发展战略，以及与之配套的战略资源的重新做的战略布局，确保医院在经济下行周期的恶劣竞争环境下运营生存、领先对手、发展壮大。

四、"国考"导向下医院不同阶段发展战略

"国考"结果是公立医院发展规划、重大项目立项、财政投入、经费核拨、绩效工资总

量核定、医保政策调整的重要依据，同时与医院评审评价、国家医学中心和区域医疗中心建设以及各项评优评先工作紧密结合。"国考"结果也是选拔任用公立医院党组织书记、院长和领导班子成员的重要参考。这无疑会对医院的生存发展产生重大影响。

"国考"是一把不同层次医院发展都要参照的"标尺"。不过，每家医院都有其独特的发展需求，在不同发展阶段有着与该时期相适应的发展规划，"国考"对处于不同发展阶段时期医院的影响和意义自然有所不同。医院如何平衡"国考"与不同阶段发展规划之间的关系，值得管理者深入研究。

从医院发展进程来看，可以粗略地划分出 3 个阶段，探讨"国考"对医院不同发展阶段的影响，以及相应发展战略方向。①医院运营前 5 年：发展初期即新建阶段；②运营后第 6～10 年：发展早期即快速发展阶段；③运营 10 年以上：发展中后期即稳定发展阶段（成熟医院）。下面以三级公立综合医院为例，分析"国考"对医院在上述 3 个发展时期分别产生怎样的影响以及医院可采取的发展战略。

（一）发展初期：新建阶段

新建医院一开始投入运行，绩效"国考"便会对其产生影响。绩效"国考"提取的指标数据，是医院包含监测年度在内的 3 年运营数据，如"门诊次均费用增幅"等指标需要提供医院 3 年的运营数据才能体现出该指标逐步降低的导向。因此，新建医院如果提出运营 3 年后就参加"国考"的规划，从一开始就要按照"国考"的要求建设发展，否则很难取得理想的监测结果。这对医院管理者的要求很高。

医院运行初期阶段"国考"对医院产生重大影响，在发展时需要注意两方面问题。

一方面，医院处于发展初期，还面临着较大的生存压力。"国考"指标包含四个维度，涵盖医院发展的方方面面，且偏向于对业务结构的优化，对医院的科研教学、精细化管理、医疗技术水平及 CMI（病例组合指数）值等有较高的要求，而不同时期医院发展的偏重点有所不同。在初期，医院科研、教学以及高难度手术很难看到显著的短期发展成效，因为初期医院的科研人才储备不充分，管理制度不健全，品牌效应不明显，百姓对医院的信任需要一个过程，一些疑难病危重患者偏向于到成熟的知名医院就诊。更为重要的是，医院运营初期，业务量是一个从 0 到 1 的过程，门诊量和住院量都相对较低，后续带来的各种数据量不足，将导致"国考"指标不尽如人意。另外，如果医院初期业务量不够，财政补贴也不是政府全额拨款，医院的总体收入就不乐观，员工工资就有可能打折扣，医疗质量和服务将难以保障。因此，在医院运营初期，较之绩效"国考"的高分，医院的生存可能更加重要。

另一方面，医院在发展初期，一定要有清晰的战略定位。"国考"对医院发展的重要性确实重要，但仍是常规的重点项目之一，是每个三级公立医院都将面临的问题。医院除了这些常规的事情外，更需要注意本身特色的发展。在发展初期有利于医院战略的培养和修订，一旦到了快速发展期或成熟期，医院文化已初步形成，再想统一思想调整战略或者高效执行战略，存在一定的困难。因此，在发展初期，要处理好"国考"这个日常重点工作与医院特色发展之间的关系，可以有先后顺序，也可以同步发展。

（二）发展早期：快速发展阶段

此时期以医院运营后第 6～10 年为时间段，经过初期 5 年的摸索与发展，一般医院的文化建设、规章制度、人才储备、运营方式等基本成型，已基本准备充分三甲评审申报或者刚刚申报三甲成功。这个时期是医院由不成熟逐渐走向成熟的阶段，也是快速发展的阶段，这个阶段的医院已经参加了 2～3 次"国考"，"国考"成绩与发展水平都处于上升时期，该时期"国考"对医院的影响主要体现在指导医院如何高质量发展。

"国考"指标分为 4 个方面，为医疗质量、运营效率、持续发展、满意度评价，每个方面又包含若干个二级、三级指标，涵盖医院发展的方方面面，但总的指导思想是引导三级公立医院向高水平、高质量方向发展。

那么医院在第二阶段的运营可以"国考"指标为指导，参照"国考"指标的要求，发现管理中的短板和不足，然后及时进行改进和提升，提高医院的整体运营效率和服务水平，增强医院的竞争力和影响力。

这一时期有两方面需要注意。一是"国考"与业务量要两手抓，两手都要硬。经历了医院发展初期，这一时期"国考"与医院业务发展处于齐头并进的阶段，业务量逐年上升，结构不断优化，指标内涵逐渐落地与深化。在这一阶段，量与质、生存与发展都得下功夫。二是医院除参照"国考"指标做好全面工作、提升整体水平外，也要对某些方面进行重点发力，比如临床重点专科建设、医院品牌文化升级等。

（三）发展中后期：稳定发展阶段

此时期以医院运营 10 年以上为时间段，一般为成熟医院，该阶段"国考"对医院运营的影响主要是指导医院如何抓重点。在"国考"指标中，"出院患者手术占比""出院患者四级手术比例"这 2 个指标就分别占有 100 分的比重，合计 200 分。这就明确告诉我们，三级公立医院业务发展要与功能定位相适应，逐步推进分级诊疗，重视手术尤其是高难度手术的开展，这也是成熟医院在"国考"中拉开差距的几个重要指标。因此，"国考"在该阶段对医院运营管理的影响，主要是发展方向及发展重心的指引，即如何在稳定发展中抓住主要矛盾和矛盾的主要方面。

这一时期，医院已走向较为成熟的发展轨道，各项业务进入正循环，因此拓展业务量和常规管理工作不再是发展重点，医院的专科能力建设、科研、教学、满意度工作等方面成为工作重点，是该阶段医院发展的主要矛盾，需要将工作重心转移到这些方面来。

在医院不断发展壮大的历史进程中，"国考"可以促使医院建立规范的管理体系和工作流程，提高医院的管理水平和服务质量，增强医院的竞争力和市场地位，实现医院的可持续发展和长期稳定。总之，"国考"是一项大事情，对不同发展时期的医院产生不同的重要影响。医院需要按照"国考"的要求，完善运营管理中的方方面面，同时也要结合不同时间段的实际情况及自身优势，走出特色发展之路。

§3.2 医院发展战略落实的绩效管理路径

一、医院战略绩效管理的概念

战略绩效管理是以实现战略发展和长期收益为动力，由绩效计划、监控、评价和反馈等4个环节首尾衔接形成闭合循环系统。绩效管理体系可以帮助企业对其发展战略进行层层分解，最终确定企业层级的战略目标以及各个部门、团队和员工个人的目标，从而使各部门、团队和员工都具体理解自己对企业战略所承担的责任，并促成其按预定的目标进行工作，再通过部门、团体和员工的绩效来提高企业整体绩效，最终实现战略目标。

企业与医院战略绩效管理的本质区别在于各自的战略目标不同，企业的最终目标仍然是经济收益最大化，而公立医院是实现社会福利最大化。其次，企业在市场中具有较强的独立性，其战略绩效目标无须经过政府审批和认同，更无须就绩效问题与政府进行沟通与反馈。公立医院则不同，作为事业单位，设置目的就是提供公共服务并落实公益性，其资产国有的本质属性决定了与政府有着必然的联系，其资产处置、经济运行、结余分配等应由政府掌控。因此，医院战略绩效管理必须处于政府监管之下。政府对医院的绩效管理，完全有必要仿照医院内部绩效管理循环体系的形式，设置一种围绕实现医院战略绩效的闭合的管理循环体系。

二、医院战略绩效管理体系

绩效管理体系已成为提高组织绩效、激励员工潜能和推动医院战略目标实现的重要手段。一个科学合理、高效实用的绩效管理系统，不仅有助于激发员工的工作积极性，还能为医院带来持续的核心竞争力。

（一）构建原则

1. 目标导向原则　绩效管理体系应以目标为导向，关注员工的工作成果和绩效提升。具体表现在：

（1）设定明确、具体的工作目标：使医院每一位员工都能够明确自己的工作方向，激发工作动力。

（2）关注绩效改进：通过绩效评价，发现员工工作中的不足，制定针对性的改进措施。

（3）激励与约束并重：既要设定合理的激励措施，激发员工潜能，也要设定明确的约束条件，确保组织目标的实现。

2. 公平公正原则　公平公正是绩效管理体系设计的基础。只有确保绩效管理的公平公正，才能使员工对绩效管理系统产生信任，从而提高工作积极性。具体体现在：

（1）制定明确的绩效评价标准：确保评价标准具有可量化、可操作性、可衡量性、可及性，避免主观臆断。

（2）评价过程透明：让员工了解绩效管理的全过程，消除疑虑。

（3）尊重员工权益：在绩效管理过程中，充分尊重员工的知情权、参与权和申诉权。

3. 差异化原则　差异化原则要求绩效管理体系关注员工个体差异，实施有针对性的管理策略。具体表现在：

（1）分层分类管理：医院的岗位构成复杂，不同岗位之间的岗位工作内容、岗位所需技术水平和岗位所需承担的风险责任差异极大，因此并不能采用统一的标准和方法去考核所有的员工，而必须根据各类岗位的特点，选择不同的绩效考核标准，在薪金核发、职位提升、职称晋升等方面制订差异化的绩效管理方案，避免平均主义或好人主义，只有这样才能公平地评价不同岗位。

（2）个性化激励：根据员工需求，实施个性化的激励措施。

（3）关注员工成长：针对员工职业发展需求，提供个性化的培训和指导。

4. 系统性原则　绩效管理体系应具有系统性，要从组织管理、人力资源管理、医院文化等多方面进行整合。具体包括：

（1）与组织管理相结合：在设计和构建医院绩效管理体系时，要与医院重点工作、重要制度相联动，可以采用试点的方法，选取部分科室先进行试点，在此基础上逐步在医院全面铺开。在医院绩效管理实践过程中结合医院发展战略的变化进行不断地完善和调整。

（2）与人力资源管理相结合：将绩效管理与招聘、培训、薪酬等环节相结合，形成人力资源管理闭环。

（3）与医院文化相结合：将医院价值观、行为规范等融入绩效管理系统，强化医院文化的影响力。

5. 连续性原则　绩效管理应具有连续性，即绩效管理活动要贯穿于员工工作的始终，形成闭环管理。具体包括：

（1）定期进行绩效沟通：及时了解员工工作进展，为员工提供必要的支持和帮助。

（2）定期进行绩效评价：确保绩效评价的及时性和准确性。

（3）及时反馈与改进：将绩效评价结果及时反馈给员工，针对存在的问题制定改进措施。

（二）对象与维度

1. 绩效管理对象　医院要走持续发展道路，核心就是要建立与持续发展相匹配的绩效管理体系，提高医务人员的绩效薪酬水平，充分调动其参与改革的积极性和主动性，以高质量的绩效薪酬体系引领与驱动医院发展。公立医院绩效管理体系建设要全面落实"两个允许"，确保公益性，充分体现知识价值与岗位职责，探索绩效分配的多种实现形式，合理确定与动态调整绩效薪酬水平。同时，医院建立绩效管理体系应当将拉开收入差距、分配体系动态化等问题纳入考虑范围内，提高绩效管理体系的公平性和合理性。

（1）绩效管理对象横向分解：2017年1月24日，国家人力资源社会保障部、财政部、国家卫生计生委、国家中医药管理局联合发布《关于开展公立医院薪酬制度改革试点工作的指导意见》（人社部发〔2017〕10号），该文件提出医院绩效奖金分配方式要充分体现医、护、技、药、管等不同岗位差异，兼顾不同学科之间的平衡。

从横向上看，根据专业种类和工作内容为基础，医院绩效管理的考核对象可以划分为医师、护理、医技、专职科研和行政后勤等系列（表3-1）。当然，这个划分的系列并非固定，医院可以根据自身不同的管理需求，基于医护分开、医技分开以及管理和执行分开的原则进行划分，如青岛大学附属医院将全院岗位分为医疗、医技、药学、护理、管理、科研、辅助和工勤8类，中山大学附属肿瘤医院则划分为医师、护理人员、医技人员、专职科研和行政后勤绩效5个系列。

表3-1 医院绩效管理对象横向划分系列内容

系列	内容
医院管理层和核心人员	医院高层管理者作为医院决策层，承担着医院战略发展方向和医院全局掌控的责任。医院应当将政策落实、社会满意程度（例如患者满意程度、医疗服务水平和质量、费用控制）、医院运营管理、医院资产管理、员工满意程度等纳入医院层的考核框架中。同时，还可以将收支预算、病种难度和手术难度指标和学科建设等纳入考核内容，促使医院全面贯彻医改政策要求 当前我国推行医院领导年薪制的绩效考核分配形式，并建立对应的考核机制，绩效考核结果与医院领导的薪酬和奖惩、医院评审评价、财政补助、医保支付等挂钩 此外，人才是医院发展战略实现的核心推动力。为体现人才价值，医院可以将学科带头人、领军人才等单独划分出来作为核算单元，制定对应的绩效考核体系实行年薪制。医院可将专业学科建设、科室管理、自身业务发展以及科研情况纳入医院核心人才考核体系中
临床医师	医师作为医院最为核心和重要的职系，医院可以将不同诊疗项目的工作强度，技术难度、风险承担以及所需时间等方面进行评估和量化处理，并将评估的量化结果作为医师工作量的考核指标。同时，结合医疗质量、患者满意度、科研管理、教学管理和医德医风等建立起医师综合的考评体系。此外，医院可以积极引进 DGRs 等工具应用于医师医疗质量管理和绩效管理方面，为医院医疗服务质量的评估提供科学的方法 医师系列将按科室划分医疗小组，作为单独核算单元，具体下文阐述
护理	护理人员作为与医院患者接触最为直接、紧密的群体，其服务质量直接影响患者满意度，也是体现医院综合实力的重要指标。如上文所述，当前医院对护理人员的考核分配一般是基于护理垂直管理体系进行的，医院可以采用护理人员项目执行的数量或者每床日护理时数，结合护理人员执行项目的单价和护理人员工作质量作为护理人员工作量的考核指标。同时，将患者满意度、科研管理和教学管理等纳入考核范围内
医技	当前，化验、检查和治疗设备对患者的疾病诊断和治疗作用日益突出，这对医技科室人员的业务和技术水平提出了新的要求，完善医技系列的绩效体系，可以激发医技人员的工作积极性，进而提高医院临床检验和诊断能力。医院应当将医技科室岗位工作量（化验、检查和治疗人数等）以及工作的质量（报告与临床诊断符合率，重大差错发生率等）作为医技人员的主要绩效考评指标；此外，医技系列除岗位工作量和工作效率以外，成本控制考核是重点
行政后勤	行政后勤科室可以采用关键指标法，根据各个科室的职责和医院管理需求确定关键考核指标，通过相关科室对其工作质量的评价，并结合科室成本建立考评体系

同时，医院可由绩效管理主体组织进行岗位评价指标择取，通过建立岗位评价指标体系确定不同岗位层级价值标准，确定岗位价值系数，测算各岗位序列、层级间的薪酬差异，最终形成不同岗位的绩效薪酬标准（表3-2）。

表3-2 Q医院岗位评价指标体系

一级指标	权重	二级指标	权重
工作责任	0.150	质量责任	0.038
知识与技能	0.250	设备责任	0.023
		成本责任	0.024
		安全责任	0.023
		管理责任	0.042
		学历要求	0.018
		职称要求	0.021
		专业知识要求	0.036
		工作复杂程度	0.056
工作强度	0.200	工作质量要求	0.049
		工作安全要求	0.034
		例外事件处理难度	0.036
		工作形式	0.020
		工作规则	0.023
		工作效率	0.057
工作风险	0.200	体力强度	0.045
		脑力强度	0.055
		环境风险	0.031
		压力风险	0.044
		信息安全风险	0.038
工作环境	0.100	人为风险	0.037
		经济风险	0.050
		作业条件	0.060
		团队文化	0.040
工作心理	0.100	岗位认知	0.031
		择岗要求	0.024
		工作获得感	0.026
		工作满意度	0.019

（2）绩效管理对象纵向分解：绩效管理的对象从常规意义上来讲包括个人绩效、团队绩效和组织绩效。医院绩效管理的考核对象从纵向上分析，可以分解为医院整体、部门科室、员工个人3个层次。其中，医院整体绩效由医院上级主管部门进行管理、组织考核；部门科室绩效由医院进行管理考核；员工个人绩效由其各所属科室进行考核。医院整体的绩效考核体系建立已进行阐述，在这里重点阐述部门科室及员工个人两个医院层面绩效管理对象。

1）部门科室：不同部门、科室在技术含量、风险程度、工作负荷、管理责任、经济贡献以及战略价值等方面存在差异，医院一般会在科室分配系数上对重点、关键和一线岗位倾斜。需要注意的是，在部门科室的绩效管理过程中应当允许员工参与，绩效分配方案应当向全体员工公开并吸纳反馈意见，同时科室分配系数的标准、程序和评价技术方法应当形成标准化的流程和规章制度。

2）员工个人：就医院绩效分配来讲，个人分配系数反映的是个人能力素质对医院绩效生成的相对价值。因此，在个人绩效分配中首先考虑的是个人所在科室的分配系数，其次则是在医师、护理、医技等同一系列中，医院按照个人特征、能力、经验上的差异制定了不同级别，且不同级别都有相对应的岗位级别系数。最后综合分析与医院绩效生成相关的个人能力素质因素，以各因素为考量维度，分别设立独立系数。

因此，当医院绩效管理对象具体落实到员工个人时，医院应当将员工所处系列、岗位级别以及科室3个因素综合考虑得出各个岗位的权重绩效系数，才能更客观地反映医院绩效的真实来源和个人对医院的真实贡献，得出准确、合理的员工绩效奖金分配系数。以表3-3至表3-6为例，神经外科医师1级的岗位综合系数为 $X_1 \times Y_1 \times Z_1$，体检中心护士4级的岗位综合系数则为 $X_2 \times Y_{10} \times Z_3$。

表3-3 不同系列的系数

系列名称	医师系列	护理系列	医技系列	行政后勤系列	专职研究系列
系列系数	X_1	X_2	X_3	X_4	X_5

表3-4 不同岗位的系数（1）

岗位名称	医师1级	医师2级	医师3级	医师4级
岗位系数	Y_1	Y_2	Y_3	Y_4

表3-5 不同岗位的系数（2）

岗位名称	科护长	区护长	护士1级	护士2级	护士3级	护士4级	护理员	助理护士
岗位系数	Y_5	Y_6	Y_7	Y_8	Y_9	Y_{10}	Y_{11}	Y_{12}

表3-6 不同科室的系数

科室系数	使用科室
Z_1	神经外科、胸科、妇科、乳腺科、重症医学科、肝胆科、麻醉科等
Z_2	内科、放疗科、中医科、病理科、综合科等
Z_3	核医学科、临床试验研究中心、体检中心、CT/MR室等

2. 绩效考核维度　《国务院办公厅关于加强三级公立医院绩效考核工作的意见》（国办发〔2019〕4号）中已经明确医院外部绩效考核分为4个维度：医疗质量、运营效率、持续发展和满意度评价。2020年，《关于加强公立医院运营管理的指导意见》出台，明确医院要建立内部综合绩效考核指标体系，从医疗、教学、科研、预防以及学科建设等方面全方位开展绩效评价工作，全面考核运营管理实施效果。基于此，医院绩效考核维度应当与国家的绩效监测强调的"公益性"一脉相承，但同时又应当兼顾科室效率、岗位价值、医疗风险、病种难度系数等维度，并对医院战略事项给予倾斜，体现医院内部绩效管理效率、效果、效益的平衡。

本书结合国家三级公立医院绩效监测指标体系，综合国内各级医院内部绩效考核维度，以医疗质量、运营效率、持续发展、满意度评价阐述医院绩效考核常见维度以及具体指标择取。

（1）医疗质量：医疗质量安全是医院内部绩效的核心考核内容。常见的医疗质量安全指标包括门急诊人次、预约诊疗人次、出诊人次、收治人次、医师管床人次、医师管床工作日、四级手术人次、微创手术人次、日间手术人次、择期手术人次、手术人次数、下转医联体患者人次、手术患者发生并发症例数、手术患者Ⅰ类切口手术部位感染例数、单病种质量控制、低风险组病例死亡人数、抗菌药物使用强度、点评处方张数、门诊患者预约人数、病案首页填写准确率、护理工作量和药师工作量。

近年来，不少医院开始引进DRGs应用于医疗质量控制，通过"三个路径"管理、围手术期等重点医疗环节的管理以及医疗质量分析评价，实现对医疗行为的事前、事中、事后医疗行为的引导、控制、评价。一般来说，可以采用DRGs中CMI值、DRG组数、DRG总权重、低风险死亡率、中低风险死亡率等指标对科室、员工个人的医疗服务质量和安全进行评价；还可以运用CMI值调整次均费用来考察医务人员对医药费用的控制（表3-7）。

表3-7　DRGs应用于医疗质量评价示例

主诊医师	医疗服务能力		医疗安全	医疗服务效率	
	DRG组数	CMI值	低风险死亡率/%	费用消耗系数	时间消耗系数
A	69	1.50	1.00	0.7	0.90
B	57	0.97	0	0.54	0.69
C	53	1.34	1.00	0.6	0.73

（2）运营效率：医疗业务是三级公立医院的核心业务，运营效率维度指标直接影响患者体验和满意度的提升，也关系到医院的核心竞争力，运营效率考核是绩效考核的关键环节，包括科室收支结余、医疗服务收入占比、药耗收入占比、检验检查收入占比、平均床位周转率等。

（3）持续发展：在这个瞬息万变的信息时代，持续发展已经成为一种习惯性的行为，人才流失、科研乏力是很多公立医院面临的严峻问题，这就要求医院大力培养人才与引进人才，为患者提供更好的医疗服务，提高自身的造血功能，从而提高医疗技术和服务水平，促进医院的可持续发展。持续发展维度包括教学任务完成率、国家/省级/市级课题开展例数、成果奖励、SCI论文数量、新技术新项目获批数目、新技术新项目开展例数、专利数等。

（4）满意度评价：患者是医疗服务的对象，是医院存在的意义，在患者满意度评价中主要有患者投诉率、表扬次数、住院患者增长率、门诊患者增长率、外地患者增长率等方面。

（三）组织与制度保障

1. 组织保障 制订医院绩效战略和战略目标、分解医院绩效目标、实施绩效考核、反馈和应用绩效结果等关键的绩效管理阶段中，都需要一个强有力的绩效管理组织机构来推动、实施和监控，医院管理者的重视和支持、科室部门的有效管理和落实以及员工的积极参与等，构成了医院绩效管理得以有效实施的重要组织保障。

而无论外部政策与环境如何变化，医院绩效管理的核心始终围绕医院质量与安全管理，将质量管理体系与绩效管理体系有机融合，既能够提升绩效管理的运行效率，同时也能够保障医疗服务质量的稳定提升，进一步促进医院建设与发展。

在2019年开始公立医院绩效监测后，各级医院均围绕"国考"指标对医院质量管理体系进行改进和重塑。依据国家卫生计生委2016年第10号文件《医疗质量管理办法》的要求，绩效考核的维度与指标借鉴全面质量管理（TQM）、持续质量改进（CQI）、系统管理（SM）等质量管理方面的经典理论及先进管理方法，针对医疗工作中的隐患、质控工作的难点和重点，构建基于两级四层模式下的医院质量管理体系架构，推行量化管理，突出全程全时的质量监控，强化绩效监测引导作用，强化医疗质量管理。

医院质量安全管理体系的构建：

（1）两级管理体系：公立医院贯彻全面质量管理体系，执行院科两级的管理体制。公立医院通过内部绩效考核，由院级层面激励和约束科室层面，由科室层面激励和约束医务人员。公立医院在执行外部评价政策时，公立医院采取什么样的执行方案将受到监测指标价值导向、院级层面的政治敏感度、激励程度、方案执行难度、政策学习能力、医院行政体系效率等多方面的影响；同样，科室层面在执行院级执行方案时，科室层面也面临同样的影响因素。因此，院级、科室层面的绩效考核及执行方案融合程度将是分析外部评价政策在各执行层面执行效果的关键变量，绩效考核在医院全面质量管理体系两级当中的持续性体现是高质量发展的基础。

1）院级管理：外部监测指标向内部考核指标的转化。院级管理是医院质量管理体系的最高层，通常由医院的高层管理人员组成，如院长、副院长等。他们负责决定医院的整体目标、战略，对医院战略目标进行分解以及制订绩效管理相关的方案、政策和规定，对医院的质量管理进行全面监督，定期评估绩效考核方案实施效果并动态调整。

负责对评价政策、指标体系的学习、理解、接受，将外部绩效监测政策的执行方法和路径融合到医院内部绩效考核方案的程度。融合程度越强提示公立医院对外部绩效监测政策目标和实施路径的共识程度越高，公立医院内外部绩效评价方案的衔接、并轨运行程度越高，外部监测方案执行力度也将更大。

2）科级管理：内部考核指标向最终医疗行为的转化。科级管理是医院质量管理体系的执行层，由各个科室的负责人和医疗团队组成。他们负责根据院级制定的政策和目标，制定和实施具体的管理计划和措施，根据医院绩效方案设计本专科绩效方案，进行绩效管理的实施、考核、沟通以及反馈。

院级与科室绩效评价的融合是指科室对院级绩效考核分配方案与院级执行方案的学习、理解和认同，并融合到科室二次考核分配方案与科室执行方案的程度，融合程度越强提示科室对院级内部绩效考核分配方案及院级执行方案的政策目标和实施路径的共识程度越高。院级内部绩效考核分配方案及院级执行方案与科室二次考核分配方案和科室执行方案的传递程度越高，医院内部绩效考核分配方案与院级执行方案的执行力度也将更大，有利于外部评价政策通过内部考核指标最终转化为医院每一位职工的最终医疗行为。

（2）四层质量管理：公立医院全面质量管理体系中决策层、管理层、执行层、操作层在实施医院战略目标时，所承担的职责不尽相同，但一言以蔽之，决策层定方向、管理层抓监管、执行层主落实、操作层行实操，各层既要把握好自己主要职责所在，同时也要对下一层起到评价督促作用，同时根据评价结果及时反馈调整政策方向，要将绩效监测这个方向盘把控始终，同时又要避免僵化刻板地落实政策目标。

1）决策层：做好顶层目标设计，健全绩效考核机制。决策层通常指的是院级决策层，也就是党委会、院长办公会或全面质量管理委员会。全面质量管理委员会包括各种委员会，如医疗质量与安全、医疗技术管理、药事、院感、护理等，由医院领导、医院管理者以及医学专家组成，下设全面质量管理办公室，负责具体事务工作。决策层的主要职责包括：

制定方针政策：制定医院的质量政策和质量目标，确保这些政策和目标与医院的整体战略和医改政策保持一致。同时作为医院与其他医疗机构、政府部门和社会各界沟通的桥梁，协调内外部资源，提升医院的质量管理水平。

明确考核重点：医院整体战略重点与绩效考核架构的重点指标择取、决定权重以及最后的整体绩效考核方案，同时明确医院整体的资源投入及配置。

明确部门分工：在战略目标分解以及重点考核指标确立的基础上，将确切指标以及战术目标下放到管理层，明确各部门分工。

健全考核机制：设置明确具体、可量化考核指标，保障公开公正的考核过程、接受定期和及时的反馈、持续进行考核方案改进、做好考核结果应用。

2）管理层：建立内部审核体系，加强考核结果应用。管理层通常指的是院级管理层，也就是全面质量管理委员会之下医疗质量与安全管理委员会、医疗技术临床应用管理委员会等各委员会，下设办公室在各个职能科室，负责行使指导、检查、监督、考核、评价和控制管理等职责。其主要职责包括：

建立内审体系：明确内审目标、确定内审周期、明确内审范围、制定内审流程、实施内审工作、跟踪和评估改进效果、结合绩效考核指标制定内审标准、持续优化内审体系。

加强结果应用：分析各项考核指标结果，制定相关管理措施，同时实时监测管理措施落实情况以及数据实时变动情况，根据结果进行措施调整，真正将公立医院绩效监测工作融入日常工作之中。

加强培训与教育：管理层针对管理过程以及绩效考核当中的短板，分层分级对医务人员的培训和教育，提高他们的业务能力和质量意识。

3）执行层：做好上下管理承接，注重专科内部控制。执行层通常指的是科级执行层，也就是科室质量与安全管理小组，以科主任为小组组长，科室全体人员参与科室内部质量管理工作。执行层的主要职责包括：

做好上下承接：执行层的主要责任人也就是科主任，必须充分理解医院战略意图及战术目标，同时将院级层面的考核目标及指标结合本专科质控指标、标准规范，制订专科发展规划、考核方案以及执行标准、培训计划等要求。

做好内部控制：确保专科在医疗过程中能够按照相关标准和要求，全面、准确地展示自身的医疗水平和服务质量，实施全员交叉监管临床诊疗服务全过程。

4）操作层：明确自身发展定位，落实具体工作细节。操作层通常指的是科室员工，员工的积极参与和配合是医院战略目标能够落实并取得有效成果的关键。操作层的主要职责包括：

明确自我定位：根据专科现有水平、定位，结合自身优势、劣势，明确自己的职业发展方向，可以往临床、科研、教学等方向进行发展。

掌握工作标准：充分掌握专科制定的内部质量控制标准以及相关指标的含义，理解绩效考核中各个指标的来源与意义、考核方案的构成等，掌握工作标准。

落实工作细节：落实专科内部质量控制的专业标准的同时，也要落实在科室质量与安全管理小组中承担的岗位职责，做好交叉监管工作，参与科室质量管理。

提供沟通反馈：员工可以对科室以及医院管理、考核工作提出自己的意见和建议，帮助医院不断完善管理体系。

2. 制度保障　除了组织的保障，医院绩效管理的顺利推进也需要制度法规强有力的支撑。俗话说，"无规矩，不成方圆"。医院建立健全的相关制度，使得医院绩效管理工作有章可循。将绩效管理工作制度化、标准化和规范化，一是可以将绩效管理工作程序固化，有利于员工迅速掌握自身的工作流程和原则；二是绩效管理制度化有利于促进医院绩效工作过程更加透明、绩效决策更加科学合理，避免个人偏见、一言堂等现象，体现医院绩效管理的公平、公正。

反之，如果没有制度的约束，医院绩效管理工作无章可循，很可能无法得到切实有效的执行，失去应有的功能和效用，最终变成形式主义的典型。

（四）PDCA 循环

为保障医院绩效管理系统能够有效运转，医院管理者需要进行绩效管理 PDCA 循环，通过绩效计划、绩效沟通与辅导、绩效考核与反馈、绩效考核结果应用 4 个环节开展绩效管理活动。

1. 绩效计划 是绩效管理 PDCA 的第一个环节，是进行绩效管理的基础和依据。进行绩效计划的过程是组织和员工进行充分沟通、确定绩效计划、填写绩效计划评估表格的过程。只有建立了合理的绩效计划目标，并确保目标的科学性、合理性和实操性，才能够有效地开展绩效管理工作。对于工作岗位复杂性程度高的医疗卫生单位，需要结合医院的实际情况，将不同岗位的绩效计划目标区分开来，才能保证绩效管理工作有序地展开，这对于医院服务水平的提高和高质量发展都有着积极的意义。

在新的绩效周期开始时，医院需要根据战略规划和年度工作计划，通过访谈调研、专家座谈、会议沟通，确定医院的发展战略目标，将医院的发展战略目标分解成若干个具体的工作任务，然后结合不同科室部门、岗位的职责，确定医院绩效计划、科室绩效计划、员工绩效计划，并且制订绩效计划周期，可以分为任期绩效计划、年度绩效计划、半年绩效计划、季度绩效计划、月度绩效计划、周计划甚至日计划等，最终形成医院完整的绩效计划，并与各个科室和员工进行沟通确认，进行绩效目标协议签署。

在构建医院绩效计划的同时必须要注意以下方面：①从坚持公立医院公益性的角度，公立医院绩效目标首先要坚持以人民健康为中心，把人民健康放在优先发展的战略地位，以全方位全周期地保障人民群众的身体健康为宗旨，注重健康公平，强化社会责任。②公立医院的绩效目标要跟公立医院绩效监测指标相一致，将公立医院绩效监测指标嵌入到医院的绩效目标中去。③在进行绩效目标的设立前要进行充分的绩效沟通。在制定绩效目标的过程中，管理者与下属需要进行充分、平等、全面的沟通，不能够以居高临下的命令式方式来布置绩效目标，应当充分听取职工的意见，分析绩效目标实现的可行性和可能遇到的困难，并做好持续的绩效辅导。④确保绩效目标的动态调整。医院的高质量发展是一个不断地优化和完善的过程，所以医院的绩效目标的制定也要遵循先建立后完善的原则，并严格遵循 SMART 原则，绩效目标必须具体、可衡量、可达到，并注重与其他目标的相关性和明确的截止期限，使目标更加科学化和规范化。

医院绩效计划方案的设计与制订过程主要遵循以下几个基本步骤：①制定医院战略；②战略目标分解；③科室绩效指标体系形成；④绩效评价指标权重确定。

(1) 制定医院战略：医院战略制定是在医院发展目标的指引下，结合对医院外部环境（机遇与风险）和医院内部情况（优势和劣势）的全面分析，所得出如何实现医院目标的策略和方法。明确、合理的战略规划能帮助医院在市场中找到合适的定位，有针对性、有计划性地打造自身的核心竞争力，在竞争中取得优势。医院该如何科学、合理地制定自己的战略规划呢？结合现有研究，本书较为推荐 PEST-SWOT 矩阵分析、雷达图，能直观地解析外部环境、内部形势以及长处短板。

1) PEST-SWOT 矩阵分析：PEST 分析法是一种用于分析外部营销环境的基本工具，由美国学者约翰逊（Johnson G）与施乐斯（Scholes K）于 1999 年提出，包括对政治（political）、经济（economic）、社会（social）和技术（technological）4 个方面的外部环境因素的分析，帮助组织审视和评估外部环境对其战略目标和战略制定可能产生的影响。SWOT 分析法是 20 世纪 80 年代初由美国的管理学教授海因茨·韦里克（Heinz Weihrich）

在其著述《SWOT 矩阵》中提出是帮助制定组织战略最理想的工具，要求在外部环境（机会和威胁）的背景下对内部环境（优势和劣势）进行准确的评估，4 个英文字母包括内部环境的优势（Strength）、劣势（Weakness）和外部环境的机会（Opportunities）、挑战（Treats），通过分析研究内外部各因素从而制定相应的优化措施。

PEST-SWOT 矩阵分析源自管理学领域，是 PEST 与 SWOT 分析法相结合的一种系统分析方法，有效地将内部微观分析与外部宏观分析融合在一起，可以客观分析事物所处的内外部环境，在内外部影响因素进行归类分析的基础上，利用相对客观的分析结果制订战略发展规划。管理学领域的 PEST-SWOT 矩阵分析大多应用于企业或机构的发展形势分析，全面评估分析经营、管理、组织、协调等方面的问题。该方法在医疗卫生领域诸如医养结合、医疗信息化、云医院等得到一定程度的应用。

下面以中南大学湘雅医院为例，案例医院为国家卫生健康委员会直管的三级甲等综合医院，医院目标是打造国际一流高质量发展医院，现制定医院战略，进行 PEST-SWOT 矩阵分析。

A. P 因素分析［政治因素（political）］：近年来，我国公立医院规模整体呈现过快增长趋势。2010—2014 年，我国公立医院床位数增加了 36.9%；虽然原国家卫生和计划生育委员会于 2014 年印发了《关于控制公立医院规模过快扩张的紧急通知》，但 2014—2019 年公立医院床位数增长率也达到 20.6%。公立医院过快扩张将导致医院管理难度增加，进一步挤压基层医疗卫生机构的发展空间。"十四五"期间，公立医院规模无序扩张将受到合理控制，推进优质医疗资源均衡布局和精准下沉将成为重要建设任务。因此，公立医院亟须向高质量发展模式转型，从规模扩张转向提质增效，进一步提升科学化、专业化、精细化、智能化管理水平，激发最佳管理效能。

政策方面主要集中于公立医院综合改革、分级诊疗制度建设、医疗联合体建设、建立现代医院管理制度、加强公立医院党的建设、推进公立医院高质量发展、加强三级公立医院绩效监测、三级医院评审标准及实施细则、加强公立医院运营管理、深化公立医院薪酬制度改革、"十四五"国民健康规划等政策文件。总体上，政策要求公立医院要坚持中国特色卫生与健康发展道路，不断提高医疗服务质量，努力实现社会效益与运行效率的有机统一；坚持公益性，兼顾效率和公平，在党建引领下，围绕"医院等级评审"和"国考"指标，强化体系创新、技术创新、模式创新、管理创新，加快优质医疗资源扩容和区域均衡布局，以高质量发展为导向，核心是实现"三转变、三提高"。国家卫生健康委、国家中医药管理局分别于 2021 年和 2022 年出台了《关于印发公立医院高质量发展促进行动（2021—2025 年）的通知》和《公立医院高质量发展评价指标（试行）》，对于公立医院高质量发展的目标、内涵、项目、任务、结果等做了较为详细的安排部署，评价指标包含党建引领、能力提升、结构优化、创新增收、文化聚力 5 个维度 18 个指标。2015 年 2 月《关于完善公立医院药品集中采购工作的指导意见》发布，坚持以省（区、市）为单位的网上药品集中采购方向，实行一个平台、上下联动、公开透明、分类采购，采取招生产企业、招采合一、量价挂钩、双信封制、全程监控等措施，加强药品采购全过程综合监管，切实保障药品质量和供应。2016 年 11 月,《国务院深化医药卫生体制改革领导小组关于进一步推广深化医药卫生体制改革经验的若干意见》公布了一系列重磅改革意见,主要精神是夯实"三医"联动基础;针对"看病贵"理顺药品价格;通过家庭医生制度、医联体建设、分级诊疗等方式优化资源配置;通过"互联网+健康医疗",改善百姓就医体验;推进薪酬制度改革,调动医务人员的积极性。2017 年 4 月,《关于全面推开公立医院综合改革工作的通知》要求 9 月 30 日前,全面推开公立医院综合改革,所有公立医院全部取消药品加成(中药饮片除外),主要精神是一系列的"控费"政策出台。

2017 年 6 月,《国务院办公厅关于进一步深化基本医疗保险支付方式改革的指导意见》印发,要求自 2017 年起,进一步加强医保基金预算管理,全面推行以按病种付费为主的多元复合式医保支付方式。到 2020 年,医保支付方式改革覆盖所有医疗机构及医疗服务,全国范围内普遍实施适应不同疾病、不同服务特点的多元复合式医保支付方式,按项目付费占比明显下降。2017 年 6 月,国家卫生健康委员会在深圳召开按疾病诊断相关分组(DRG)收付费改革试点启动会,DRG 收付费改革上升到国家战略层面。2018 年 12 月,发布《关于申报按疾病诊断相关分组付费国家试点的通知》,加快推进 DRGs 付费国家试点,探索建立 DRGs 付费体系,按照"顶层设计、模拟测试、实施运行"三步走的工作部署,通过 DRGs 付费试点城市深度参与,共同确定试点方案,探索推进路径,制定并完善全国基本统一的 DRGs 付费政策、流程和技术标准规范,形成可借鉴、可复制、可推广的试点成果。2020 年,在全国 71 个城市启动区域点数法总额预算和按病种分值付费(diagnosis intervention packet,DIP)试点,到 2021 年 6 月,我国 DRG、DIP 医保支付方式改革试点城市超 200 个。根据国家医保局《关于印发 DRG/DIP 支付方式改革三年行动计划的通知》,到 2025 年底,DRG/DIP 支付方式覆盖所有符合条件的开展住院服务的医疗机构,基本实现病种、医保基金全覆盖。

B. E 因素分析 [经济因素(economic)]:新经济增长模式下仍需加大对公立医院的财政投入。《2020 中国卫生健康统计年鉴》显示,2019 年我国公立医院总收入中财政拨款收入占比仅为 9.7%,公立医疗卫生机构总负债规模约为 1.89 万亿元,比 2010 年增长169.5%;资产负债率为 43.2%,超过 35.0% 的预警线,比 2010 年上升 12.0 个百分点。公立医院负债增长与其举债扩张密切相关。近年来,我国通过取消公立医院药品和医用耗材加成、调整医疗服务价格、绩效监测及医保支付方式改革等综合举措,推动公立医院回归公益性。然而,公立医院为应对市场竞争和自身发展,仍面临着财政补助不足、医疗服务价格调整不到位等因素导致的经济运行压力,以及举债发展所带来的财务风险。"十四五"时期,我国经济增速将保持在合理区间,更加注重发展质量和效益。在新经济增长模式下,仍需要强化政府对公立医院的投入责任,全面落实政府对公立医院的 6 项投入,合理化解公立医院符合规定的历史债务,完善公立医院公共卫生保障机制。

优化公立医院收支结构成为重要建设目标。为控制医药费用不合理增长,破除公立医院逐利机制,我国从 2012 年开始,先后实施了药品和医用耗材零差率改革。研究结果显示,实施药品零差率有效降低了药占比,但检查收入和卫生材料收入占比呈现替代性增长,体现医务人员劳动价值的收入占比较低且增幅不明显。2012—2019 年，药品收入占比逐年下降，2019 年为 32.3%，比 2012 年减少 12.5 个百分点；检验与卫生材料收入占比逐年上升，2019 年为 27.0%，比 2012 年增加 6.9 个百分点；医疗服务性收入占比增长趋势缓慢，2019 年为 21.3%，比 2012 年上升 2.4 个百分点。此外，二、三级公立医院门诊收入占比较高与功能定位不符，公立医院人员支出占比偏低，药品和卫生材料从收入变成成本后所带来的管理成本增加等问题仍较突出。因此，需要按照分级分类原则，进一步优化、细化公立医院控费指标和措施，加强成本管理，完善医疗服务价格动态调整机制，逐步提高医疗服务收入占比。

C. S（优势）、W（劣势）、O（机会）、T（挑战）因素分析：一般情况下涉及 SWOT 因素分析采用层次分析法（analytic hierarchy process，AHP）：可选取部分医院管理专家和部分卫生健康行政部门专家采用 1～9 标度法对影响因素的重要程度进行评价，构建重要性判断矩阵，并应用统计软件计算各影响因素的重要性权重和各子因素的重要性权重构架四象限坐标，计算各影响因素的强度，即影响因素中各子因素综合权重平均值，以此在四象限坐标系中勾画战略四边形，形成增长型（SO）、进攻型（ST）、扭转型（WO）和防御型（WT）4 种策略模型三角形。

a. 优势因素（S）：综合实力保持领先（S1）：案例医院有 25 个国家临床重点专科，影响力位居全国前列。2021 年，入选首批国家医学中心创建单位，积极建设综合性、神经、骨科、呼吸和老年医学等国家区域医疗中心。在 2020 年复旦大学中国医院排行榜的综合排名中位居第 14 名，12 个专科进入前 10 强；入选世界研究型医院百强，居全球第 73 位，国内排名第 4。

科教力量雄厚（S2）：拥有国家老年疾病临床医学研究中心以及 57 个省部级研究平台；中国医院科技量值连续两年（2020—2021 年）居全国前 10 强。2017—2021 年，获批科研课题 3 320 项，其中国家自然科学基金项目 589 项，累计经费达 13.97 亿元；获得国家科学技术进步奖二等奖 1 项；省部级科技成果奖 40 项。具备高质量的医学教育体系，现有国家精品课程 5 门，国家级一流本科课程 3 门。

人才队伍加快壮大（S3）：医院现有高级专业技术人员 897 人，博士生导师 160 名，硕士生导师 419 名，医师中有博士学位者占 82.0%；现有中国工程院院士 1 名，国家级人才 47 名，国家级教学名师 2 名，享受国务院政府特殊津贴教授 69 名，国家卫生健康委员会有突出贡献中青年专家 7 名。

深化医改走在前列（S4）：2019 年度国家三级公立医院绩效考核位居全国第 8 名，华中区域第 1 名；入选建立健全现代医院管理制度试点医院；在国家卫生健康委员会委属委管医院中，率先启动药品耗材零加成等重大改革，积极推进 DRG 支付制度改革，出院患者 DRG 入组率 99.7%，是国家卫生健康委员会"经济管理年"优秀单位。

传承弘扬"三大基因"（S5）：医院经历百年发展，成为一家具有红色基因、卓越基因和国际基因的医院。在红色基因方面，医院是中国共产党早期革命活动地，毛泽东主席曾在此编印《新湖南》，大批医护人员英勇冲上抗日战争和抗美援朝战场救死扶伤；在卓越基因方面，医院秉承"求真求确、必邃必专"的院风为中国医药卫生事业不懈奋斗；在国际基因方面，医院前身为美国耶鲁大学雅礼协会于 1906 年在华创办的雅礼医院，具有得天独厚的国际交流与合作优势，深度参与全球健康治理。

b. 劣势因素（W）：缺少高峰学科和领军人才（W1）：医院尚无国内排名前 3 的临床学科；2020 年度复旦大学中国医院排行榜显示，医院领先的 10 个学科均位居第 6～10 名；拥有中国工程院院士 1 名，无临床学科领域院士。

缺少高水平临床研究及成果（W2）：目前，医院多数科研项目和研发力量集中在基础研究领域，缺少高水平临床应用研究，"卡脖子"问题攻关进展不快。在成果转化方面，由于基础研究比临床研究的转化过程更为漫长，导致医院科研成果转化产出不高，且新材料、新药品、新试剂和新疫苗等突破性成果尚处于研发初期。上述问题在我国公立医院科技创新领域普遍存在。

科学精细管理水平不高（W3）：在深化公立医院改革的背景下，受新型冠状病毒感染疫情影响，医院经济运行"大进大出"的现象依然存在，收支结余不稳定，长期处于紧平衡状态；依靠收支结余增量推动绩效分配改革的条件不成熟，医务人员薪酬待遇精准分配、保持增长的压力较大；智慧管理决策有待进一步健全，大数据、云计算、物联网等现代科技手段尚未广泛应用于医院管理，科学决策和精细管理的实践不多。

c. 机遇因素（O）：国家层面高度重视公立医院发展（O1）：党的十八大以来，公立医院改革发展作为深化医药卫生体制改革的重要内容，在我国医疗服务体系的主体地位日益凸显。2017 年 7 月，国务院办公厅印发《关于建立现代医院管理制度的指导意见》（国办发〔2017〕67 号），提出公立医院改革的目标是建立现代医院管理制度；2018 年 5 月，中共中央办公厅印发《关于加强公立医院党的建设工作的意见》，为确保改革发展方向提供了政治保障；2019 年 1 月，国务院办公厅印发《关于加强三级公立医院绩效考核工作的意见》（国办发〔2019〕4 号），引导三级公立医院进一步落实功能定位，成为高质量发展的"指挥棒""风向标"。2021 年 5 月以来，国家出台了《关于推动公立医院高质量发展的意见》（国办发〔2021〕18 号）等一系列推动公立医院高质量发展的政策，为公立医院高质量发展指明了目标和方向。

积极主动融入重大战略（O2）：近年来，国家有关部委和湖南省政府为案例医院高质量发展提供了改革先行试点、建设新院区等方面的支持。根据国家卫生健康委员会与湖南省政府于 2021 年 12 月签订的《共建高质量发展试点医院合作协议》，案例医院作为湖南省唯一的试点医院，在加强党的全面领导、建设高水平的临床学科、开展前沿科技创新、打造高质量的人才队伍、实现科学化精细化管理和提供一流的医疗服务 6 个方面开展试点，国家卫生健康委员会、湖南省政府及中南大学提供前沿技术研发、进口药械使用、医疗服务价格、医保支付方式和人事薪酬制度等 16 项保障措施。

患者对优质医疗资源需求增加（O3）：近年来，综合医院诊疗需求增幅较大，《2021 年中国卫生健康统计年鉴》显示，2019 年全国各级综合医院诊疗人次为 27.8 亿人次，年均增长率 7.0%，较基层医疗卫生机构年均增长率高 4.3 个百分点；2019 年我国医师日均负担 7.9 诊疗人次，其中负担最重的是委属委管医院医师，日均负担 10.5 人次，提示医院级别越高，医师接诊负担越重，患者更加青睐优质医疗资源。近年来，患者享受优质医疗资源的社会保障机制不断健全。2022 年 3 月，国家医保局发布《2021 年医疗保障事业发展统计快报》显示，我国基本医保参保覆盖面在 95.0％以上，职工和居民医保政策范围内三级医院住院费用基金支付比例分别达到 84.3％和 65.1％，处于较高水平。

基层医疗服务同质化趋势加快（O4）：随着医疗服务体系的完善和健康扶贫任务的收官，湖南省县级人民医院已全部达到二级甲等医院标准，部分实力较强的县级人民医院已成为三级医院，县域内住院就诊率达到 90.9％。基层医疗服务能力的提升，为高水平公立医院腾出更多精力救治疑难危重疾病创造了条件。

d. 威胁因素（T）：公立医院领域法治环境尚不健全（T1）：我国目前尚未出台专门针对公立医院的法律法规。现行的《中华人民共和国基本医疗卫生与健康促进法》《医疗机构管理条例》中对公立医院的公益性以及政府投入、管理模式、运营运行、用人机制、监管评价等尚未建立全面系统的法治规范，导致公立医院日常运行管理中可能会存在一些操作性和程序性问题。

政府投入占比较低（T2）：2019 年，我国公立医院财政拨款收入占总收入的比例为 9.7％，案例医院财政拨款收入占比仅为 4.9％，且近年来稳定在 5.0％左右，远低于全国平均水平。虽然，各级政府通过重点专科建设、诊疗能力提升和高质量发展示范项目等形式支持公立医院发展，但受益面局限且倾向于少数医院和优势专科，易形成"强者恒强、弱者恒弱"的局面，且多数项目支持缺乏连续性，并多数具有一定的滞后性和不可预见性。

医疗服务价格结构不合理（T3）：当前公立医院医疗服务价格的主要问题是体现医务人员技术劳务的价格严重偏低，这给规范诊疗行为、提升薪酬待遇和推动医院可持续发展带来不利影响。虽然，我国已初步实现了药品耗材取消加成和集中带量采购，但药品耗材价格"水分"依旧存在，医疗服务技术劳务价值并未得到充分体现。

最终，医院构架出 PEST-SWOT 矩阵分析（表 3-8）。

表 3-8　案例医院高质量发展的 PEST-SWOT 矩阵分析

SWOT 要素 （内部）	医院政策（P）	医院环境（E）	医院运营（S）	医疗技术（T）
优势（S）	医院领导对医院发展战略的高度重视，医院内部改革力度加大	建院历史悠久，区位优势和交通便利，"多区多院"集团化发展逐渐成形，国家区域医疗中心的设立	智慧财务体系，互联智慧分级诊疗体系初步建立，"互联网＋医疗"信息平台建设，人才梯队建设	专业细分、亚专科建设水平提升；推动科研建设，提升学科发展的区域引领能力；重大公共卫生事件应对水平提升
劣势（W）	平战结合能力有待进一步加强，部门职能强化与部门间协调能力有待加强，政策落实能力急需提升	同区域医疗机构强大竞争力	运营管理模式欠缺精益化，信息平台建设尚不能满足发展需求	教育培训水平有待提升，人才梯队建设亟待加强，缺乏高校科研教学平台强力支撑

SWOT 要素 (外部)	政治 (P)	社会 (S)	经济 (E)	技术 (T)
机会 (O)	大型公立医院职能回归,政府补偿机制的革新,后疫情时代的不确定性	区域内医疗领航者,具备一定社会影响力;新型冠状病毒感染疫情防控工作成绩得到认可,卫生健康资源配置方向和重点转向;居民医疗需求标准升级	国家对医院及其公共卫生体系建设加大财政投入	新型冠状病毒感染疫情一定程度上促进医疗技术的关注度和投入的增加,国家宏观卫生形势对医疗的发展和新技术、学科科研的技术支持,医疗技术和数字技术的发展与融合
挑战 (T)	平战结合的快速转换能力提升,医保支付方式改革,医疗服务价格调整	提供全方位全生命周期的健康服务;基层医疗机构服务提升,患者分流;居民医疗需求标准升级	后疫情时代经济不确定性	区域内科研影响力相对不足;区域内专科声誉不足,缺乏具有较强学术影响力的顶尖人才

同时,通过对案例医院高质量发展的优势、劣势、机遇和威胁及其子因素的重要性量化值、权重及排序,提示该医院处于增长型(SO)策略中的机会型区域。

D. PEST-SWOT 矩阵分析应对策略模型:在四象限坐标系中,案例医院处于增长型(SO)策略中的机会型区域(图 3-1)。该结果提示案例医院应采取机会型的增长型(SO)策略。

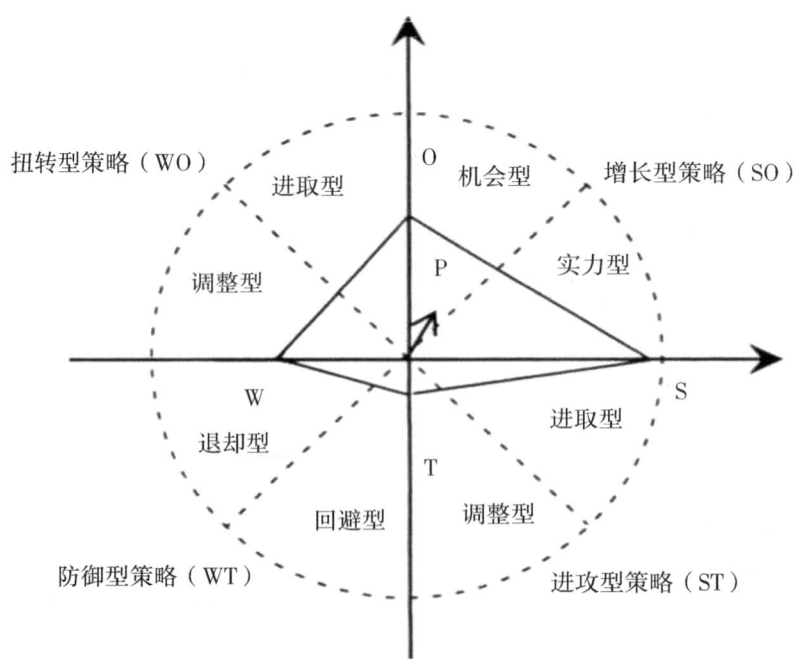

图 3-1 案例医院高质量发展的四象限坐标

案例医院作为国家卫生健康委遴选的公立医院高质量发展试点医院，是新发展阶段我国高水平公立医院发展的缩影，其内部条件具有一定代表性，外部环境具有较强的同质性。根据案例医院战略条件分析，以案例医院为代表的高水平公立医院推动高质量发展的内部条件和外部环境皆现有利局面，公立医院发展迎来关键机遇期。

案例医院在推动高质量发展中应采取机会型的增长型策略，提示医院内部比较优势和竞争优势逐步形成，外部环境中的机遇要素不断增多，应积极把握外部机遇，采取适度超前、加速跨越的发展策略，不断缩小与国内顶尖、世界一流医院的差距，这也是以案例医院为代表的高水平公立医院高质量发展的大趋势；委省共建高质量发展试点、国家医学中心创建、政府部门高度重视和全社会关心支持等重要的外部机遇将加速高水平公立医院高质量发展进程；医院内部优势和外部机遇的交互叠加，形成高质量发展的新动能、新优势。2021年，案例医院在高质量发展导向下开启加速前进的发展模式，将高质量发展目标确定为建设世界一流医院，构建了推动高质量发展的"12368"发展战略，即围绕"人民满意、湘雅特色、世界一流"一个愿景，聚焦"患者好看病、看好病""职工快乐工作、幸福生活"两大任务，实现一流学科、一流品质和一流品牌三大目标，突出卓越、智慧、美丽、平安、人文和幸福六大特色，构建覆盖高质量发展各领域的学科建设、质量安全、人才培养、医学创新、运营管理、运行保障、考核评价和党建文化八大体系。

2）雷达图：雷达图又称戴布拉图、蜘蛛网图、蜘蛛图，是一种模仿雷达荧光屏绘制的图表，能用多维的定量指标反映定性问题的模型工具。一般用于财务综合状况的评价，即从企业的收益性、安全性、流动性、生产性、成长性5个方面分析企业的经营成果，将这5个评价指标用比率的形式折射到一个二维平面，连接各比率的节点，构成一幅类似航空雷达图的图示，从而直观描述企业经营的总体状况，以便使用者能一目了然地找出各项评价指标的变动情况及其好坏趋向。

由于"雷达图"分析法是一种比较分析法，需要将医院的指标得分率与"国考"公布平均率进行比较，这样才能评价该医院的"国考"指标在行业中的优劣态势。图3-2中不规则多边形反映的是医院绩效的总体状况，实际值离外圆越近表示该指标的绩效越好，实际值离内圆越近表示该指标的绩效越差。

雷达图的重要特点是直观，从雷达图可以直观地看出评价对象的状况，因而可直接用雷达图进行定性评价。从图3-2中可以看出A医院的优势指标不多，仅有5个指标等同于行业平均水平，余者均低于目标水平，各指标的差距较大，与全国同类医院相比总体处于劣势。就A医院具体指标来分析，出院患者微创手术占比、出院患者四级手术比例已处在内圆之内，接近圆心，远远低于目标医院，说明A医院的医疗服务能力水平较低，需要加强医疗技术能力水平，加强本院功能定位，明确服务能力水平。抗菌药物使用强度明显比目标医院水平低，说明A医院的合理用药工作尚未开展好，尚有较大潜力可挖。以上这3项指标反映不足是A医院今后管理工作的重点。其他接近目标医院的指标，应针对原因做出分析，对于高于行业水平的指标，A医院应继续保持优势。

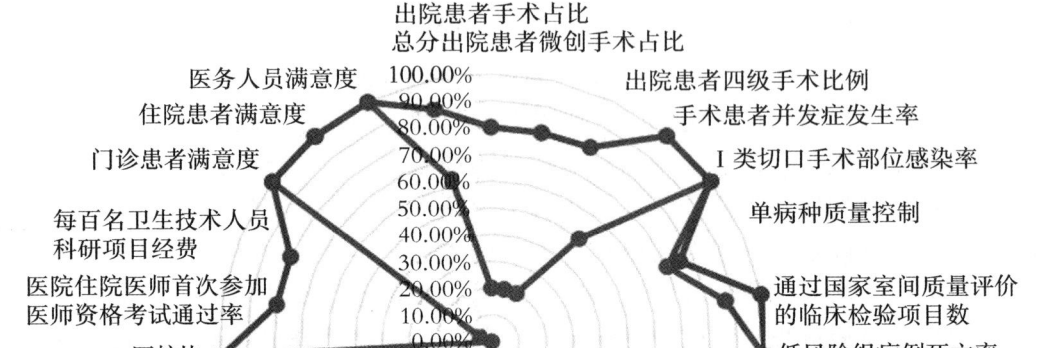

图3-2 A医院与B医院绩效监测成绩对比雷达图

应用雷达图在横向上通过与目标医院的对比，找出自身的优点和差距，为医院管理者确定管理重点，制订发展战略提供依据。另外，雷达图还可以完成各评价对象各时点纵向的比较，实现静态分析与动态分析相结合。如果利用雷达图进行横向与纵向综合评价，对医院绩效监测将更全面、合理、科学。由于雷达图分析法具有简单、直观的特点，将其应用于医院"国考"绩效分析，可以使医院管理者对医院的整体"国考"状况很容易作出评价，便于找到与高质量发展示范医院的差距，有利于抓住工作重点，提高管理水平。

（2）战略目标分解：在明确战略目标后，则需要进一步进行绩效目标设置，绩效目标的设定是绩效计划的重点内容，是对医院使命和战略的分解，体现绩效主题在绩效周期内需要做什么，具有一定的整体性、层次性、关联性、时效性特征。绩效目标制定需要对战略目标进行分解，形成医院、科室和个人的指标，实际工作中可以利用工作任务表将医院的战略细化成不同层面、不同时期、不同主题的目标值（表3-9）。在此过程中，管理者与被管理者之间需要充分沟通，保障医院全员明确医院战略与目标，实现纵向与横向协同一致，共同为实现目标而努力。

绩效指标是医院绩效考核的关键和基本内容，它是医院绩效计划的关键和基本内容，它在绩效管理过程中扮演"晴雨表"与"指挥棒"双重角色，一方面反映绩效目标实现情况，另一方面指引管理决策与职工行为。绩效指标设定应内涵清晰、内容独立、针对特定绩效目标、可接受、可控、易获取。指标类型包括定量指标与定性指标，二者各自存在优缺点，如定量指标比较客观、可靠，不易受主观判读与经验影响，但缺乏灵活性；定性指标考虑充分，运用范围广，但其可靠性差、不具备稳定性，因此公立医院应将二者结合使用，扬长避短以便充分发挥各自优势（表3-10）。

表3-9 医院战略发展目标工作任务表

目标	时间	具体内容
战略目标	10年	建设一流的学科集群型、质量效益型、人文型医院
中期目标	5年	创建一个国家区域医疗中心、四个国家临床重点建设专科
短期目标	1~2年	三升一降（专科能力指数、医疗质量能力指数及患者满意度上升，时间消耗指数下降）
医院绩效目标	1年	CMI、四级手术占比、RW≥2病种占比、患者满意度、医务人员满意度高于上年，择期手术患者并发症发生率、Ⅰ类切口手术部位感染率、低风险组病例死亡率、抗菌药物使用强度（DDDs）、平均住院日低于上年
科室与员工绩效目标	1年	CMI、四级手术占比、微创手术占比、RW≥2病种占比上升；择期手术患者并发症发生率、Ⅰ类切口手术部位感染率、低风险组病例死亡率、抗菌药物使用强度（DDDs）、平均住院日下降

表3-10 医院关键绩效指标示例

战略发展目标	关键成功要素	关键绩效指标
客户	医疗技术水平	出院患者微创手术占比 出院患者三、四级手术比例 手术患者并发症发生率 Ⅰ类切口手术部位感染率
客户	患者满意程度	门诊患者满意度 住院患者满意度
	患者控费	门诊次均费用增幅 门诊次均药品费用增幅 住院次均费用增幅 住院次均药品费用增幅
内部运营	医院运营工作效率	每名执业医师日均住院工作负担
	质量安全控制	手术患者并发症发生率 Ⅰ类切口手术部位感染率 单病种质量控制 大型医用设备检查阳性率 CMI值
	服务流程管理	门诊患者平均预约诊疗率 门诊患者预约后平均等待时间

战略发展目标	关键成功要素	关键绩效指标
创新和学习	学术能力	每百名卫生技术人员科研项目经费 医院承担培养医学人才的工作成效
	员工成长	医院住院医师首次参加医师资格考试通过率 "三基"考核合格率
	医疗新技术应用	每百名卫生技术人员科研成果转化金额
财务	医疗收入	医疗收入增幅 医疗服务收入（不含药品、耗材、检查检验收入）占医疗收入比例
	成本控制	人员支出占业务支出比重 万元收入能耗支出 收支结余
	资产使用效率	资产负债率

绩效指标设计方法包括个案研究法、工作分析法、问卷调查法、专题访谈法、经验总结法，其中，工作分析法指的是对完成某一工作分析需要职工履行的职责和具备的工作能力，并选出合适的指标用于衡量其职责与能力。

单个指标设计完成后，公立医院应进一步构建绩效指标体系，平衡各个指标考核维度，全面系统、客观地反映医院、科室、职工业绩完成情况，指标体系构建方法可单独或综合运用关键业绩指标法、经济增加值法、平衡计分卡等。指标体系应反映医院战略目标实现的关键成功因素，重点关注对提升医院绩效水平和实现战略目标起关键作用的绩效指标，主要来源于医院战略目标的层层分解以及医院岗位职责范围的分析总结。

（3）科室绩效指标体系形成：院级绩效指标体系应高度概括各科室的普遍性，具有共性，而各临床科室的绩效二次分配关键指标，则应体现自身的发展建设，因此，对各项指标的确定是一个由个性到共性、再由共性到个性的综合过程。在完成医院层级的绩效评价指标库后，医院各个科室部门基于目标管理法和平衡计分卡的原理，结合自身的职责定位和所认领的院级绩效指标，在与相关临床、辅助和职能后勤科室进行充分沟通以及广泛征求意见基础上，开始建立科室层级的绩效指标体系，其具体路径如下：

1）通过咨询专家确定共性指标：可聚集不同专家进行咨询和讨论，根据其多年的工作实践经验及对各自学科的了解，并综合各学科情况，提出一些共性的关键绩效指标以及较多特性的指标，共同探讨并最终达成共识，以此所形成的指标具有代表性和共性。以一家省级三级甲等公立医院为例，根据其绩效工作经验，并结合专家建议及参考其他同行经验，总结出全院可统一使用并可推广的关键绩效指标，具体如下。服务质量方面：Ⅰ类切口感染率、药占比（超罚降奖费用方面）、抗菌药物使用率、甲级病案率、非预期再次手术率等；工作量方面：出院患者数增长率、平均住院日增长率、床位使用率、危重患者率、住院患者手术率、临床路径入组率等；经济、费用方面：人均收支结余、床位收支结余次均费用增长率等。

2）通过典型科室经验来丰富和完善共性绩效指标：各学科在多年的实践中会逐渐形成各自的绩效指标，其中某些指标具有典型代表性，在此基础上加以改进、提炼，或者可综合不同科室的优势，以形成一套新的关键绩效指标，在相关科室进行试点，可行者再形成模板进行推广。例如，该省级三级甲等医院，通过在内、外科等选取典型代表，配套软件支持，达到了较好的实际效果。该院的某外科科室从该院人事制度改革开始即逐步设计并实践关键绩效指标考核和分配，最后根据新的绩效政策精神进行调整和绩效改革，于近5年形成了一套相对完善的外科关键绩效指标评价办法，其中选取了职称等级、医疗组结余占比、医疗组出院患者占比、平均住院日、手术例数、主刀例数、病案质量等关键绩效指标，经试运行，该科取得了较好的效果。此后该院选取了一个有一定基础的内科科室，将这套系统形成软件后试运行，其间加入一些特性关键指标，如危重患者收治、医师检查特项操作等，进一步完善和形成一套适合内科系统的绩效关键指标。护理方面也选取了一个科室，形成了一套护理人员的绩效关键指标，对护理工作量、工作质量等关键性绩效指标进行评价。

3）目标管理在不同科室的应用：针对职责不同、岗位不尽一致的科室，医院应当根据目标管理原则，针对医疗、医技、职能等不同层级科室制定相应的绩效指标体系。

A. 临床科室：临床科室是医院的业务主导科室，其绩效指标体系应以服务患者的数量、质量技术难度、科研教学、成本控制、患者满意度以及医德医风等为主要指标。表3-11这一综合指标体系是医院结合实际制定的，可借鉴应用，具体到一家医院，其指标选择和权重的确定则需要充分考虑医院的战略导向和科室的发展现状。

表 3-11　医院普通外科××××年绩效指标体系

项目	内容	指标值
工作量指标	门诊量	≥45 000 人次
	副高以上专家天数	≥300 天
	出院患者数	≥2 500 人次
	手术台次	≥1 600 台次
	专家会诊次数	≥100 次
	医共体内专家工作天数	≥30 天
技术指标	CMI 值	≥1
	开展腔镜辅助甲状腺手术	≥50 例
	胃肠道恶性肿瘤个体化综合治疗	≥100 例
医疗质量指标	下转患者人次数（住院）	≥300 人次
	日间手术占择期手术比例	≥20％
	出院患者微创手术占比	≥25％

项目	内容	指标值
医疗质量指标	出院患者四级手术比例	≥40%
	医疗质量综合考核分数	≥93
运营效率指标	综合成本率	≤60%
	高值耗材率	≤30%
	门诊次均费用增幅	≤5%
	门诊次均药品费用增幅	0
	住院次均费用增幅	≤5%
	住院次均药品费用增幅	0
	人工成本占医疗收入比例	≤18%
科研教学指标	本科生理论教学	≥120学时
	接收硕士研究生临床实习	2名
	省部级科研立项	2项
	核心期刊发表学术论文	5篇
人才培养指标	出国短期考察人次	5人次
	外出进修半年以上人次	2人次
	获得硕士导师资格人数	2人次
	新增省医学会专委会副主任委员以上	2人次
满意度指标	门诊患者满意度	≥90%
	住院患者满意度	≥95%
	员工满意度	≥95%
文化建设指标	举办全科集体活动	6次
	医德医风考核达标率	100%
员工成长指标	晋升主任医师职称人员	1名
	晋升副主任医师职称人员	2名
	考取主治医师职称人员	2名
	员工收入平均增长率	15%

B. 医技科室：医技科室绩效指标体系应以工作量、医疗质量、科研教学、成本控制、患者满意度、临床科室满意度以及医德医风等为主要指标（表3-12）。

表 3-12 医院超声科××××年绩效指标体系

项目	内容	指标值
工作量指标	腹部彩超量	≥100 000 人次
	心脏彩超量	≥120 00 人次
	脑超量	≥10 000 人次
	介入超声量	≥3 000 人次
	超声造影量	≥5 000 人次
	床边/中超声量	≥7 000 人次
	专家会诊次数	≥80 次
	医共体内专家工作天数	≥30 天
医疗质量指标	超声诊断与临床诊断符合率	≥99%
	医疗质量综合考核分数	≥95 分
运营效率指标	综合成本率	≤30%
	人工成本占核算收入比例	≤18%
科研教学指标	本科生理论教学	≥80 学时
	省部级科研立项	1 项
	核心期刊发表学术论文	2 篇
人才培养指标	出国短期考察人次	1 人次
	外出进修半年以上人次	1 人次
	获得硕士导师资格人数	1 人次
	新增省医学会专委会副主任委员以上	1 人次
满意度指标	门诊患者满意度	≥90%
	住院患者满意度	≥95%
	临床科室满意度	≥95%
	员工满意度	≥95%
文化建设指标	举办全科集体活动	5 次
	医德医风考核达标率	100%
员工成长指标	晋升主任医师职称人员	1 名
	晋升副主任医师职称人员	1 名
	考取主治医师职称人员	1 名
	员工收入平均增长率	10%

C．职能科室：医院业务科室的指标相对来说容易量化，那么职能科室的工作目标同样也需要尽可能地量化，不能量化的，则需要进行清晰的任务描述（表3-13）。

表3-13 医务部绩效考核量化指标

指标类别	具体指标	指标值	考核办法	权重	数据来源
全院性指标	门诊量	不低于去年同期水平	低于1%扣1分	50	医院信息系统
	出院患者数				
	医疗收入				
医务指标	医师流失率	—	本人主动提出离职出现1例不得分	5	根据实际情况
	医院信息系统	参照各科室指标	有一个科室超过控制指标扣0.2分	5	
	中药占比	≥30%	有一个科室达不到指标扣0.2分	10	
	药品占比控制抗菌药物使用强度	参照各科室指标	有一个科室有一项指标超过控制指标扣0.2分	10	
	费用控制	—	增长幅度符合规定要求，增长超过1%扣0.2分	5	
	医疗纠纷	0	出现2例不扣分，2例以上，每出现1例扣3分	10	

D．个人绩效指标：员工个人绩效指标形成于科室绩效指标体系完成后，科室管理者将围绕本科室工作目标、关键指标以及员工个人岗位职责、将科室目标层层分解到具体的责任人。值得注意的是，个人指标并不等同于科室关键指标的再次分解。这是因为一些如同收支结余、四级手术占比的科室指标具有整体性，那么在将这些具有整体性的科室指标转化成个人绩效指标时，可以转化成与之有直接或间接驱动关系的个人绩效指标。

此外，个人绩效指标体系除了承接科室绩效指标以外，还需要额外考虑员工个人在考勤、医德医风、遵纪守法等行为准则的考核。其中，出勤是指医院员工要严格遵守排班、考勤和请假制度，不得未经科室管理者允许便迟到、早退或中途离岗；医德医风是指医院员工恪尽职守，不以医谋私，不收受"红包"等；遵纪守法是指医院员工要遵守国家法律法规，遵守劳动纪律以及医疗操作规程，服从医院和科室管理。

（4）绩效评价指标权重确定：

1）常见问题：指标权重一定程度上体现公立医院的发展方向和战略定位。如何科学设置绩效考核指标的权重和分值是现实操作中面临的一大问题。如果仅对所有的考核指标采用指标均值法，平均赋权10分，不对不同维度设置权重，会失去权重的引导作用。

另外，部分监测比较的指标难以设定目标值，如医院需要将三级公立医院绩效监测指标纳入医院考核指标体系中："门诊人次数与出院人次数比""特需医疗服务占比""大型医用设备检查阳性率"等指标由于没有明确的指标导向，在现实操作中，很难去制定指标评分标准。如何考核以及如何提高这类指标评分的科学性和操作性也是困扰管理者的一大难题。

此外，定量指标可通过客观量化的方式完成评价。而定性指标，是用来反映医院管理业绩的一些难以量化的指标，如"全面预算管理""规范设立总会计师"等。这类型指标虽然在操作手册中也有计算方法和相关的指标说明，但主要通过查阅相关佐证资料，来落实国家相关管理制度与规定，促进公立医院管理效能的提高。在具体评价考核计分中，这类指标很难形成统一的认知和评价标准，很容易出现"考核人不同，结果不同"的现象。对定性指标进行科学定量测算是影响考核结果的一个关键环节。

2）操作建议：

A. 科学合理地制定各级指标的权重：合理的权重设定对考核结果的科学性和权威性至关重要。在应用医院绩效考核指标进行考核之前，医院需要对发展目标进行系统性思考，明确绩效考核周期期间工作重点，综合判断各级考核指标的意义来进行权重的设定。

权重赋权通常有主观法、客观法和主客观结合法（组合赋权法）三大类。主观赋权主要是依靠专家自身的专业知识、经验进行主观判断来确定权重。常用的是专家咨询法，其基本思路是：邀请对所研究问题比较熟悉的专家进行独立赋权，集中各个专家意见，求出每个指标权重的平均值和方差。客观赋权是根据原始数据之间的关系，通过一定的数学方法来确定权重，其判断结果不依赖于人的主观判断，有较强的数学理论依据。常用的客观赋权法有变异系数、熵值法、模糊聚类分析、主成分分析法等。

目前大部分公立医院绩效考核实践中通常会采取主观法，通过多轮专家咨询来确定考核指标的权重，使用客观赋权法的相对较少。比较主观赋权法与客观赋权法可以发现，前者主要依赖专家的意见，忽视了数据情况；而后者却主要依赖定量方法，忽视了评价指标的主观定性分析。因此，比较科学的做法是将主观与客观结合进行赋权使用。建议各医院在确定医院绩效考核指标的权重时采用组合赋权法的方式。就医院绩效考核指标权重进行专家咨询时，最好是邀请地方卫生健康行政部门、职能科室、临床科室等多方专家，以会议咨询的形式进行研讨，首先确定一段时期以来各个考核维度的权重分布。在考核维度权重确定后再进行二级、三级指标权重的专家咨询。这样既可以优先保证各个考核维度的权重分布，科学引导医院发展，又便于具体操作，使绩效考核真正发挥指挥棒的作用。

B. 普遍发展的基础上兼顾个别发展的差异：绩效考核指标评分要结合每个指标所涵盖的业务规则、指标意义、指标导向及考核方式，利用统计学方法及行业标准规则进行评分规则制定。如果国家或当地政府政策文件中对某一指标有明确要求，医院应以这些具体要求作为评分依据。以国家或当地政府政策文件为根本依据的同时，更需要在评估当地经济、社会发展情况的基础上，因地制宜，适度调整。例如，"出院患者四级手术占比"这项指标，因各地域疾病谱、医疗技术水平均不尽相同，不同地区的医院、医院的不同专科该项指标均可出现较大差异，需要根据当地医院目前发展的具体情况，确定标杆，按区间赋分。引导各医院、各专科普遍发展的同时，兼顾医院发展的个别差异。

C. 监测比较指标的考核：对于明确指标导向的指标，进行静态评价与动态评价、横向比较与纵向比较相结合的评分规则进行计分；而对于监测比较的指标，为提高评分的科学性和可操作性，需要在明确监测指标所涉及的政策依据、定义、目标等内容基础上，进一步通过专家咨询来明确如何计分。例如，"特需医疗服务占比"，要求"严格控制特需医疗服务规模，提供特需医疗服务的比例不超过全部医疗服务的10％"。在不超过10％的合理范围内，医院特需医疗服务情况如何计分，还需要通过专家咨询或卫生健康委等相关主管部门进一步明确，将监测比较的指标进行可测量化才能便于评分标准的制定和政策引导。

另外，还有一些监测指标是需要根据历史数据，在同类医院横向比较基础上测算该指标的合理范围。如"门诊人次数与出院人次数比"，指标导向为监测比较。该指标的设立旨在引导三级公立医院严格患者入院指征，更多地收治符合其功能定位的疑难危重患者，适时下转稳定期、恢复期患者，从而实现分级诊疗的目标。理论上医院该指标的数值越低越好，表明三级公立医院门诊人次下降，撬动基层首诊比例增高。但单纯考核该指标会存在很大的误区，还需要通过专家咨询或卫生健康委等相关主管部门来进一步明确该指标在当地考核年度内或一段时期内的指标导向，从横向与纵向两方面结合来进一步考核医院落实功能定位情况。

D. 定性指标的量化：定性指标大多具有很大的笼统模糊性，不能被精确地加以衡量和考核，往往是凭借考核者的主观印象进行评价，考核结果很容易出现偏差。为了减少定性指标的笼统模糊性和主观性，一种思路就是"往下细分"，提取出有代表性的考核维度（可量化信息）来反映定性指标的完成情况。将定性指标用更具体的指标来细分转化，结合相应的考评依据来衡量结果。如"全面预算管理"，可将其分解为医院预算管理相关制度的制定情况；医院年度预算编制、执行、调整、分析、考核等情况；医院年度预算汇报、批复的相关情况；向职代会汇报的相关情况等4个可测量的维度。在此基础上，结合专家小组讨论法确定每个维度的计分规则，得到该定性指标的量化分值。

2. 绩效沟通与辅导

（1）绩效沟通：医院绩效沟通是医院管理者和员工为了实现绩效目标而开展的建设性、平等、双向和持续的信息分享和思想交流。绩效沟通贯穿在整个医院绩效管理环节，医院管理者之间、管理者与员工之间都需要进行有效的绩效沟通，一定程度上绩效沟通决定着绩效管理的成败。

1）常见问题：一是沟通不到位的关键在于认识不到位。多数人对沟通的重要性缺乏深刻认识，认为沟通是浪费时间、降低工作效率。一些管理人员认为，考核结果与员工沟通还是应该的，但真正沟通起来面临许多困难，要想达到好的沟通结果还需要具备许多条件，与其这么复杂，还不如减掉省心。特别是万一沟通效果不好，还会产生人际关系紧张和矛盾。这些都是管理者的观念问题，也是日后具体在实施绩效管理中难度大的主要原因。

二是沟通从实施绩效管理动员时就未到位。许多医院一把手热衷推行绩效管理，但领导班子意识未统一，中层与员工不理解，致使人力资源部门推行中举步维艰。问题的根结在于医院绩效培训不到位，全员思想预热跟不上，结果是一把手急得团团转，其他人闲得无事干。

三是绩效计划阶段缺失沟通。绩效管理本身是推进战略、实现医院发展目标的有效工具。但多数医院按照战略层层分解，指标逐级落实到人，可分解指标只是管理者的事，没有重视绩效指标设置时被考核人的参与，未能实现上下级对指标认识达成一致，这是事后对具体实施绩效考核时无法顺利进行的关键问题所在。

四是绩效实施阶段缺少沟通。实施中管理者只注重考核环节，缺乏发挥教练员管理的指导作用，发现问题不现场指正，只是充当监督者的角色而非教练员的角色。职能管理部门之间缺乏沟通，部门利益过重，形成部门隔阂，信息采集和利用不能相互配合与共享。

五是考核结果缺乏有效沟通反馈。多数医院在实施绩效考核前搞得轰轰烈烈，考核后无声无息，只有当员工发现奖金被扣罚时，才知道考核。对考核结果的处罚，简单地执行行政式的强制办法，没有考虑到员工对考核结果是否认可，这样的考核必然招致员工的反感。

2）沟通方法：医院在绩效管理全过程中保持持续的双向沟通的方式有很多，大致可分为正式沟通和非正式沟通两大板块。

A. 正式沟通：是指医院对沟通流程和内容事先进行计划和安排，主要包括以下 3 种方式。

一是定期书面报告。包括周报、月报、季报、年报。医院采用书面报告比较正式、可培养员工理性、系统地考虑问题，同时该方法可形成医院沟通的模板，从而节约考核者和被考核者的时间；但是，书面报告容易演变成应付式的、无实际效用的纸面摆设。

二是面谈。一对一面谈方式可以拉近医院管理者和员工之间的关系，有利于双方就绩效问题进行比较深入的探讨，进而找到解决问题的具体方法。面谈过程中，上级管理者应当以开放、坦诚的氛围进行交流，鼓励员工表达自己的看法和意愿，交流的重点也应当放在员工具体的工作任务和标准上。

三是会议沟通。包括院长办公会、科主任例会、科例会等各级、各类会议。通过会议沟通方法，参与会议的员工可以了解其他同事的工作进展，并获取医院战略发展和价值导向等方面的信息，因此会议沟通可以满足团队交流的需要。但是，会议沟通需要较强组织能力，一旦频率过高或会议内容不合理则耗费与会员工的时间；此外，当涉及员工个人绩效方面问题时，进行会议沟通不是一个好的选择。

B. 非正式沟通：是指医院对沟通流程和内容并未经事先计划的，该方法形式多样灵活，包括闲聊、走动式交谈、设立意见箱、手机 APP 等。使用非正式沟通的优点是能够进行及时的沟通，当问题发生后，管理者无须做过多的准备，可以马上与被考核者进行简短的交谈，从而促使问题快速解决。

绩效沟通在某种情形下甚至可能成为绩效管理成败的决定性因素，正是由于其重要性，医院要重视考核反馈渠道畅通与否，并结合使用手机 APP、分析简报、讲评、访谈、例会等各种方式，建立多途径绩效评价反馈联合机制；同时，医院还要实现及时、准确推送考核结果，定期或不定期进行科室绩效管理沟通互动与指导，实现绩效沟通的"动态化"。

3）沟通时机：

A. 绩效目标：院领导、科主任和员工通过沟通的方式，将医院的战略、各级人员的职责、管理的方式以及员工的绩效目标等管理的基本内容达成上下一致。对关键的绩效目标是直接上级和部属员工共同制定的，人力资源部不能代替这个工作。这样上级可以帮助员工清除认识的障碍，提供必要的支持和帮助，与员工一起共同完成绩效目标，从而实现医院的愿景和战略。

B. 绩效实施：通过持续沟通，要发挥管理者的指导作用，发现问题必须现场指正，考核者必须有较强的管理水平，能帮助下属改正错误，对员工的绩效能力进行辅导，帮助员工不断实现绩效目标。一个优秀的领导首先是一个关心下属成长的负责任的人，负责任的上级也一定是一个优秀的教练员。所以，管理者必须正确认识业绩指导的重要性，不断帮助员工提升业绩水平。职能管理部门之间必须进行沟通，消除部门隔阂，共享信息采集与利用，相互配合与支持。

C. 绩效考核：通过沟通对考核者平时的绩效情况进行回顾和总结，并通过沟通使考评者和被考评者对绩效评估的结果取得一致的看法。

D. 绩效考核结果：员工要知道自己的考核结果，管理者有责任及时反馈考核信息并组织面谈沟通；要体现出绩效管理是透明的，管理者与员工的目标是一致的，标准是确定的，数据是真实的。医院绩效管理的目的不是批评与处罚，而是通过平时投入大量的时间防患于未然，更及时、更有效地解决平时工作中所存在的问题，从而帮助员工个人、科室及至整个医院提高绩效。特别是绩效管理灵魂在于通过沟通指出下属存在的问题和与标准的差距，帮助他们迅速改正错误，提升业绩。做到了这一步，管理者就可以大胆地与员工沟通最终的考核结果，让员工体验到成功与进步，绩效管理使上级与员工都获得了实现自我价值的机会。

4）沟通要点：沟通是双向的，在具体实施沟通中应做好沟通前的准备，经过充分准备后，就考核结果向员工面对面反馈，内容包括肯定成绩、指出不足及改进措施、共同制订下一步目标与计划等。同时注意留出充分的时间让员工发表意见。对合理部分给予接纳，不能接纳时要进行疏通，让员工认可医院价值观。具体实施沟通中应做到真诚、及时、具体、定期和指导。

因此，绩效管理的沟通是使管理者成为真正的管理者，明确持续的沟通是管理者的责任，沟通要有目的性，不是为了沟通而沟通，而在于对问题形成一致的看法，就问题达成共识，纠正错误，防止错误重复发生，提升被考核者的绩效水平，故在实施绩效管理过程中要保持持续不断的沟通。

（2）绩效辅导：是指医院管理者在与员工在进行充分沟通后，针对在工作中已经出现的问题和潜在问题进行指导，帮助下属提高绩效水平的过程。绩效辅导作用于绩效管理的各阶段，在进行绩效辅导时员工的直接上级不仅要帮助下属解决现有的问题，还要能预防员工潜在发生的问题。与绩效沟通不同的是，绩效辅导更多的是采取一种指导态度，其时机及侧重点有所不同（表3-14）。

表 3－14　医院绩效辅导实施的形式

形式	方法
记录查看	查看科室的工作记录，如会议记录、签到、培训记录，考试记录、各种讨论记录等资料
现场检查	查看员工行为和协作。如科主任可以在集体查房时直接了解到医院在工作时的流程、操作是否合理规范
员工操作	要求员工完成特定操作的内容
病历检查	对运行病历进行检查
病案检查	对特定归档病案进行检查

1）辅导时机：绩效辅导是需要时机的，什么时间进行绩效辅导效果更好，需要管理者进行把握。下面是 4 个建议：

A. 当员工需要征求管理者的意见时。例如员工向管理者请教问题或者有了新点子想征求管理者的看法时，管理者可以在这个时候不失时机地对员工进行辅导。

B. 当员工希望管理者解决某个问题时。例如当员工在工作中遇到了障碍或难以解决的问题，希望得到管理者的帮助时，可以传授给员工一些解决问题的技巧。

C. 当管理者发现了一个可以改进绩效的机会时。例如当管理者发现某项工作可以用另外一种方式做得更快更好时，就可以指导员工采用这样的方法。

D. 当员工通过培训掌握了新技能时。如果管理者希望员工能够将新技能运用到工作中，就可以辅导他使用这种技能。

2）辅导内容：

A. 当科室和个人的目标与医院所明确的绩效标准出现偏差，医院应当查明出现偏差的原因；如果是科室、员工的目标偏离了医院的绩效标准，则应当采取相关措施考虑如何纠正，并及时给予辅导；如果是医院绩效标准与实际发展不符导致偏差出现，则应当及时调整医院的绩效标准，将调整的绩效标准予以告知。

B. 定时考察科室、员工个人所定工作的目标进展情况。根据工作目标的进展情况，分析医院在绩效管理工作中是否存在需要改善的地方，若存在则考虑应该采取什么渠道改善，并且及时予以改善措施辅导。

C. 时刻关注医院员工是否存在提高知识、技能和经验的需要，若存在则及时组织相关培训，满足员工、科室和医院的发展需求。

无论是哪一种形式的辅导，绩效考核人员都应当做好辅导记录，包括各种检查记录、阶段总结等，以便为今后的绩效考评、绩效改进提供对比和评价依据。

3. 绩效考核与反馈

（1）绩效考核：是指对医院各级管理者和科室员工在一定期间内岗位职责的履行情况、业务目标完成进度以及工作态度、能力等内容进行全面、客观、公正的评价。它是绩效管理的核心环节，能成为落实医院发展战略的工具，为医院人事改革、成本核算等相关管理工作的深入拓展创建激励平台，同时绩效考核的结果能为人事选拔、聘任及医院薪酬制度的改革提供依据，成为提升传统奖金分配工作品质的重要工具。

1）考核主体：传统绩效管理中强调员工在工作中的服从性，员工工作的目的很大程度上是为获得管理者认同，故而管理者自然而然成为员工绩效考核的考核主体，但随着管理理论深入发展，诸多学者发现仅仅依靠一个考核主体产生的考核结果未免失之偏颇，忽视员工对于绩效考核的反馈作用一定程度上也使得绩效管理无法持续改进。此外，同级之间的行为也可能会对组织内其他成员产生影响，绩效考核时应当考虑这种相互作用与依存的关系，因此结合医院实际，在医院中绩效考核主体最好能够包括被考核者的上级、同级、下级、患者等组织内成员及被服务对象。

2）考核周期：一般来说，医院的考核周期与设定的绩效考核指标、行业特征、职能分类、绩效管理目标设定完成时间等因素相关，故而考核周期需要根据不同的考核指标以及不同职位而定。

医院绩效管理考核周期可分为月度绩效考核、季度绩效考核以及年度绩效考核等。需要注意的是，绩效管理考核工作的开展需要医院各科室部门投入更多的时间和精力，过于频繁且过于宽泛的绩效考核工作反而加重各科室部门的工作量，耗费大量人力物力，进而起到负向作用；而时间间隔过长的绩效考核则难以起到监督管理、持续改进的作用，无法充分发挥绩效考核的"指挥棒"功能。

从不同指标举例来说，对于工作量、临床路径、病历质量、医疗纠纷、患者和员工满意度等服务类型指标可以采取周期较为短的月度（季度）作为考核周期，在短期内充分调动员工积极性，起到及时激励及时纠偏的功能；那么对于科研、教学等这些结果产出相对漫长，忌讳急功近利的事项，其考核频率主要以年度（半年）的绩效评价周期为主。

从不同职位来看，对于医院决策层的考核主要在于医院战略目标实现，实际上这是对于整个经营与管理状况进行全面系统考核的过程，短期内难以取得成果，故而对医院决策层的考核周期需要适度放长，多采取半年或者一年考核一次的做法；而医师、护士作为医院战略目标实施的具体执行者，一般来说应当尽量缩短考核周期，以便及时对他们的工作进行认可和反馈。

3）考核方法：医院在绩效管理评价时一般采用目标参照法、扣分法、区间法、加分法和比较法这几种通用的评价方法（表 3 - 15）。

4）常见误区：受到考核主体的主观性影响，即使医院绩效考核方案制订再严谨，仍不可避免地会出现有所偏倚的情况，从而影响绩效管理实施的效果。这些考评的误差主要有以下几类。

表 3 - 15　医院绩效考核方法

方法类型	具体含义	计算方法
目标参照法	以每个科室实际完成的工作结果，将其与指标目标值进行比较，并将比较系数乘以 100 转化为指标得分；该方法可以超过满分	趋高指标（正向指标） 指标得分＝实际值/目标值×100 趋低指标（反向指标） 指标得分＝（2－实际值/目标值）×100

方法类型	具体含义	计算方法
扣分法	以每个科室实际完成的工作结果，将其与目标值进行比较，并根据设置的评分标准对指标进行扣分；该方法不会超过满分	趋高指标（正向指标） 指标值≤目标值：指标得分＝满分－（目标值－实际值)/扣分量×扣分分值 指标值＞目标值：指标得分＝0 趋低指标（负向指标） 指标值≥目标值：指标得分＝满分－（实标值－目标值)/扣分量×扣分分值 指标值＜目标值：指标得分＝0
加分法	以每个科室实际完成的工作结果，将其与目标值进行比较，并根据设置的评分标准对指标进行加分	趋高指标（正向指标） 指标值≥目标值：指标得分＝满分＋（实标值－目标值)/加分量×加分分值 指标值＜目标值：指标得分＝满分－（实标值－目标值)/加分量×加分分值 趋低指标（负向指标） 指标值≤目标值：指标得分＝满分＋（目标值－实际值)/加分量×加分分值 指标值＞目标值：指标得分＝满分－（目标值－实际值)/加分量×加分分值
区间法	根据目标值的区间范围，设置几个连续区间并赋予对应的得分标准。当指标值落在不同的区间时，按照所在区间的评分标准进行指标分数评定	—
比较法	根据每个科室完成的工作情况，以完成情况最好的部门为基准，对指标进行评分；该方法不会超过满分	趋高指标（正向指标） 指标值最高科室（完成最好的科室）的指标得分＝满分 其他科室的指标得分＝满分×指标值/同类科室最高值 趋低指标（负向指标） 指标值最低科室（完成最好的科室）的指标得分＝满分 其他科室的指标得分＝满分×同类科室最低值/科室

A. 晕轮效应：即考核主体"以点概面""以偏概全"。考核者对被考核者某一绩效要素评价较差，就会导致考核者对该被考核者其他绩效要素的评价也较差；反之如果对某一绩效要素评价较好，也会出现整体评价结果向好的情况。

B. 个人偏见：是指考核者在进行绩效考核时，对于自己持有偏见的被考核者会给予较低的评价；反之，对于和自己关系较好的被考核者则给予较高的评价。

C. 近期行为误差：即员工在绩效考核近期的表现对其在整个绩效考核期间的表现起到直接的、决定性的影响，近期内所犯的过失行为因为时间原因被考核者放大，从而造成整体考核结果偏差。

D. 对照效应：是指考核者在评价某一绩效异常者时，该绩效异常者相邻的前后被评价者容易受到比照影响，从而导致绩效评价结果产生误差。比如某位被考核者绩效异常好，那么在对比之下后一位被考核者的绩效可能就会被低估。

为避免出现以上误差，医院需要重点注意：①设定长短适宜的考核周期；②参考、利用绩效辅导实施过程中的客观绩效记录；③考核者进行同质化培训；④公开绩效评价过程和评价标准。

（2）绩效反馈：就是将绩效考核的结果反馈给被考核对象，并对被考核对象的行为产生影响的过程。绩效反馈是绩效管理工作的关键一环，能否达到绩效管理的预期目的，取决于绩效反馈的实施效果。绩效考核的目的是使员工了解业绩目标与所属单位之间的关系，反馈考核信息，促进员工发展。当员工意识到自身的优点与缺点，并清楚如何提高自己技能和素质时，绩效考核的目的就达到了。显而易见，绩效反馈在这个过程中起到了极为重要的作用。

1）反馈原则：

A. 客观性原则：绩效反馈的数据应以考核周期以及可比期间的客观经济和工作量数据为基础，运用一系列科室的统计和财务分析方法来公允、客观地反映出科室的运行状况和个人的绩效水平。

B. 充分、适当性原则：充分性是指绩效反馈数据的数量，适当性指绩效反馈数据的质量，绩效反馈的评价结果数据在数量和质量方面应至少能够反映出科室和个人在考核周期内的经济效率、工作效率以及其他一些关键性状况。

C. 易于理解性原则：绩效评价所运用的方法包括财务和统计学等相关的专业性方法；指标数据既包含工作量指标，又包括经济效率指标；评价结果可能运用一些专业性的陈述。由于医院科室管理人员及医疗工作者可能并不具备财务或者统计学的专业知识，他们所需要的绩效反馈数据信息一般应易于理解和通俗易懂，因此，绩效反馈信息的陈述应坚持易于理解性原则。

D. 关键性绩效指标原则：绩效反馈的指标数据应具有一定的代表性，并不要求所有的绩效评价指标都反馈到科室和个人，绩效考核主体首先应对反馈数据进行筛选，选择出关键性的业绩指标，尽可能地通过较少的关键性指标反映出科室和个人较全面的绩效水平，以免造成指标臃肿，科室和个人难以发现重点改进绩效水平。

E. 及时性原则：绩效反馈的时点选择非常重要，时间过长，科室和个人已经淡忘了过去工作，绩效结果不能发挥鼓励或惩戒作用，造成绩效结果与科室和个人行为脱节，不能有效地发挥绩效反馈的作用。及时的绩效反馈可以让科室和个人在第一时间发现科室或个人绩效的不足，并迅速地采取适当的方法来进行纠正或弥补，从而减少因低绩效水平运行而造成的经济损失，进而提高整个运行周期内的绩效水平。

F. 可比性原则：提供给科室和个人的绩效反馈数据应具可比性，即与上期数据的可比性和与同期前一阶段的可比性，从同比和环比两方面都能够有助于科室和个人进行客观地比较和分析，从而有效地改进绩效。

2）反馈形式：医院绩效反馈形式的选择非常重要，运用得好可以达到绩效反馈的作用，否则会适得其反。医院绩效反馈形式一般分为直接反馈和间接反馈，直接反馈是把绩效考核结果直接告知科室和个人，包括书面反馈和面对面反馈两类，间接反馈是把绩效考核结果运用到科室和个人的奖惩以及个人评先和晋升等事项中。

A. 书面反馈：是把绩效考核结果直接以绩效信的方式告知科室和个人，针对医院决策层或主要管理人员则采用书面反馈的形式，书面反馈具有简单、直接、信息准确等特点，适用于常规绩效考核结果的反馈。书面反馈应包括一般绩效考核指标信息、绩效考核时间、绩效考核标准、绩效考核结果以及简要分析和建议。

B. 面对面反馈：是将绩效考核结果通过面对面的形式直接告知科室或个人，针对医院决策层或主要管理人员则采用直接面对面汇报的形式。面对面反馈可以采用与科室经营管理者或个人面谈的方式，绩效考核部门也可以采取培训授课讲解的方式将绩效数据反馈到科室和个人。

C. 间接反馈：是把绩效考核结果运用到对科室的奖惩、评优和对个人的奖惩、评选先进、晋升等事项中，相对于将考核结果直接告知科室和个人而言，从一定意义上讲，间接反馈更直接体现了医院绩效考核结果的作用和意义。

医院绩效反馈的是一个不断创新和发展的系统，由于医院的快速发展，其外部经营环境复杂多变，内部经营需求更加多样化，这就要求绩效反馈应为适应医院发展的需要而不断地进行改善。

在医院绩效反馈改进的过程中应注意以下几方面：①始终坚持绩效反馈的原则性；②深化绩效反馈指标的创新和发展，根据新的需求提供新的指标数据；③绩效反馈是医院绩效管理的重要组成部分，绩效反馈应及时适应绩效管理的新要求。

4. 绩效考核结果应用　近年来，很多医院花费了大量的人力、物力、财力实施绩效考核工作，有些也取得了比较满意的效果，但是在绩效考核结果的分析和利用上还存在思路不全面、利用不充分等现象。往往只重视通过分析考核结果反映考核对象存在的问题，没有充分将考核结果应用于绩效工资分配、绩效改进、职称晋升、岗位聘任、培训等方面，同时也忽视了通过分析考核结果反映考核体系存在的问题，从而调整考核体系，提高考核体系的合理性。绩效考核的结果应用可以分为直接应用及间接应用两个方面，现将具体内容阐述如下：

（1）直接应用：

1）员工的岗位变动、晋升：将绩效考核结果与员工的岗位变动、晋升联系在一起，将更加有利于绩效管理激励性的有效发挥。因为如果管理者只将绩效考核结果与薪酬挂钩，那么对于那些屡次成绩都不好的员工不采取岗位变动措施，会对医院造成更大的损失；对于那些成绩优秀且有才能的员工得不到晋升，那么就不会有激励作用。

通过分析长期、连续的绩效考核结果，发现员工工作态度、业务能力、性格爱好、知识水平等方面的特点及与其岗位不适应的问题，作为员工岗位变动的重要依据。选出连续绩效比较好和比较稳定的员工，作为后备力量，再有目地进行重点培养。对不适应现岗位的员工，查找原因，有计划地将其调整到新的岗位，真正做到人岗匹配、事尽其人。

对于优秀的人才，可以有计划地在各种岗位之间进行轮换、交流，以培养员工全面的才干。首先，根据临床、行政、后勤等不同岗位对能力、业绩高低要求的不同，分为若干个等级，勾画出每一个岗位的晋升路径和晋升时限，形成一个立体的晋升体系，使员工能随着自己绩效水平的不断提升，及时晋升到适合自身发展的岗位。其次，实行员工岗位轮换。绩效考核结果优秀的员工的晋升不再仅仅是表现在地位上的变化，更多的是工作中岗位资格的积累，为绩效优异者铺就一条成功之路。再者，以绩效考核结果作为竞争上岗和提拔使用的资格，只有绩效考核结果靠前一定范围内的人员才能获得此资格。通过绩效考核，使岗位之间的晋升有了量化的考核数据，增加公平性。只是要注意根据职位的不同需要侧重不同的评价内容、权重进行分析和评价。

2）绩效薪酬分配：将绩效考核结果与绩效薪酬挂钩，这种应用是比较简单和直接的，是医院实施绩效考核的目的之一，也是容易对绩效管理产生理解误区的主要原因。在医院中，绩效薪酬不仅能满足员工的价值感，在很大程度上还能影响一个人的情绪、积极性和能力的发挥。此类应用会对绩效考核结果的真实性和有效性提出更高的要求，如果绩效考核达不到上述要求，那么就会引起医院内部员工的不公平感，从而影响绩效管理的效果，使绩效管理起不到应有的作用。

在实际操作中，短周期内将绩效考核结果用于绩效薪酬发放，体现出对员工的短期性激励，包括月度（季度）绩效、单项奖和年终奖等。绩效薪酬的发放要基于绩效考核，根据科室或员工绩效计划完成情况即绩效考核结果进行绩效薪酬的分配。使员工个人奖金的分配额度与个人绩效和科室绩效挂钩。这样使员工关注个人绩效，也关注科室和医院绩效。通过绩效考核，使同级岗位薪酬拉开距离，甚至薪酬能够超过上一级岗位或低于下一级岗位。根据绩效考核结果计算绩效薪酬可以按照以下方法进行：①医院根据各科室绩效考核成绩，对科室进行绩效发放。②各科室根据每位员工的绩效考核成绩，进行科室内部绩效的二次分配。

（2）间接应用：

1）教育培训：对绩效考核结果进行分析、总结和归纳，找出考核成绩不好的原因，对产生不良绩效的原因进行再分析，找出员工、科室和医院在哪些方面还有差距，针对这些差距提出一些培训需求，这样绩效考核结果的应用才具有实用价值，绩效管理的目的才能得到很好的实现。

对员工的培训可分为奖励性培训和强制性培训两种。对于绩效考核结果优秀的员工，进行奖励性培训，如提供进一步进修机会等，作为一种福利待遇，费用由医院全部承担。培训提高了员工业务能力和技能水平，提升了他们自身的竞争力和价值。对于绩效考核结果较差、自身条件与科室和岗位要求有差距的员工，进行强制性培训，培训期间既可以降低员工的待遇，也可以考虑由员工自己承担全部或部分费用，规定其在一定的时间内达到上岗需要的条件。例如，对业务能力不足的员工，可以通过有针对性的技术培训，开发员工的潜力，提高其工作能力；对管理能力不足的员工，可以组织其参加各种形式的管理知识培训，或参加更高层次的学历教育，以期不断提升其管理能力。同时要注意通过下一阶段的绩效考核结果来对培训工作的效果进行检验，及时校正培训计划，组织针对性更强的培训活动，提高培训的有效性，切实提高员工的素质。

2）个人职业发展规划：每一位员工在实现医院整体目标的同时，也在实现着自己的职业目标，勾画和实践着自己的人生轨迹。员工可以通过绩效考核结果不断进行自我分析，找到自身的优缺点，并据此制定出一套适合自身发展的规划，为个人职业发展提供依据和目标。

通过绩效考核的导向和牵引作用，以及考核结果的运用，一方面强化员工对医院价值取向的认同，通过把员工个人的职业发展规划纳入医院目标体系，使医院和员工个人之间达成方向上的一致，使员工个人职业生涯在医院内和谐、有序发展。例如在本科室绩效考核结果名列前茅的员工，才具备评选先进、优秀人才和技术职称的资格，优先享受外出培训、学习和休假的机会。在评选为先进、优秀人才之后，如果年度绩效考核成绩较差，取消其相应的资格和相关待遇。另一方面通过为员工提供包括晋升机会、奖金、福利、培训、荣誉等在内的多元的价值分配形式，推动员工个人的职业生涯快速发展，进而反作用于医院整体目标的实现，绩效考核结果就能真正发挥它的作用了。

3）医院管理：以绩效考核为基础，通过对部门、员工绩效考核结果动态、连续和完整的分析，可以发现医院在管理方面存在的问题。首先，医院发展规划要基于医院长期发展愿景和战略目标，要具备实现战略目标所需的策略和行动方案；其次，医院绩效管理体系要符合医院发展需要，要有科学的绩效管理机制和程序；最后，绩效管理要通过实时监控和有效评估，保证医院管理水平不断提升。

医院绩效考核结果应用是医院绩效管理的重点，必须要建立完善的绩效管理常态运行机制，创造有利于结果应用的基本条件，包括健全职工动态管理机制和考核分配体系等。同时应根据医院实际应用情况制定一些具体方法，建立起相关制度和流程固定下来，绩效管理就能在医院真正起到激励、约束和导向作用。

三、战略绩效管理工具

管理大师彼得·德鲁克（Peter F. Drucker）在《公司绩效测评》书中曾提到"没有度量就没有管理"。随着"国考"政策的出台，公立医院一方面要落实功能定位，保证公益性，另一方面还要调动广大医护人员的积极性，实现社会效益和经济效益的平衡。在此医改背景下，医院管理者必须将重心转向绩效管理，各种绩效考核工具也在医院应运而生。

（一）平衡计分卡（BSC）

1. 概述　20世纪90年代初，哈佛商学院的罗伯特·卡普兰（Robert Kaplan）和美国复兴全球战略集团创始人戴维·诺顿（David Norton）首次提出了平衡计分卡（balanced score card，BSC）这一概念，指出企业应围绕关键成功因素选择绩效指标，而关键成功因素应基于企业战略目标选择和制订。平衡计分卡的核心思想是帮助企业把自身的宏观战略目标分解到每一个部门，甚至是每个部门里每一个员工，让员工把自己日常所做的工作与企业的宏观目标发生联系，明白自己的工作对企业的最终目标会有什么样的影响。因此平衡计分卡不仅仅是绩效考核的工具，还能成为组织进行战略管理的工具。

具体来说，平衡计分卡将组织业绩评价划分为财务、客户、内部流程、学习与成长4个维度，建立起以组织战略为导向的绩效管理系统。4个维度具体情况如下：

（1）财务维度：财务作为企业开展运营的前提，合理设计财务指标能够帮助企业获取最大利益，在战略发展中占据了重要的位置。与其他指标相比，财务指标是开展绩效管理指标体系的基础，在指标设立时，企业必须要对成长、盈利以及价值3个方面提高重视，加大企业收入增长和成本的管控，选取指标中的毛利率和净利润，为此来保证企业的持续发展。在进行项目投资时，必须要严格遵从经济附加值作为评价指标，并在选择指标时，重点观察是否符合企业的战略发展要求。

而对于医院财务层面可以延续现有指标体系中的费用控制、经济管理、成本效率等方面的指标，结合评价角度与评价维度的调整，重新对其进行梳理与分类。根据科室人员的职责不同、强度不同建立灵活的人员配置，设立相应的考核指标，减少非必要支出。根据新设备和项目开展情况，进行可行性论证，合理核算成本，减少非必要成本损耗，将成本核算合理计入科室绩效。后勤采购方面，根据医院内部要求，根据社会形势，多方向、多渠道合理招标采购。

（2）客户维度：客户群体是企业获取利润的源头，在进行客户维度指标设计前，首先要对经济市场进行划分，进一步明确目标客户。在选择客户维度指标时，企业应从概括性和驱动性两个指标角度出发，将客户的满意度和市场份额作为第一指标，将品牌形象和工程管理等用来推动和保持概括性指标。与此同时，企业应在第二指标的基础上，保持住客户对企业的信任，并紧跟市场经济脚步，不断扩展新的客户群体，向目标市场展现自身的优势和价值。

在医院层面，客户维度指标要围绕患者的满意度来设计考核指标，除要考虑医院及科室宣传、诊疗质量、服务体验、复诊数量等基础考量因素外，也要增加科室对于疾病科普及宣传教育的多渠道沟通方式，简化就诊流程，提高就诊服务体验，加强快速有效的投诉及反应机制，为患者提供满意的医疗服务。

（3）内部流程维度：内部流程是提高企业业绩水平的重要途径。战略目标的实现是建立在公司内部流程的顺利实施基础上，客户群体的满意程度也关系到内部流程的实施情况。对于企业来说，内部流程是从客户的角度出发，从确定客户需求、确认市场、开发产品、生产以及提供产品等环节，来研究满足客户需求的技术，提高对于客户的服务质量。

在正常的医院建立的内部运营机制基础上，随着科学技术的革新，在医院发展过程中加入互联网元素已经成为大势所趋，搭建互联网平台是加快医疗资源流动，促进分级诊疗实现的有效途径。在现行的绩效评价体系中，尚未设置该方面的指标，在资源管理平台、信息共享平台、居民健康信息大数据等方面结合绩效考核工作可以加以引导，增设信息系统建设方面的评价指标，鼓励创新服务方式，探索高科技诊疗手段，使医疗资源以最便捷的方式发挥最大的效益。

结合健康中国战略来看，公立医院在健康中国战略的实施过程中，为人民群众提供全生命周期健康服务是一项工作重点，其中重点慢性疾病防治是重中之重，在今后工作中应当加大力度促进稳定健康环境形成，加强防治措施和相关政策的协同性。据此，可在后续的评价体系中加入疾病与健康管理方面的指标，具体可以细分为健康理念普及、高危患者的早期筛查、重点慢性疾病预防干预等内容。

国家卫生健康委要求公立医院沿着公益性的轨道发展，指明"医院要把社会效益放在首位"，健康中国战略中也包含进一步加强公共卫生服务体系完善等一系列公益性目标。公益性主要表现在社会责任上，具体指公立医院应当积极落实党和政府下达的指令，并受政府管理与监督，承担起向公众提供医疗保障服务的责任。具体考虑从援外援疆援藏援宁工作、对口支援帮扶和紧急救援、提供疑难重症医疗服务贡献度等方面进行设置，以体现工作中的重点，调动公立医院的积极性。

（4）学习与成长维度：人员的工作效率和企业的效益有着密切的关联，其学习和成长维度的指标则是促进其他维度工作前进的动力和方向，不管是在内部流程实施、客户群体服务以及财务收益的结果都必须建立在优秀员工的基础上。在选择学习成长维度指标时，首先要详细了解企业员工的满意度、流失率，并要充分考虑员工培训、技术基础和企业文化指标。

医疗服务能力是医院的核心竞争力。在学习与成长维度，合理化构建科室的人员梯队建设，根据每个人员的业务能力和创新能力，给予相应的人员培养。将科室人员的课题立项、SCI文章数、核心期刊数、新技术新方法的开展情况，对"新医改""健康中国"等国家政策的把握和实施等相关内容纳入绩效考核指标的设立中。提高医院内部活力，增强医院的发展潜力和发展动力。

想要充分发挥出平衡计分卡在绩效管理中的优势，就必须要制定一个明确战略发展目标，只有明确了目标和发展战略，才可以根据部门实际情况，合理运用平衡计分卡，制定出相应的衡量标准。首先，以发展战略和单位目标为基础，充分调动内部员工的工作热情和积极性。其次，观察单位内外部环境的可利用因素，为单位获取更高的业绩，合理运用一切人力、物力资源，时刻关注市场变动形势，根据市场变化情况展开深入分析，并制定相应的优化措施。不断提高自身竞争实力，确保在竞争激烈的市场竞争中占据有利位置，从而获取更好的经济效益。只有通过这样的方式，才能够帮助单位或部门结合实际情况，制定出符合自身发展的企业目标和战略方案。

平衡计分卡强调保持财务、客户、内部流程、学习与成长4个维度之间的协调与统一，追求财务与非财务衡量方法之间的平衡、长期目标与短期目标之间的平衡、组织外界与内部之间的平衡、运营结果和工作过程之间的平衡等多个方面。同时各个层面相互促进，学习与成长层面作为基础取得进步以适应经济、社会变革和发展，有效推动内部流程的改善，更好地满足顾客需求、提升顾客价值，最终使得组织实现收入的增长，而良性的平衡计分卡又可以为员工的成长提供资金，以此形成完整的逻辑闭环（图 3-3）。

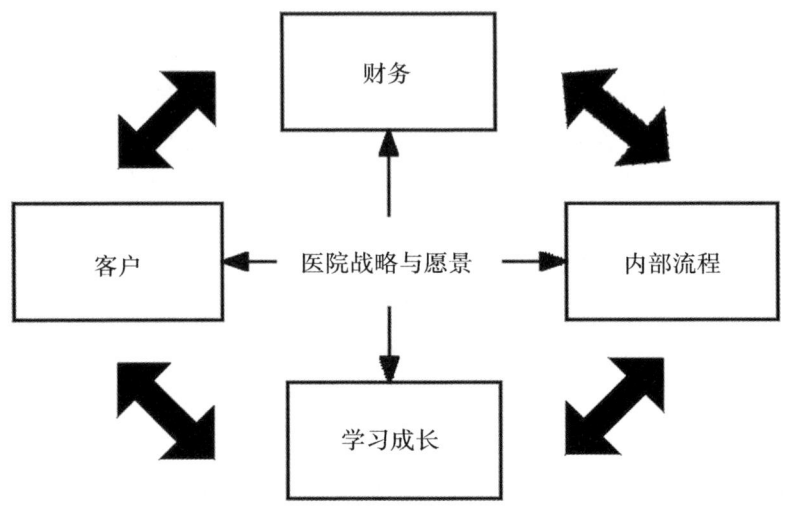

图 3-3 平衡计分卡思维度示意图

平衡计分卡最早在发达国家的医疗卫生领域成功应用。1996 年美国杜克儿童医院是第一个成功应用平衡计分卡并取得了良好效果的医疗机构。加拿大安大略皮奥纪念医院在实施平衡计分卡之后，患者满意度从 89% 上升到 95%，随后这个绩效考核工具逐渐被英国、瑞典、加拿大、澳大利亚、新西兰等国家的医疗卫生领域应用。平衡计分卡引入中国比较晚，在医疗卫生领域的应用仍处于探索阶段。台湾地区是我国最早在医疗卫生领域引进并实施平衡计分卡绩效考核体系的地区。2002 年，台湾马偕纪念医院最早在医院绩效管理方面引进平衡计分卡工具，随后台湾荣军总医院和长庚医院也先后运用 BSC 进行医院绩效考核，均取得了明显成效。平衡计分卡之所以对医院的绩效管理产生了重要影响，一个十分重要的原因是其构建了财务与非财务指标平衡的绩效考核体系。公立医院是非营利性组织，利用平衡计分卡工具进行绩效考核，有助于公立医院实现功能定位，突出患者、员工以及内部流程的重要性，最终实现社会效益和经济效益的平衡。

2. 基本要素　依据各责任科室分别在财务、患者、内部流程、学习与成长 4 个维度设计的可具体操作的目标，设置对应的绩效评价指标（表 3-16），这些指标不仅与医院战略目标高度相关，同时兼顾和平衡了医院长期和短期目标、内部与外部利益。

表 3-16　××医院平衡计分卡指标

维度	关注点	指标库
财务	成本在收入中的占比、资产利用率	收支结余、营业收入中药品占比和材料占比、百元固定资产营业收入、人均产值、每职工出院人次/门诊人次
患者	费用评价、诊疗效果	患者满意度、患者投诉率、社会满意度、门诊次均费用、住院次均费用、医疗赔偿率、新增住院患者

维度	关注点	指标库
内部流程	医疗质量、医疗效率	诊断正确率、新型诊疗技术应用情况、辅助检查正确率、平均住院天数、四级手术占比、甲级病案率、院感指标、病历合格率
学习与成长	职工培训、医院文化	专利数量、继续教育学时、专业论文数量、学历职称结构、继续教育及学术活动举办次数

3. 优势与局限性

（1）优势：

1）通过平衡各方面的评价指标进一步实现了绩效的准确性。平衡计分卡的核心是平衡，它主要通过平衡企业长期目标与短期目标、财务指标和非财务指标、结果性指标与动因性指标、企业组织外部群体与内部群体之间、领先指标与滞后指标之间 5 个方面的关系，从而实现了业绩评价的准确性。

2）通过平衡各方面的利益关系实现了利益协调，强化了沟通理解和激励机制。平衡计分卡通过解决 4 个方面的问题从而从 4 个不同的方向关注企业的业绩。这样的一个综合评价体系兼顾管理者、员工、患者 3 个群体的关系，力图实现 3 个群体的利益最大化。对于管理者而言，通过对财务、患者、员工方面的掌握，了解医院的运转状况。对于员工而言，通过学习和工作，成果得到客观展示，从而激励了他们努力工作并成长。对于患者而言，通过表明意愿，促使医院改进服务方法，从而最终有利于患者本身。

3）通过平衡各方面的要素，提高了医院的整体管理水平。乍一看来，平衡计分卡所涉及的四大要素之间并无直接的联系，然而，这四大要素都是医院发展的关键要素。财务指标反映出医院的经营状况，患者状况则通过满意度等指标反映出医疗服务的优点与不足，内部流程方面和学习成长方面则反映出员工的工作状态及素质提高状况。通过对这些方面的综合掌握，医院各个方面的状况一目了然，节约了管理者的调研时间，提高了医院管理的整体效率。

（2）局限性：

1）管理素质要求过高：平衡计分卡评价法涉及中、高、低层的各级管理层，要求高层管理人员也就是决策层能够具备高度的制定和分解战略的能力，以制订和规划战略远景计划及短期目标计划。同时，要求中、低层管理人员具备高度的执行和沟通能力以能够切实领会和贯彻战略计划和近期目标计划。对于大多数并非由专业管理者转型的公立医院管理人员而言，这是一个巨大的挑战。对于管理人员素质要求的高门槛使得部分医院难以采用这一评价方法。

2）实施工作量大：平衡计分卡需要将财务、患者、内部流程及学习与成长 4 个方面的数据集中形成报告，从而涉及较多指标，仅仅数据采集一项，就相当于原来单项评价方法的 4 倍。另外，平衡计分卡的战略指标与其他各项指标之间缺乏直接的相关性，以至于平衡计分卡的创始人都认为："要积累足够的数据去证明平衡计分卡各指标之间存在显著的相关关系和因果关系，可能需要很长的时间，可能要几个月或者几年。在短期内管理者对战略影响的评价，不得不依靠主观的定性判断。"这就需要医院长期对数据进行采集，并根据经验进行界定从而形成标准。巨大的工作量会耗费掉医院部分的人力物力，也成了阻碍平衡计分卡实施的一个因素。

3）指标难以量化：在平衡计分卡的 4 个方面中，除财务指标外，其他 3 个方面的指标都是较为抽象的，难以用具体数据进行衡量和界定。如在员工的学习成长中，员工的学习以什么来界定？什么样的指标说明了员工的成长？这些都不可能用具体的数字来说明，因而在实施过程中，正确量化这些方面的情况形成不小的挑战。

4）战略战术结合较难：平衡计分卡强调以远期战略目标作为企业发展的核心，以近期战术目标作为支撑战略目标的手段，设计结构看似完美无缺。实质上战术目标的实施有时并不以人的意志为转移，4 个方面的实施和完成情况也是参差不齐，战术目标不能按期实现往往阻碍了战略目标的如期实现。同时，战略目标的制定具有前瞻性，并不一定切合实际，有时是好高骛远，有时则是要求过低，战略目标制定得过高或过低也会相应影响战术目标的实施。而平衡计分卡虽然以战略远景为核心，而且有部分企业甚至将其作为战略管理手段，但它归根结底仍然是一种反映医院经营状况的指标，因而建议医院更多地作为评价手段而非战略制定手段。

4. 实践应用

（1）分析绩效管理现状：某大型三甲医院（S 医院），采用收支结余计奖模式进行奖金分配，它改变了计划经济时代的"大锅饭"模式，将科室的医疗服务收入的百分比按不同比例进行提取，多劳者多得，并将收入与考核结果直接挂钩。该模式在医院发展初期发挥了巨大作用，但它偏重财务指标，这种以经营收入为先的管理理念影响了医院的公益性和自身发展。

近年来随着医院的进一步发展，一些"卡脖子"问题日渐明显：①医院公益性日趋薄弱。随着政府财政补偿日趋减少，S 医院逐步脱离财政、自主营收，主要依靠医疗服务收费和药品加成收入。变革初期医院得到了发展，收入增加提高了员工的积极性，但经过十几年的发展形成了以经济效益为先的价值观，社会公益属性日趋薄弱。②绩效计划落空。S 医院的战略目标是建设"优质、低耗、高效"的现代化公立医院，原有绩效模式单纯以经济效益作为唯一衡量标准，发展严重依赖手术科室，致使每年绩效计划变成一纸空文，战略目标仅剩一句口号。③绩效考核标准主观性强。管理层制定绩效考核标准时，直接照搬政府考核公务员的方式——按"德、能、勤、绩"4 个方面进行考核。它既未与医院战略目标结合，也不和科室经营策略相匹配，随意性强、不明确、不可量化。医师、护士、行政管理人员乃至后勤保障部门都使用一样的考核标准，考核结果无可比性，更无应用价值。为变革绩效管理模式，S 医院启动绩效管理改革，建立以 BSC 原理为指导思想的综合绩效管理体系。

（2）绩效管理体系构建前准备：

1）调整组织架构，成立运管部：S 医院旧有组织架构为传统的垂直结构，存在层次重叠、冗员多、组织机构运转效率低下等弊端。为保障绩效管理改革顺利推进，医院管理层首先调整组织架构，推行大部制。减少管理层次、压缩职能部门，使医院管理工作更有效率、富有弹性。成立运营管理部全面统筹绩效考核工作，形成合纵连横的扁平式结构（图3-4）。

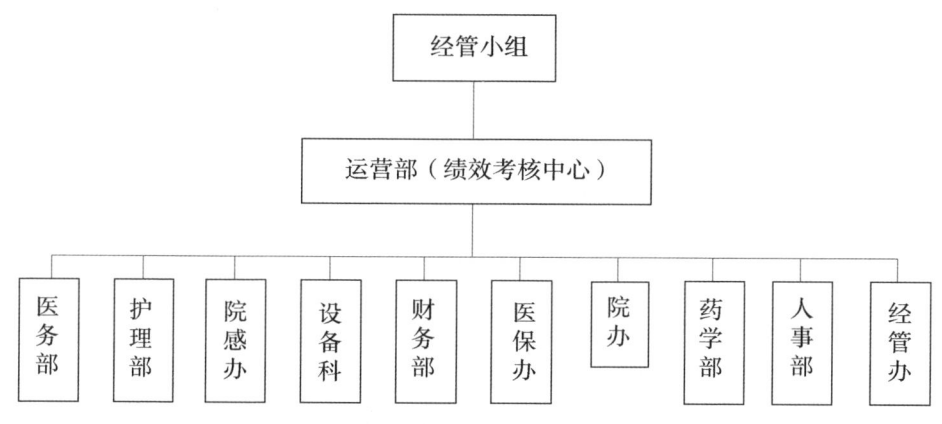

图3-4 S医院绩效管理组织架构图

2）提供计算机应用支持，成立信息中心：BSC所涉指标的统计和分类必须依靠信息系统，绩效管理体系的构建也必须依赖信息化，信息化建设不完善往往成为医院绩效考核实施的掣肘。S医院为化"短板"为优势，启动医院计算机中心建设项目，为绩效考核做数据储备。

3）提高员工积极性，进行投入式改革：投入式改革，即增加分配总量，侧重增加对付出更多劳动的员工的分配，让绩效工资（奖金）在总人力成本中所占的比例提高，降低固定收入部分。S医院反复核实员工收入的基础数据，确保新的方案使绝大多数员工收入升高，以降低改革风险，使大部分员工能接受并拥护改革。

（3）形成战略性绩效考核体系：

1）关键绩效考核指标关联表：S医院的战略目标是建设"优质、低耗、高效"的现代化公立医院，医院通过绩效考核推动组织目标的实现。根据绩效考核设计框架和原则，运营部选择关键绩效指标，根据关键绩效指标形成绩效考核体系相关专项工作落实表（表3-17）。

表3-17 S医院关键绩效指标与战略目标关联表

战略目标	关键绩效指标	现状	工作实施
优质	外部评价：满意度、投诉-服务质量	无	启动医院服务提升项目
	内部评价：诊疗质量	有，但分散在各个职能部门	建立年度第三方满意度及月度各科室满意度调查，将外部与内部评价由医务部牵头整合，统一发布与整改

战略目标	关键绩效指标	现状	工作实施
低耗	平均费用	9 500 元	降至 9 000 元
	可变成本：药品	49%	逐步下降，第一期到 47%
	可变成本：耗材	8%	清除不合理耗材
	固定成本：人力	收支结余下的可变成本	计划转为基于核算收入的固定成本模式，人力资源体系建设
	固定成本：其他	分摊法	不变
高效	门急诊人次	有	进行门诊、出入院、麻醉手术流程改造和优化，建立科室运营信息化报表（含成本）
	出院人次	有	
	手术人次	无	
	平均住院日	无	

2）BSC 维度指标选取：遴选院内各岗位权威人士，组成专家组初拟 BSC。在初拟的 BSC 中共分成 4 个维度、3 个指标层级，其中学习与成长维度暂时空缺，医院基于两方面的考虑：①S 医院绩效管理刚刚起步，经验和人、财、物力有限，加之前期的战略部署中学习和成长维度不处于战略地图的核心层；②相关的管理体系没有构建好，如主诊医师制度、护理进阶制度、后勤岗级制度等仍在起草阶段，在制度和体系未搭建起来时设计该维度没有任何意义。

依据战略目标，进行个性优化（表 3-18）。从医院实际情况出发，本着绩效考核易于理解，便于使用的目的，进行了 3 个方面的变化。①变 4 个维度为 3 个维度，将三层化为两层。为了让绩效考核能忠实地呈现战略目标，医院重新将 BSC 划分为效率、效益、质量 3 个维度，指标通过"战略层-关键绩效层"进行规划。②针对不同科室特点采取个性化考核方案。不同的科室会选取不同的指标进行考核；权重设计上，临床科室按"效率、效益、质量"分别设为 20%、30%、50%，医技科室则定为 10%、60%、30%。③部分指标通过单独立项进行管理考核。

（4）战略性绩效考核的流动性：根据国家卫生政策、组织战略目标和各科室的运营状况，医院管理层每年都会制定新的绩效考核方案。方案由运管部牵头，各职能部门参与，形成预案后与各科室沟通以后达成共识，最终形成定稿，由院办公会通过后开始执行，完成年度方案的 PDCA 循环。日常管理中，每一项指标都有相应的制度文件或管理办法，其指标分解到各科室，通过月度考核工作总结形成《质控简报》发布在内部网，再由科室考核到科室每一位员工。

（二）目标管理（MBO）

1. 概述 目标管理（management by objective，MBO），又称"成果管理"，最早是由管理大师彼得·德鲁克在 20 世纪 50 年代提出的，被称为"管理中的管理"。德鲁克在

表 3－18　S 医院 BSC 调整结果概览

战略层		关键绩效层
效益		收支结余比、住院部药占比、门诊药占比、住院部平均费用、门诊平均费用
效率		出院量、门诊量、平均住院日、工作量、业务收入
质量	满意度	服务态度、沟通能力、主任认识率、管床医师认识率、同仁评价、投诉、违规收费、报告及时
	患者安全	麻醉手术流程管理、三级查房、总住院、危急值、输血管理、交接班、设备管理与安全
	核心制度	科内会议制度（病案讨论、医疗安全）、三级查房、病例讨论会、临床回访
	抗菌药物	DDDs、使用率、Ⅰ类切口和介入、送检率
	医院感染	院感、院感员、传染病、流感样病例监测
	质量控制	质控员、单病种、临床路径、检出率
	药学管理	合理用药、退药管理、ADR 报告表
	医生行为	病历专项点评、门诊医师管理、病案归档
	报告单审核	双签名、阳性率、准确率

《管理实践》中曾说"并不是有了工作才有目标，而是相反，有了目标才能确定每个人的工作"。目标管理就是先由企业制定、提出在一定时期内期望达到的理想总目标，然后由各部门和全体员工根据总目标确定各自的分目标，并积极主动设法使之实现的一种方法。它的管理方式是以目标为导向，以人为中心，以成果为标准，而使组织和个人取得最佳业绩。管理者通过为员工设定清晰的目标、督促员工执行目标、实施绩效评估以及后续反馈调整这 4 个步骤来对组织成员进行管理引导，推动组织成员实现共同的战略目标。

目标管理一经提出，便迅速风靡美国。当时正值二战之后，西方国家的经济刚刚从衰退复苏到快速发展，因此，为了增强竞争力，公司迫切需要采取一种新的管理方式来激发员工的工作热情，从而提升公司的整体业绩。目标管理应运而生，并且被广泛应用，它被证明可以极好地解决企业的人力资源管理问题，很快为日本、西欧国家的企业所仿效，在世界管理界大行其道。

中国从 20 世纪 80 年代初开始，在一些国有大型企业中试行目标管理方法，在前期取得一定应用经验的基础上，该方法获当时原国家经济贸易委员会推荐，作为现代管理方法之一正式向全国推广。在借鉴国外管理经验的基础上，我国管理者将目标管理办法与责任制有机地结合起来，使它在适合中国国情方面有了很大的发展，逐步创造出符合社会化大生产和社会主义市场经济体制要求，有中国特色的目标管理方法，干部任期目标制、企业层层承包等，都是目标管理方法的具体运用。目前，目标管理已被许多医院应用于绩效考核体系的构建。目标管理在满足我国医疗环境变化和医院管理实践需要的基础上迅速地发展起来，在推进医院管理的科学、有效等方面起到了巨大的作用。

2. 基本要素

（1）以人为本：MBO理论重视人的发展，强调管理活动既要以工作为重心，又要以人为中心，即应努力实现"关心工作"和"关心人"的统一。因此，管理者可借鉴其理论去指导绩效管理，不断提升以人为本的意识、素质和能力，让员工参与管理。目标管理不等同于计划管理，如果由上级直接制定、分解目标，执行员工全过程无协商、无反馈、无参与，目标很可能难以得到认同，执行力度自然会削弱。因此，目标管理法要求上下级应就制定工作的目标协商一致，共同朝着既定目标前进，形成员工和责任部门、部门和组织共赢的局面。

（2）公平考核：MBO理论的指导思想基础是管理心理学中的Y理论和心理学与组织行为学中的目标论。Y理论强调在目标明确的条件下，人们能够对自己的行为负责，鼓励用信任代替控制和监督，重视员工的各种需要和内在激励，并尽可能在实现组织目标过程中予以最大的满足。目标论认为，通过在组织系统中层层制定目标，并着重进行对目标成果的评定，可以有效地提高组织的工作效率和员工的满意度。

综合这两种指导思想的MBO理论在实施绩效评估时尤其重视过程的公允性、内部的良性竞争以及贡献的激励。考核的公平可以使每个员工充分发挥他们的潜能。原因在于当员工在被考核过程中感受到公平公正后，很大程度上会对评估结果的客观性和准确性表示信服，进而激发他们的工作积极性和主观能动性。医院中设立的绩效考核及职称晋升等内部机制，实际上是对员工实现组织目标过程中予以的满足，让每个员工意识到都有同等机会实现自己价值的同时为医院创造更大的价值。因此要重视考核过程中存在的不足并及时解决。

（3）协调一致：目标管理法在实施过程中要遵循两个"统一"原则。①方向统一原则：由组织目标分解成部门目标、个人具体目标过程中，必须确保各目标的一致性；②进度统一原则：各分目标紧密相关，一个分目标的落后、偏离导致总目标的失败，因此分目标执行的步调、速度、方向必须协同一致，一步步实现组织使命和目标。

当前，医院内部绩效管理可以以目标管理方法为依据，制定合适的绩效管理体系。根据医院预设的整体发展目标，将总目标分解为具体的子目标分派至各个科室部门，部门又细分至个人，使组织里的每个人都有清晰明确的工作职责；同时采用绩效考核、奖惩等方式对个体和组织的目标完成情况进行评价，以此来督促目标完成进度及完成效果。

3. 优势与局限性

1）优势：目标管理作为一种先进的现代管理方法，具有很多传统管理所不能实现的优点。传统的管理方法常见的不足之处，如工作中缺乏规划和预期，使得工作强度的波动太大，不利于资源的有效利用，目标管理很大程度上解决了这一问题。以目标为导向，通过总体战略目标对阶段性分目标的指引，大大地减少了工作之中的盲目性和无序性，使得工作可以井井有条地开展。此外，目标管理在提高工作效率、调动员工积极性、促进团队协作等方面也都有突出的表现。在与绩效挂钩的目标管理过程中，很大程度地挖掘了员工的潜力，同时也激励和促进员工的自我进步。在通过分目标以实现总体目标的过程中，促进了整个团队的交流与协作。这种促进,既体现在上级和下级的沟通上,又体现在不同部门之间的合作上。

2)局限性:同其他的任何一种管理方法一样,目标管理同样有自身的局限性。在目标的制定和实施过程中,由于短期目标比长期目标易于分解和实现,效果也易于评价,有的时候往往注重短期计划,而忽略了长期目标的实现。这种短视性有的时候会使员工忽略长期目标,甚至采用一些急功近利的做法,为了短期目标的实现而牺牲长期的利益。目标管理只重结果,忽略了实现目标的过程。目标管理对管理层和员工都有着较高的要求,管理层必须具备相当的管理能力才能有效地引导目标管理的开展与实施,同时要求员工注重自我控制。有些目标难以制定,特别是行政后勤管理部门的目标难以量化。因而,在目标管理的整个过程中,尤其是起始阶段,可能要求进行大量的培训和推广,这又加大了成本。目标管理需要一个时间段,目标一经制定就不可能朝令夕改,一般以一个年度为目标管理时段,这也降低了管理体系的灵活性。

4. 实践应用 某大型公立三级医院(N医院)绩效管理中目标管理法的应用,在设定战略性整体总目标方面,从长期绩效目标到年度绩效目标和项目绩效总目标3个方面确定了绩效管理工作的具体目标。

(1)长期绩效目标:通常是指5年以上的目标,长期目标作为衡量绩效管理的重要工具,体现项目整个计划期内的总体产出和效果。在目标的设定上要简洁易懂,明确具体地规定目标的内容(表3-19)。

由表中可知,N医院的长期绩效目标,在目标的设计上,主要有目标名称、一级指标、二级指标、指标名称、指标值和绩效发放等影响长期绩效目标的因素。其中,目标名称可以分为长期目标01、长期目标02、长期目标03。

长期目标01中,一级指标为医疗质量,二级指标为功能定位。下设指标一为CMI,指标值为1.2;指标二为四级手术占比,指标值为35.0%,因N医院"国考"中四级手术占比基础值仅为19.2%,属于严重失分项,故而将其列为单项绩效奖励;指标三为微创手术占比,指标值为35.0%。

长期指标02中,一级指标为运营效率,二级指标为收支结构,下设指标一为医疗服务收入占比,指标值为40.0%。指标二为收支结余,指标值为2.0%。

长期指标03中,一级指标为持续发展,二级指标为人才培养和学科建设。人才培养下设指标为住院医师首次参加医师资格考试通过率,指标值为85.0%。学科建设下设指标为每百名卫生技术人员科研经费,指标值为150万元。

表3-19 N医院长期绩效目标表

目标名称	一级指标	二级指标	指标名称	指标值	绩效发放
长期目标01	医疗质量	功能定位	CMI	1.2	奖励性绩效
长期目标01	医疗质量	功能定位	四级手术占比	35.0%	单项绩效
长期目标01	医疗质量	功能定位	微创手术占比	35.0%	奖励性绩效

续表

目标名称	一级指标	二级指标	指标名称	指标值	绩效发放
长期目标 02	运营效率	收支结构	医疗服务收入占比	40.0%	奖励性绩效
长期目标 02	运营效率	收支结构	收支结余	2.0%	奖励性绩效
长期目标 03	持续发展	人才培养	住院医师首次参加医师资格考试通过率	85.0%	奖励性绩效
长期目标 03	持续发展	学科建设	每百名卫生技术人员科研经费	150 万元	奖励性绩效

（2）年度绩效目标：是以年度为单位的绩效目标评定工作目标完成情况，工作目标或绩效标准，体现出一年所达到的阶段性结果（表 3-20）。

表 3-20　N 医院年度绩效目标表

目标名称	一级指标	二级指标	指标名称	指标值			绩效发放
				前年	去年	预计当年实现	
年度目标 01	医疗质量	功能定位	CMI	0.92	0.97	1.0	奖励性绩效
年度目标 01	医疗质量	功能定位	四类手术占比	19.20%	19.10%	23.00%	单项绩效核算
年度目标 01	医疗质量	功能定位	新技术新项目开展	—	—	—	每提升一台按照单项绩效核算
年度目标 01	医疗质量	功能定位	日间手术占比	10.10%	12.20%	15.00%	单项绩效核算
年度目标 01	医疗质量	质量安全	手术患者并发症发生率	0.01%	0.01%	<7.5‰	奖励性绩效
年度目标 02	运营效率	收支结构	医疗服务收入占比	35%	38%	40.00%	奖励性绩效
年度目标 02	运营效率	收支结构	平均住院日	8.2	7.4	6.9	奖励性绩效
年度目标 03	持续发展	人才培养	住院医师首次参加医师资格考试通过率	45%	51%	80.00%	奖励性绩效

N 医院本年度不仅需要兼顾长期绩效目标，同时也要突出本年度重点发展四级手术、日间手术以及新技术项目的年度目标，并且根据重要程度给予不同程度的绩效奖励。

（3）项目绩效总目标：是指一定时期内的战略目标，包括长期目标和年度目标的内容，总目标是实施目标管理的核心。根据项目绩效总目标可以发展出各类专项行动，用以进行总目标达成的支撑体系（表 3-21）。

（三）关键绩效指标

1. 概述　关键绩效指标（key performance indicator，KPI）指通过对组织内部流程的输入端（投入）和输出端（产出）的关键参数进行设置、取样、计算及分析，用以衡量流程绩效的一种目标式量化管理工具。

表 3 - 21 N 医院项目绩效总目标表

名称	目标说明	支撑措施
长期目标01	落实三级公立医院功能定位,提升四级手术、微创手术及日间手术占比,降低手术并发症发生率	手术质量安全提升行动
长期目标02	提升医院运行效率,降低药耗占比、提升医疗服务收入占比,提升床位利用率,逐渐由规模型医院转化为效率型医院	学科运营指导、进行学科整体规划
长期目标03	提升医院教学工作质量,打造区域内医疗人才输送基地	住院医师规范化培训信息平台建设、师资培训活动
年度目标01	落实三级公立医院功能定位,减少本区域疑难患者外流率,打造区域内急危重症救治中心	急危重症一体化建设行动

意大利经济学家帕累托提出经典的"二八原理",这个原理适用于部门管理及员工行为管理上,可解读为部门或岗位创造价值的80%的是由20%的重要事情决定的。这20%的关键行为在绩效管理中可规划为关键结果领域(key result areas,KRA),又称关键绩效领域、关键绩效区,是指为了实现组织整体目标而不可或缺的、必须取得满意结果的领域,它是组织构建成功要素的聚集地,对组织使命、愿景与战略目标的实现起着至关重要的影响。

为了寻找合适的 KPI,组织要先基于对战略方向的理解,明确自身的 KRA,然后通过对 KRA 内容的细化、分析,定义每个 KRA 的关键成功因素,并设置相应的关键绩效指标进行衡量。

在现代医院管理中,我们常把 KPI 工具运用于绩效管理(图 3 - 5),譬如三级公立医院绩效监测指标的设置,医院目标责任书的确认等。KPI 管理工具就是通过对医院内部工作流程的输入、输出情况,从中发掘关键参数,进行取样、分析和计算,把完成80%工作的20%的关键因素找出来,然后再把 20%的关键指标进行量化设计,变成切实可行的 KPI。相比目标管理法,KPI 更加标准化,更趋向于标准值及标杆值,目标感更强。

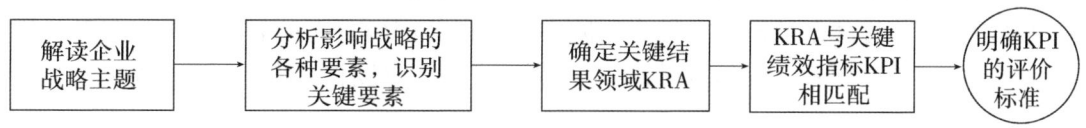

图 3 - 5　KPI 工具运用于绩效管理

2. 基本要素　医院关键绩效指标一般以 SMART 原则为指导(表 3 - 22),包括具体的(Specific)、可衡量的(Measurable)、可实现的(Attainable)、有关联性的(Relevant)和时效性(Time-bound),缺少任何一个因素都不能确定为关键绩效指标,这一原则为医院能够建立切实可行的 KPI 体系提供了保障。

3. 优势与局限性

(1)优点:应用 KPI 进行绩效考核有着独特的优点。①在 KPI 绩效考核全过程中运用大量的量化考核方式,设定具体的、可衡量的评价指标,同时对员工的工作质量与效率

表 3 - 22　SMART 原则

SMART 原则	含义
具体的（Specific）	绩效指标要切中特定的工作目标，不是笼统的，应该适度细化，并随情景变化而变化
可衡量的（Measurablce）	绩效指标是数量化或者行为化的，验证这些绩效指标的数据或者信息总是可以获得的
可实现的（Attainable）	绩效指标在付出努力的情况下可以实现，避免设立过高或过低的目标，从而使得该考核指标的设立失去意义
有关联性的（Relevant）	绩效指标与岗位职责、部门任务和组织战略目标相关联
时效性（Time-bound）	绩效指标中要使用一定的时间单位，即要设定完成绩效指标的特定期限

用量化的数据形式呈现出来，最终用定量判断的方式进行考评，量化评价方式减少了定性分析可能存在的主观臆断、考评随意的问题，让绩效考核的操作过程变得简单。②KPI 绩效考核能够对医院战略目标进行有效分解，抓住影响医院发展以及员工发展的重要指标来进行考核，不用过于详细地进行绩效考核，却也能够抓住影响医院与员工发展的因素，为医院与员工发展保驾护航。

（2）局限性：KPI 也有其局限性。①实施 KPI 绩效考核制度，为一些较为简单的工作、难以量化制定的绩效因素，制定绩效考核目标并不容易，就算制订好绩效目标，也往往是粗放的，难以深入分析该工作或该绩效因素的实际情况。②实施 KPI 绩效考核属于以考核结果为唯一准则的考核制度模式，一切以结果为准，容易忽视其他重要方面，如员工的努力、业绩的增长等，太过硬性的绩效考核制度，容易让员工产生较大工作压力，加剧企业不良竞争。

4. 实践应用　在实际应用中，KPI 往往与其他绩效管理工具结合应用以建立绩效考核方案，现以 S 市某三甲医院为例，进行 BSC＋KPI 结合绩效考核体系构建。

（1）绩效考核指标体系的确立：以公立医院绩效监测指标体系为参考，在原有的科主任月度绩效考核指标体系基础上，结合医院实际，借鉴国内外医院管理的先进经验，围绕平衡计分卡"财务、患者、内部流程、学习与成长"4 个维度初步设计与构建绩效考核指标体系。

紧紧围绕"患者满意、岗位工作量、服务质量、病种难易度、成本控制和医药费用控制（双控双降）、医德医风"等"七要素"核心内容，遵循 SMART 原则，对初步构建的指标体系进行关键指标的筛选，采用 Delphi 法和专家访谈法针对选取的 KPI 进行修改和补充，从而进一步完善该 KPI 体系。

最终确定该院科室月度绩效考核指标共 23 项，其中一级指标（KPI）6 项、二级指标23 项（表 3 - 23）。

（2）层次分析法确定绩效考核指标的权重：选用目前国内外最常用的层次分析法（AHP）来确定 KPI 的权重，并进行一致性检验。

表 3-23　S市某三甲医院科室月度绩效考核指标体系

一级指标	二级指标
患者满意度	患者满意度
岗位工作量	门急诊人次
	住院人次
	住院手术人次
	门诊手术人次
	门诊操作人次
	专家门诊人次
	专家手术人次
服务质量	门诊病历质量
	门诊预约率
	住院病历质量
	抗菌药物使用情况
	护理质量及安全考核
病种难易度	三、四级手术数（手术科室）
	疑难危重病例数（非手术科室）
	口腔门诊科室中、高级门诊手术（操作）数校正
成本控制和医药费用控制	药占比
医德医风	医用材料耗材比
	门诊次均费用
	病房次均费用
	门急诊投诉
	病房投诉
	批评投诉（含收受红包及商业贿赂等）

　　1）建立递阶层次结构模型：是指把复杂问题中的各因素通过划分相互联系的有序层次使之条理化、层次化，从而建立层次分析的结构模型。通过分析上述各绩效考核指标间的相互关系构建了二级层次结构模型。

　　2）构建两两比较判断矩阵：两两比较判断矩阵是对同一层次的各元素关于上一层次同一准则的重要性进行两两比较后构造的矩阵，其元素的值反映了人们对各评价因素相对重要性的认识。请相关医院管理专家依据构建的二级层次结构模型对各级指标进行两两比较及重要性评分，采用1~9分及其倒数的标度方法。

3）单排序和一致性检验：依据构建的判断矩阵，通过求和或方根的方法近似地来计算各判断矩阵A的最大特征值A和特征向量W，然后对特征向量W进行归一化处理，处理后的权向量即为各个指标的权重系数。

CR对判断矩阵进行一致性检验。其中CR＝CI/RI，平均随机一致性指标RI取值（表3-24），CI＝$\lambda_{max}-n/n-1$（n为判断矩阵的阶数），当CR＜0.1时，认为判断矩阵的一致性是可以接受的，CR的值越小，说明判断矩阵偏离实际情况的值越小，越接近于现实情况。

表3-24　随机一致性RI取值

一致性指标	1	2	3	4	5	6	7	8	9
RI	0.00	0.00	0.58	0.90	1.12	1.24	1.32	1.41	1.45

4）权重系数的计算及结果：

计算一级指标权重。

A. 构建一级指标成对比较判断矩阵（表3-25）：

表3-25　一级指标判断矩阵

一级指标	患者满意度	岗位工作量	服务质量	病种难易度	成本控制和医药费用控制	医德医风
患者满意度	1	2	1	1/5	1/4	1
岗位工作量	1/2	1	1/2	1/6	1/4	1/2
服务质量	1	2	1	1/3	1	1/3
病种难易度	5	6	3	1	3	4
成本控制和医药费用控制	4	4	1	1/3	1	3
医德医风	1	2	3	1/4	1/3	1

B. 计算矩阵中每一行元素的乘积：

a. M：$M_1=1\times2\times1\times1/5\times1/4\times1=1/10$，$M_2=1/192$，$M_3=2/9$，$M_4=1\,080$，$M_5=16$，$M_6=1/2$。

b. 计算M_i的n次方根$\overline{W_i}$：$\overline{W_1}=\sqrt[6]{M_1}=0.681\,3$，$\overline{W_2}=\sqrt[6]{M_2}=0.416\,3$，$\overline{W_3}=\sqrt[6]{M_3}=0.778\,3$，$\overline{W_4}=\sqrt[6]{M_4}=3.203\,1$，$\overline{W_5}=\sqrt[6]{M_5}=1.587\,4$，$\overline{W_6}=\sqrt[6]{M_6}=0.890\,9$。

c. 计算归一化指标：$W=\dfrac{W}{\sum W_i}$。$W_1=0.090\,2$，$W_2=0.005\,1$，$W_3=0.103\,0$，$W_4=0.423\,8$，$W_5=0.210\,1$，$W_6=0.117\,9$。

C. 计算判断矩阵的最大特征值λ_{max}：

$$AW\begin{bmatrix} 1 & 2 & 1 & 1/5 & 1/4 & 1 \\ 1/2 & 1 & 1/2 & 1/6 & 1/4 & 1/2 \\ 1 & 2 & 1 & 1/3 & 1 & 1/3 \\ 5 & 6 & 3 & 1 & 3 & 4 \\ 4 & 4 & 1 & 1/3 & 1 & 3 \\ 1 & 2 & 3 & 1/4 & 1/3 & 1 \end{bmatrix}\begin{bmatrix} 0.090\ 2 \\ 0.055\ 1 \\ 0.103\ 0 \\ 0.423\ 8 \\ 0.210\ 1 \\ 0.117\ 9 \end{bmatrix}$$

$(AW)_1 = 1 \times 0.090\ 2 + 2 \times 0.055\ 1 + 1 \times 0.103\ 0 + 1/5 \times 0.423\ 8 + 1/4 \times 0.210\ 1 + 1 \times 0.117\ 9 = 0.558\ 585$，$(AW)_2 = 0.333\ 8$，$(AW)_3 = 0.694\ 1$，$(AW)_4 = 2.616\ 3$，$(AW)_5 = 1.389\ 3$，$(AW)_6 = 0.803\ 3$。

$$\lambda_{\max} = \sum_{j=1}^{n} \frac{(AW)_i}{nW_i} = 6.431\ 5$$

D. 一致性检验：

$CI = (\lambda - n)/(n-1) = (6.431\ 5 - 6)/(6-1) = 0.086\ 3$，当 $n = 6$ 时，$RI = 1.24$。

$CR = CI/RI = 0.086\ 3/1.24 = 0.069\ 6 < 0.1$，判断矩阵具有满意一致性。

同理，构建各二级结构判断矩阵，按上述方法计算二级指标的权重系数，均通过了一致性检验。

其中病种难易度指标下的各项二级指标分别针对的是手术科室、非手术科室、临床及口腔门诊科室四大类科室，故不需要构建判断矩阵进行两两重要性比较，指标权重应相同；专家认为医德医风指标下的 3 项二级指标应该具有同等重要性，权重系数相同。

最后，计算各级指标的组合权重并汇总于表 3-26。

表 3-26　S 市某三甲医院科室绩效考核指标体系及权重

一级指标	二级指标	计算权重	组合权重
患者满意度（0.090 2）	患者满意度	1.000 0	0.090 2
岗位工作量（0.055 1）	门急诊人次	0.073 2	0.004 0
	住院人次	0.136 9	0.007 5
	住院手术人次	0.154 1	0.008 5
	门诊手术人次	0.151 2	0.008 3
	门诊操作人次	0.129 2	0.007 1
	专家门诊人次	0.145 1	0.008 0
	专家手术人次	0.219 3	0.012 1
服务质量（0.103 0）	门诊病历质量	0.240 6	0.024 8
	门诊预约率	0.074 2	0.007 6
	住院病历质量	0.209 5	0.021 6
	抗菌药物使用情况	0.381 4	0.039 3
	护理质量及安全考核	0.094 3	0.009 7

一级指标	二级指标	计算权重	组合权重
病种难易度（0.423 8）	三、四级手术数（手术科室）	1.000 0	0.423 8
	疑难危重病例数（非手术科室）	1.000 0	0.423 8
	口腔门诊科室中、高级门诊手术（操作）数校正	1.000 0	0.423 8
成本控制和医药费用控制（0.210 1）	药占比	0.065 5	0.013 8
	医用材料耗材比	0.414 0	0.087 0
	门诊次均费用	0.260 3	0.054 7
	病房次均费用	0.260 3	0.054 7
医德医风（0.117 9）	门急诊投诉	0.333 3	0.039 3
	病房投诉	0.333 3	0.039 3
	批评投诉（含收受红包及商业贿赂等）	0.333 3	0.039 3

（四）目标与关键成果法

1. 概述　目标与关键成果法（objective and key result，OKR）是指组织针对结果对目标进行跟踪，并确定目标完成的进展状况的一种工具，是企业在适应动态变化环境的长期实践中发展出来的管理方法，具有激发职工潜能和企业活力、强化战略执行、聚焦重点突破、快速应对环境变化、增强企业发展能力的突出作用。

OKR 是在"现代管理之父"德鲁克提出的目标管理的基础上发展演变而来的。安迪·格鲁夫在担任英特尔公司执行副总裁期间把目标管理发展成为包括目标及其关键成果的目标管理体系。这种管理方法帮助英特尔公司取得了巨大成功。1999 年，谷歌的投资人、曾担任英特尔高管的约翰·杜尔把英特尔的目标管理体系介绍给谷歌的两位创始人。该管理工具在谷歌被称为 OKR 并被沿用至今。在中国，OKR 已经在矿业、电信、出版、互联网、软件开发、保险电子产品研发、直升机研制等行业得到应用，医院、大学、国有企业、工会、社会工作服务机构等公共部门也开始尝试应用 OKR。

2. 基本要素　目标与关键成果法的两大构成要素是目标及其关键成果。目标是对驱动组织朝期望方向前进的一种简洁描述，它主要回答的问题是"我们想做什么"；关键成果则是一种定量描述，用于衡量指定目标的实现情况，它要回答的是"我们如何知道自己是否达到了目标的要求"。一般来说，在目标与关键成果法的实施中会根据情况设置少量目标（2～4 个），以确保组织在短时间内聚焦重点；每个目标下设置少量关键成果（3～5 个），以明确衡量目标的实现程度。

组织、团队和员工设定并实施目标与关键成果基本上是按照以下典型周期和步骤进行的。

一是在 OKR 开始前 4～6 周（11 月中旬左右），组织制定年度 OKR 和第一季度 OKR。

组织高层领导通过头脑风暴设定组织 OKR。在为第一季度设定 OKR 时，也是管理者设定年度计划的最佳时刻，因为这有助于把握医院的整体方向。

二是 OKR 开始前 2 周（12 月中旬左右），为即将到来的一年和第一季度工作的开展而在组织范围内讨论 OKR 的设定，最终确定整个组织的 OKR，并将它们传达至每一位员工。

三是基于整个组织的 OKR，各团队（部门）开始设定各自的 OKR，并在会议上分享。

四是在对团队（部门）OKR 进行讨论之后 1 周，各员工与同伴分享自己的 OKR。这可能需要员工与其上级进行一对一协商后加以确定。

五是 OKR 开始实施后的整个周期，员工跟踪进度并及时报告。在该季度里，员工会定期评估他们完全实现自己 OKR 的可能性，如果希望渺茫的话，他们可能需要重新进行调整。

六是在季度末，员工对各自的 OKR 进行自我评估并打分，以显示他们所取得的成就。

制定 OKR 后，必须有规律地定期审视 OKR 执行结果，具体安排包括周例会、季度中期审视和季度评估。

召开周例会的目的是评估进度、在问题爆发前识别潜在风险、确定工作优先级以确保团队持续聚焦。周例会不是对结果的正式检查，重点应该放在如何分享信息和促成更有价值的讨论上。

与周例会相比，季度中期审视对进度的评估比较正式，更多关注执行状态，需要根据收集上来的信息调整期望值，以确保在余下的 6 周里落实。因为在 OKR 执行过程中，可能由于外界环境的变化，某一目标已经变得不切实际，必须放弃；或者出现一些需要引起关注的问题，需要设立新的 OKR。

季度评估会议最重要的两部分内容是要弄清"做到了什么程度"和"怎么做到这个程度的"。"做到了什么程度"是指需要对每一个关键成果进行评级或打分。基于当季度的实际绩效表现，每个团队甚至每个人都需要给出他们的最终得分，以及给出这些得分的理由。"怎么做到这个程度的"是要弄清楚是什么最终促成了 OKR 的成功，以及组织执行能力有哪些提升。在进行结果评估时，要尽可能征求每个人的反馈意见。在季度结束时，要刷新OKR，制定下一个季度的 OKR。

3. 优势与局限性

（1）优势：

1）明确工作方向：目标与关键成果管理模式通过设定明确的医疗目标，为医务人员提供清晰的工作方向。这有助于提高工作效率，减少工作的盲目性，使医务人员更有针对性地进行工作。

2）促进团队合作：通过设定共同的目标和关键成果，目标与关键成果管理模式有助于促进团队协作。不同专业的医务人员可以在共同的目标下通力合作，提高整体医疗服务水平。

3）提高工作效率：目标管理的量化指标和明确目标要求，有助于推动医务人员更高效地完成工作。这有助于减少冗余工作，提高服务效率，缩短患者等待时间等。

4）服务质量提升：通过设定与服务质量相关的关键成果，目标与关键成果管理模式有助于提高医院的服务质量。例如，通过关注患者满意度、手术成功率等关键成果，医院可以实时了解服务质量状况，及时调整提升服务水平。

5）激发员工积极性：设定明确的目标和关键成果，以及相关的奖励机制，可以激发医务人员的积极性和工作热情。员工在实现目标的过程中，不仅能够感受到工作的成就感，还有机会获取相应的激励。

（2）局限性：

1）目标制定难度：在医疗服务领域，目标的制定可能面临一定的难度。医院的目标需要综合考虑患者需求、医疗技术水平、资源配置等多方面因素，因此，目标的设定需要具有一定的科学性和可操作性。

2）关键成果的量化难题：有些医疗服务的关键成果难以量化，这给目标与关键成果管理带来一定的挑战。例如，患者的主观感受和满意度难以通过数字来准确衡量，需要更为细致的评估方法。

3）系统应用难度：目标与关键成果管理需要借助信息系统来实现监测、评估和调整。但一些医院可能面临信息系统建设不足、技术支持不完善等问题，导致系统应用难度较大。

4）需要领导层支持：目标与关键成果管理需要得到领导层的全面支持和积极推动。缺乏领导层的认同和支持，可能导致该管理模式在实际应用中遇到阻力，难以充分发挥其作用。

5）应对外部环境变化的灵活性：外部环境的变化对医院运营产生深远影响，目标与关键成果管理需要具备灵活性以应对这些变化。然而，一些医院可能面临调整目标和关键成果的困难，导致管理模式无法及时适应外部变化。

目标与关键成果管理模式在医院绩效管理中具有显著的优势，如明确工作方向、促进团队协作、提高工作效率等，有助于提升医院整体绩效水平。然而，面临的挑战也不可忽视，如目标制定难度、系统应用难度等。医院在应用该管理模式时，应充分认识其优势和挑战，通过不断优化管理策略，提高对外部环境变化的适应性，以确保目标与关键成果管理能够发挥最大效益。

4. 实践应用

（1）问题汇总与目标设定：聚焦挑战性目标，融合国家监测指标构建临床医技科室核心工作指标体系。科室共同参与制定关键成果清单，建立量化目标。绩效考核部门贯彻落实指标体系，持续聚焦任务目标，建立核心工作指标数据模型，定期收集数据，及时梳理存在的问题，通过指标体系跟踪与监测，不断完善医院管理和质量控制体系。定期总结反馈，根据环境变化动态调整任务目标，将月度、季度、年度的核心指标考核评价结果作为临床、医技科室负责人年终综合考核、科室评优、重点学科建设评估的主要参考依据。每年根据外部情况变化及医院战略需求进行调整和修订，使指标体系更契合实际。这在一定程度上实现了考核目标和环境的动态平衡。

（2）核心工作指标体系建立：医院核心工作指标体系以国家三级公立医院绩效监测指标维度为参考，划分为服务能力、质量安全、运营效率、持续发展、满意度评价5个基本维度，同时区分手术科室、非手术科室及医技科室。其中手术科室分5个维度共计31个指标（表3-27）；非手术科室分5个维度共计24个指标（表3-27）；医技科室分5个维度共计14个指标（表3-28）。

表3-27 临床科室核心工作指标体系

维度	核心指标（手术科室）	核心指标（非手术科室）
服务能力	1. 首诊人数	1. 首诊人数
	2. 手术例数	2. 下转患者人次数
	3. 出院患者四级手术比例	3. 疑难病例收治例数
	4. 出院患者微创手术占比	4. 核心技术例数
	5. 日间手术例数	5. 新技术开展情况
	6. 下转患者人次数	6. 本专业率
	7. 疑难病例收治例数	7. 临床路径管理
	8. 核心技术例数	8. 多学科诊疗 MDT 服务能力
	9. 新技术开展情况	
	10. 本专业率	
	11. 临床路径管理	
	12. 多学科诊疗 MDT 服务能力	
质量安全	1. 医疗质量管理	1. 医疗质量管理
	2. DRG 管理	2. DRG 管理
	3. 手术患者重返手术室再次手术发生率	
	4. 手术患者并发症发生率	
	5. Ⅰ类切口手术部位感染率	
运营效率	1. 平均住院天数	1. 平均住院天数
	2. 医疗盈余率	2. 医疗盈余率
	3. 医疗服务收入占医疗收入比例	3. 医疗服务收入占医疗收入比例
	4. 药品收入占医疗收入比例	4. 药品收入占医疗收入比例
	5. 卫生材料控制情况	5. 卫生材料控制情况
	6. 住院次均费用增幅	6. 住院次均费用增幅
	7. 住院次均药品费用增幅	7. 住院次均药品费用增幅
	8. 门诊次均费用增幅	8. 门诊次均费用增幅
	9. 门诊次均药品费用增幅	9. 门诊次均药品费用增幅

续表

维度	核心指标（手术科室）	核心指标（非手术科室）
持续发展	1. 年度学科人才培养情况	1. 年度学科人才培养情况
	2. 科研项目	2. 科研项目
	3. 科技成果及转化	3. 科技成果及转化
满意度评价	1. 住院患者满意度	1. 住院患者满意度
	2. 门诊患者满意度	2. 门诊患者满意度

表 3-28　医技科室核心工作指标体系

维度	核心指标（医技科室）
服务能力	1. 医疗工作量
	2. 核心技术例数
	3. 新技术开展情况
质量安全	1. 病理科/放诊科/超声科/核医学科/内镜室/心肺功能室：诊断符合率、疑难病例讨论、科室内控情况、三级医院评审指标 输血科：输血前检验和校对制度、室内质控及室间质评、科室内控情况、三级医院评审指标 检验科：通过国家室间质量评价的临床检验项目数、三级医院评审指标 放疗中心：放疗定位、计划设计及首次放疗及时性；放疗重新定位率
	2. 医疗质量安全不良事件报告数
	3. 报告及时率
运营效率	1. 医疗盈余率
	2. 卫生材料控制情况
持续发展	1. 年度学科人才培养情况
	2. 科研项目
	3. 科技成果及转化
满意度评价	1. 临床科室满意度
	2. 住院患者满意度
	3. 门诊患者满意度

（3）核心工作指标的应用：核心工作指标完成结果须形成月度、季度、年度的全周期管理闭环；相应周期内均有详尽的分析报告，提交院领导会议，并反馈到各科室，做到过程有跟踪、年终有排名、考核有结果。核心指标考核的评价结果作为医院发展规划、重大立项、政策调整的重要依据，促进医院科学决策。

（五）以资源为基础的相对价值比率（RBRVS）

1. 概述　20世纪80年代的美国医疗费用不断上涨，老龄人口的医疗费用涨幅尤为突出，并且有医疗行为过度化的蔓延趋势。因此，在1985年，美国国会决定改革医师费支付方式，并委托哈佛大学公共卫生学院萧庆伦（William Hsiao）教授的团队承担此项工作。在1985—1992年间，萧庆伦教授团队携手临床、统计、评估、心理等多个领域专家，对全美国范围内医务人员的劳动价值、资源投入展开度量研究，需要衡量的医疗资源的程序和服务（services and procedures，S/Ps）投入包括：①S/P所需时间；②S/P前和S/P后时间；③劳动强度；④操作成本，包括职业保险费用；⑤专业培训费用。将这5个因素结合起来，就产生了以非货币单位计价的RBRVS。

在1992年，经过不断优化与改进后，RBRVS理论获美国国会同意用以计算医师薪酬，自此被逐步广泛接受，目前已经发展成为成熟的测算医师工作量与支付薪酬的体系。该理论不仅在美国被广泛采用，亚洲、欧洲等多个国家都先后将其引入本土进行探索并逐步推广使用。在中国，当时台湾长庚医院首先将RBRVS试用于医技部门的绩效管理。国内数十家医院也尝试以RBRVS作为医务人员工作量绩效管理的方法。华西医院、中山大学附属肿瘤医院、山东千佛山医院都是实施RBRVS的先行者，并已取得了一些成果。

2. 基本流程　首先，RBRVS要为服务项目确定各自的相对价值单位（relative value unit，RVU），RVU涉及3个主要资源投入要素。①医师的工作投入：用TW（total work）表示，包括工作的时间和劳动的强度，而劳动的强度又分为脑力判断、技能技术、体能消耗、风险压力等。②职业成本（practice expense，PE）：主要是医师在诊疗服务过程中产生的人力成本、耗材成本、设备成本等，用RPC（relative specialty practice costs）表示。③医师的医疗过失保险费：用PLI（professional liability insurance）表示。

另外，还需要考虑不同地方的执业成本、患者数量以及医疗事故保险费赔付比例有所差异，这些差异也应当被考虑在内并确定地区相匹配的调整因子GAF（geographic adjustment factor）。根据已有研究表明医师工作总量的地区调整因子（GAFw）可以通过人口普查数据获得专业人员收入的地区差别系数，执业成本的地区调整因子（GAFp）主要考虑不同地区经济发展水平、物价水平及雇员工资的地区差异等，职业责任保险的地区调整因子（GAFi）则要反映医疗事故责任保险费的地区差别系数。最终RBRVS的核算方法体现为：

$$RBRVS = (TW*GAFw) + (PE*GAFp) + (PLI*GAFi)$$

运用RBRVS理论设计医院绩效分配方案时应遵循以下原则。①亲自操作原则：能够使用RBRVS理论的诊疗项目，一定是由医师或护士亲手操作的，如诊查费、治疗费、手术费、检查费等，这些项目是能够反映医务人员劳务价值的。而像药品、卫生材料、血制品等，则属于无法反映医务人员劳务价值的项目，那么就得排除在外了。而且，如果医生不是亲自执行而只是判读的项目，给予的分配比例就较低。②高风险侧重原则：对于高风险系数的诊疗项目，给予较高的分配比例，反之则低。③高技术侧重原则：对于高技术性的诊疗项目，给予较高的分配比例，反之则低。④高消耗侧重原则：在同样的工作量下，消耗的资源较多的诊疗项目，给予较高的分配比例，反之则低。

RVU 是一个相对数，在具体测算每一个诊疗项目要支付给医师的费用时，需要知道每一单位项目相对价值的价格，这个"单价"一般被称为货币转换因子（conversion factor，CF，又称费率常数）。CF 的计算需要收集医院上一年度和近期连续 12 个月以上的数据，包括既往薪酬、可控成本、业务收入和项目数量等，结合绩效薪酬预算控制，利用归因分析、数据拟合技术、线性规划等数学统计工具进行测算，测算完成后将每一个诊疗项目的相对价值 RVU 与 CF 相乘，即可推算出每一个诊疗项目所要支付的薪酬费用。

同时，RBRVS 不同于全成本核算模式，主要将可控成本而非全部成本与绩效挂钩，这样一来，一方面科室不用承担其无法控制的成本因素；另一方面科室可以对可控成本进行控制以节约更多成本。RBRVS 可控成本与绩效挂钩的方式有可控成本总量直接参与分配、可控成本以管理绩效形式参与分配（管理绩效＝实际可控成本－目标可控成本）以及以考核指标得分参与分配 3 种方式。最后，以 RBRVS 模式计算的绩效奖金公式简述如下：

$$绩效奖金＝诊疗项目 RBRVS 点数×项目数量×点值$$

3. 优势与局限性

（1）优势：

1）体现公立医院的公益性质：公立医院的绩效考核其特殊性就在于既要坚持医院的公益性原则，追求社会效益最大化，又要关注医务人员的工作热情，激发医院发展活力，讲究经济效益。在以往与收入挂钩的绩效考核模式下，医务人员的绩效取决于医院的收入和成本，这就造成部分医务人员为逐利而多开单、多检查，增加患者的费用负担，与医院的公益性目标背离。RBRVS 绩效考核模式不与收入挂钩，让公立医院回归公益性质。

2）体现医务人员劳动价值：医院同时是劳动密集型和知识密集型场所，应将医务人员所付出的劳动、积累的知识和自身承受的风险纳入绩效考核，并制定合理标准进行衡量。以往与收入挂钩的绩效考核模式，既不能反映医护人员的工作量，也不能反映他们的劳动强度、技术投入和风险压力，容易引起医护人员工作积极性和效率下降，人才流失。RBRVS 将医疗人员的绩效金额来源进行不断细化，每一个诊疗项目都能体现医务人员的操作难度、耗费体力和承担的风险，体现按劳分配、多劳多得、优劳优酬的原则，体现医务人员的劳动价值，符合公立医院精细化管理的要求，更加契合新背景下对公立医院医疗改革和薪酬制度改革的需求。

3）可多种绩效核算方法并用：通过 RBRVS 绩效核算的基本公式可以看出，RBRVS 可以与关键业绩指标、DRGs 等相结合，除在核算医务人员的工作量绩效之外，可以通过综合考核指标来体现关键业绩指标等考核项目，将医院相关科室的运营绩效与医务人员的工作量结合起来；可以在计算工作量时，增加 DRGs 中病例组合指数的权重，体现不同患者的个体复杂性，从而兼顾不同考核方法的优点，让医院的绩效考核评价更加合理。

（2）局限性：

1）不同科室直接比较的结果缺乏一定说服力：RBRVS 绩效考核模式关注的主要是工作量，没有考虑医院不同科室在疾病复杂程度、操作风险以及临床治疗难度等方面存在的差异，不同科室直接比较的结果缺乏一定说服力。

2）RBRVS绩效核算结果无法反映工作质量：RBRVS绩效考核模式关注了劳动强度和技术风险，但无法反映工作质量。另外，也可能存在某些情况下，医师为了选择相对价值更高的诊疗项目而牺牲一些医疗质量，对质量提升存在一定影响。

3）无法完全适应DRG医保支付改革：近年来，国家持续推动DRG医保支付方式改革。在DRG医保付费方式下，医保对某一个病组的付费标准是确定好的，如果医院的成本过高，该病组就可能亏损。但在RBRVS绩效考核模式下，是按照诊疗项目的工作量来核算绩效，所以，工作量越大的科室，绩效就越高。这就无法完全契合DRG医保支付改革的要求，需要对这个核算体系进行一定调整。

4）RBRVS不体现管理绩效：为了强化激励，实施RBRVS奖金计算模式的医院往往将能归属到个人操作的项目直接计算至个人，这使得科室奖金的可统筹分配空间缩减，科室从事管理及辅助工作的医务人员的绩效奖金分配会受到影响，不利于科室整体管理及发展。

4. 实践应用　我国中山大学肿瘤防治中心、四川大学华西医院、山东千佛山医院等多家医疗单位在引入RBRVS研究的基础上形成了各自的绩效薪酬分配方法。其中，以中山大学肿瘤防治中心为代表，他们聘请了专业人员，组织医疗科室专家骨干，对不同科室的专业优势和开展诊疗项目的不同需求，以资源消耗和工作贡献共同衡量调整了引入的RBRVS，对不同科室、不同项目赋予不同的绩效点值。方案实施中更加细分了同一个项目在不同科室风险的区别、熟练程度的区别等，具有更加精细的点值，对学科发展也起到了积极的作用。归总目前国内医院实施RBRVS的经验如下：

（1）成立项目组：RBRVS从理论到实践是一项复杂且专业的工程，为保证此项工作顺利进行，医院需要成立专门工作小组，小组内必须有一名院级领导作为总负责人统领工作，同时由负责绩效的部门牵头组织此项工作，其他相关部门如医务、护理、信息、财务等需要积极参与前期工作，临床管理部门在后期需要组织专业的医师、护士、医技人员对开展项目赋予RBRVS点数。

（2）确定RBRVS的适用范围：根据医院需求，确定哪些科室的工作使用RBRVS手段进行考核评价。一般的应用仅在医疗、护理、医技科室开展，行政后勤部门按照临床医技的一定比例采取目标考核的方法确定。

（3）对执行价格标准中诊疗项目赋项目点值：以S省为例，S省医疗卫生体系中的收费项目目前约有4 976项，其中临床诊疗操作项目约1 042项，医技诊疗类约1 419项，临床介入类约77项，临床手术类约2 027项，中医诊疗和康复类约238项。要对现有的项目根据专家研判找出对应关系参照赋值，还要根据不同科室的专业优势、技术难度进行赋值修正。

1）绩效费率（点单价）：点单价的计算方法，主要根据医疗机构当期的工作绩效预算来确定：

$$点单价=预算绩效÷总点数$$
$$预算绩效=医疗收入×合理比例$$
$$总点数=所有医疗项目的总点数×发生数量$$

2）核算医师医疗工作量绩效（不含管理、科研等其他方面工作）：

医师工作量绩效收入＝（工作项目1数量×项目1点值＋工作项目2数量×项目2点值＋…）×点单价

鉴于RBRVS本身的一些不足之处，医疗机构在使用过程中可以辅助其他核算方法对RBRVS理论中无法涉及的地方进行评价。同时，RBRVS理论的点值也不是一成不变的，也要结合新的技术、新的方法动态调整，确保理论基础的公平性。

（六）疾病诊断相关分组

1. 概述　疾病诊断相关分组（diagnosis-related groups，DRGs）是一种疾病分类方法，它根据患者年龄、住院天数、临床主要诊断、治疗方式、合并症或并发症等主要临床信息将患者划入不同的疾病诊断组。这种分组的存在主要服务于医疗支付、医疗卫生服务、医疗质效、医疗安全4个方面。

美国是DRGs诞生地，在20世纪70—80年代，耶鲁大学在设计DRGs时，提出了4项基本分组原则和付费应用4个基本步骤，为DRGs合理性应用提供了理论基础。

4个基本分组原则如下：分组信息可以常规获得；尽可能涵盖所有病种；每个DRG组病种消耗的资源具有共通性；每个组的临床特征相似以便于医师理解和开展治疗。

4个基本步骤如下：按学科或解剖系统进行分组；区分内外科治疗方式；设计临床规范路径；分析影响疾病治疗难度的相关因素，如年龄、并发症、合并症等。

美国DRG分组是按照入院患者临床症状和治疗程序，同时结合资源使用相近原则划分的。DRGs付费制度实施初期，基础费率仅覆盖运营费用（即劳动力成本、药品耗材等设备物资供给成本），1992年推行价值医疗后，逐步纳入资本费用（即固定资产折旧、利息、租金等）。DRGs的相对权重是基于服务成本测算的，代表病组消耗资源程度，MS-DRGs定额支付标准也有附加的额外补偿，如医学研究/医学教育补偿、新技术使用额外补偿、异常高值病例补偿等，相当于为不受医疗机构控制的高成本支出提供了公平合理的运营补偿机制。奥巴马医改后，还增加了对医院再住院率和院感染率的考核，考核不达标则会降低DRGs费率。

我国学者从20世纪80年代末开始研究属地化按病组支付方式，基本思路是定义基本病种，根据其他不同疾病（DRGs组）诊治所需的医疗费用与基本病种费用之间的比值，确定相应的分值，加持医疗等级、职称比例等系数最终确定医保经办机构可分配基金结算费用。2015年，国家卫生计生委正式指定北京市公共卫生信息中心作为国家DRGs质控中心，开展全国DRGs研究与推广工作。2020年，国家医保局发布了疾病诊断相关分组（CHS-DRG）细分组方案（1.0版），对376组核心DRG（ADRG）进行进一步细化，确定了618个细分组，CHS-DRG标志着我国DRG付费国家试点顶层设计的完成，也标志着按DRG付费开始正式进入实际付费阶段。随着DRG付费改革在各地如火如荼地开展，作为国内主流的经过实践检验的DRG分组规范，CN-DRG迅速被北京、广东、陕西、辽宁等30多个省市的卫生健康委和医保管理机构所采用，开展基于DRG的医疗服务监管评价和医保支付管理。据不完全统计，CN-DRG被超过2 000家医疗机构用于医院内部成本管理和绩效评价，DRGs 结算给传统的与收费项目密切关联的医院绩效奖金核算带来了冲击和挑战。

2. 基本要素　DRGs 在绩效管理的应用中主要包括 DRGs 组数、DRGs 总权重、病例组合指数值（CMI）、时间效率指数、费用效率指数、低风险组死亡率这 6 个核心评价指标。并且可将 6 个指标归类到医疗服务产出、医疗服务效率以及医疗服务质量 3 个维度。

（1）医疗服务产出：包括主要诊断分类（major diagnosis category，MDC）、DRG 组数、总权重、相对权重和病例组合指数（CMI）。

1）DRG 组数：可以用于评价同类型不同医院的诊疗能力，不适用于评价医院内部单科室。但是可以用来评价同一医院内多个同类科室的诊疗能力。

2）CMI：作为 DRGs 管理体系中的核心指标之一，CMI 指数越高，代表收治疾病的疑难危重程度越高。随着 DRGs 在医院的深入应用，CMI 在医院各项工作中的重要性也日益显现，同时，我们还要注意 CMI 在医院所有环节中的应用，并不是单一作用或产出结果，而是需要结合其他指标或因素一起综合考虑和应用。

3）总权重：医院还可以直接使用权重作为科室绩效工资的计算依据。具体计算方式为：

科室绩效工资＝每出院人次绩效单价×该科室出院病例 DRGs 组权重

其中，出院病例总权重不等于出院患者数，它是通过 DRG 风险调整后的服务产出量，更能反映出真实的医疗服务量。

（2）医疗服务效率：主要包括费用消耗指数、时间消耗指数。当费用消耗指数、时间消耗指数＞1，表示医疗费用较高或住院时间较长；在此情形下，医院应当缩短患者平均住院日，减少过度医疗，降低医疗成本。

（3）医疗服务质量：主要包括低风险组和中低风险组的死亡率。用中低风险组死亡率来衡量的原理是，病例并不危重，一旦发生死亡，意味着死亡原因很可能不在疾病的本身而在临床或管理过程。因此，对一般疾病的死亡率医院要引起重视，进行病例讨论，提高医疗诊断水平。值得注意的是，低风险组死亡率是一个结果质量指标，用于月度评价时波动较大（表 3-29）。

表 3-29　DRGs 综合评价常用指标

维度	指标	指标含义	说明
医疗服务产出	DRGs 组数	指治疗病例所覆盖疾病类型范围，表示医院治疗疾病的范围	一类疾病一个 DRG 组，DRG 组数越多，表示医院的医疗服务宽度越宽，诊疗范围越广
	DRGs 相对权重（RW）	反映各 DRGs 组疾病的严重程度和医疗资源消耗状况	1. 计算公式：某 DRG 的权重＝该 DRG 组内病例的例均费用/本地区全体病例的例均费用 2. 权重越大表示该病组医疗服务产出难度越大

续表

维度	指标	指标含义	说明
医疗服务产出	DRGs 总权重	反映医院住院医疗服务总量	1. 计算公式：总权重 $=\sum$ [某 DRG 权重×该医院（科室）该 DRG 病例数] 2. 总权重越大，医院（科室）医疗服务产出越大
	病例组合指数（CMI）	反映收治病例的平均技术难度	1. 计算公式：CMI=该医院（科室）所有的出院患者 DRGs 总权重/该医院（科室）全体病例数 2. CMI>1，说明手术及诊疗难度相对高。CMI 值越大，科室病种构成越复杂，收治病例平均技术难度越高
医疗服务效率	费用效率指数	反映治疗同类疾病所花费用相对水平	1. 计算公式：$\sum$（各 DRG 组费用比×DRG 各组病例数）/全体病例数 2. 费用消耗指数<1，表示医疗费用较低
	时间效率指数	反映治疗同类疾病所花时间相对水平	1. 计算公式：$\sum$（各 DRG 组平均住院日比×DRG 各组病例数）/全体病例数 2. 时间消耗指数<1，表示住院时间较短
医疗服务质量	低风险组死亡率	反映低风险病例发生死亡的概率	

DRGs 应用于医院内部绩效管理主要有两种方式：第一种是将 DRGs 指标构建一个独立的综合评分体系，并以综合评分来考察科室绩效，或在绩效工资预算总额既定的前提下，以科室综合得分和全院总得分的比值为依据，计算某科绩效。第二种是仍以工作量或收支结余为基础的绩效奖金分配模式为主体，再结合 DRGs 综合指标来进行绩效奖金分配及管理。

3. 优势与局限性

（1）优势：在众多的绩效考核工具中，DRGs 作为较为新颖的考核方法，相比于传统的评价方法，DRGs 进行医院绩效考核的优势在于将所有指标进行量化，用数字对比大小来比较优劣，这种方式一目了然，并且有多大的差距，从数字中能直接看到；另外所有的 DRGs 指标均可以用数字表达，这样 DRGs 指标不仅可以用于一家医院的不同科室和病区的对比，也可以用于对比不同医院。使用 DRGs 对医疗服务进行绩效考核具有如下优势：

1）客观化：DRG 评价指标依据出院人数、住院费用、住院费用、平均住院日、死亡率等客观数据，相比于 BSC 中评分制的主观性，该考核方法的结果更为客观。

2）标准化：相比 BSC、KPI 等常见的绩效考核方法，DRGs 通过将不同 DRG 组赋予不同权重的方法，有效地解决了不同医疗机构、不同科室、不同医疗服务提供者之间因收治病种存在差异性导致难以直接进行比较的难题，大大地降低了医疗服务产出多样化对评估结果的影响，使得考核结果更为可靠且医疗机构绩效的横向和纵向比较更为公正。

3）非排他性：DRGs 绩效方法具有非排他性，该方法既可独立使用，也可与多种绩效考核方法相结合，应用范围较大，既可以用于医院间的评价，也可用于医院内部（科室和个人）的评价。

4）易得性：DRGs 数据来源于病案首页，病案首页为常规医疗数据，在信息化建设的不断推动下，医疗信息的电子化使得 DRGs 基础数据易于连续获得，减少了考核工作的人力和财力投入。

（2）局限性：DRGs 作为绩效评价工具具有客观性和标准性，但同时也有其局限性。①DRGs 依赖于完整、完善、准确的病案首页，目前病案首页均由医院自行提供，各医院的信息化程度、编码人员的水平并不一致，信息的准确性和完整性还需要提高并加强监督。②DRGs 中的权重与病例的平均费用或成本有关。在我国现有的收费体系下，收费带有很多难以调控的政策性因素，并不能完全反映收治疾病的难易程度。③DRGs 仅采用低风险组死亡率评价医疗安全性，指标过于单一，说服力不足。

4. 实践应用　B 市 S 医院将 DRGs 权重工作量与病例组合指数（case mix index，CMI）纳入绩效考核体系，计算科室疑难系数。具体来说，将各临床科室当月所有出院患者相关数据进行汇总加工处理，生成科室权重工作量和当月 CMI 值，再将各科室 CMI 值变化率进行同期对比，用比值乘以科室住院工作量奖金总额（科室绩效基数），得出科室实际住院工作量奖励金额。这样大大提升了病例组合指数（疑难系数）在科室绩效分配中的作用。但由于 DRGs 受收费系统影响，因此对儿科、血液内科等本身收费较低的科室不考虑 CMI 值，仅考虑工作量和工作质量。

F 医院依据 DRGs 初步建立了主诊医师绩效评价体系，将评价体系应用到主诊医师遴选、激励和淘汰工作中，选用的评价指标有：病例总权重、时间消耗指数、费用消耗指数、耗材消耗指数、7 天内重返指数。

全国医院在应用 DRGs 选取的具体指标虽然略有不同，但均涵盖了产出、效率、质量 3 个方面。

（七）案例分享：基于大数据的公立医院多元绩效管理模式构建与实践

RBRVS、DIP 或 DRGs 直接单独应用于绩效管理，不能很好地解决过度医疗、医疗成本控制不佳等问题。

J 医院是山东省某三甲综合医院、省区域医疗中心，现有 RBRVS＋DRGs＋KPI 三元绩效管理模式，计算公式 $S＝(α×S1＋β×S2)×KPI\%－C$，综合 RBRVS、DRGs、KPI 等指标共同纳入绩效管理。

1. 多元绩效管理模式构建整体思路　医院通过数字化平台深挖医疗大数据，综合应用 RBRVS、DRGs 和 DIP 的绩效管理工具，将工作量与病种成本相融合，围绕公平公正、全局统筹、成本控制、目标考核等原则，顺应国家绩效监测体系，建立健全专班机制，施行 10 项精细化管理举措，全面推动多元绩效管理模式应用。以 CPT-RBRVS 为基准，抓取

RBRVS点数并结合DRGs质量控制指标和成本，实现多劳多得、优绩优酬的绩效模式，推进医院绩效管理向精细化管理转变。通过相对RW值、CMI值，全面体现病疑难危重程度、医疗技术难度疾病的严重程度、手术难度以及医院结余情况，更好地加快和推动公立医院的高质量发展（图3-6）。

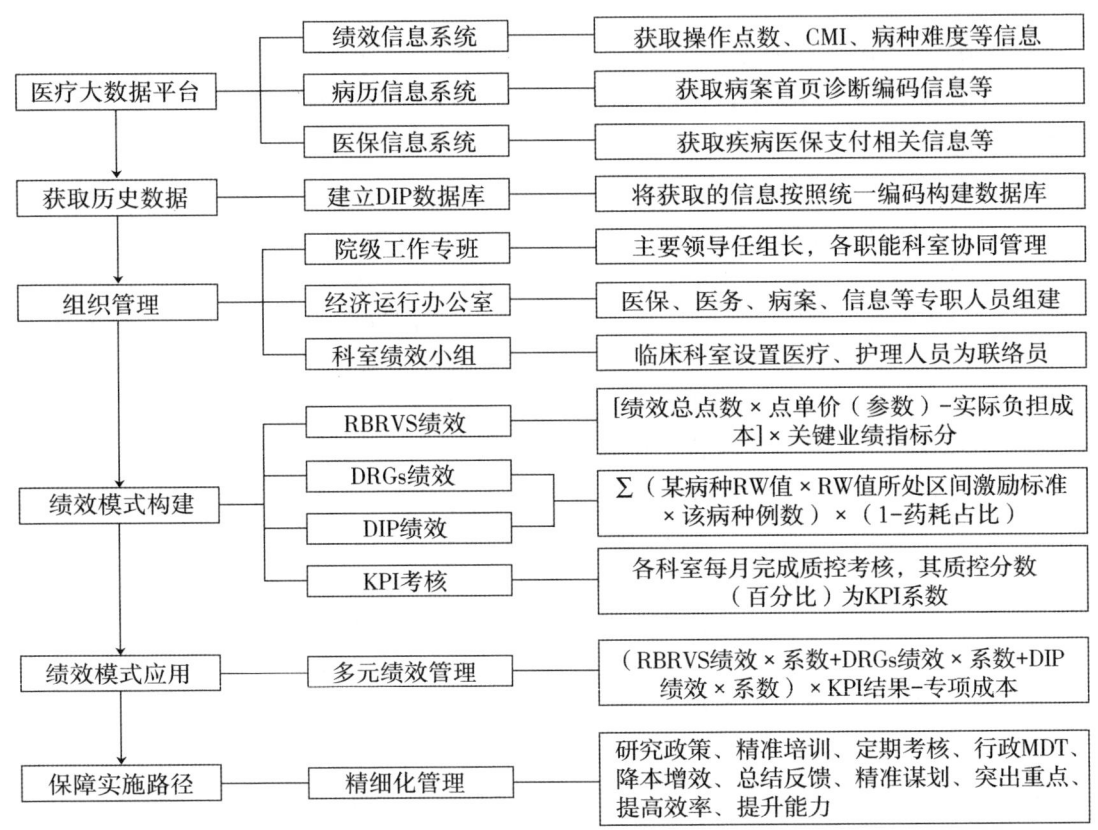

图3-6 多元绩效管理模式构建整体思路

2. 多元绩效管理模式方案　J医院以现有RBRVS＋DRGs＋KPI三元绩效分配方案为基础，融合DIP支付的关键性指标，全面兼顾医疗质量与服务效率，防止利益驱动的多劳多得，根据科室性质进一步优化RBRVS、DIP、DRGs绩效考核系数。此外，绩效考核模式加入单项奖罚、日常质控等KPI考核。

1）DIP病种难度绩效方案设计：

$$S_3 = \sum_{i=1}^{k}[RW_i \times W'_i \times N'_i \times (1-A)]$$

其中，S_3表示DIP病种难度绩效，RW_i表示第i个病种的RW单价，W'_i表示第N'_i个RW单价所在区间产能占比，表示第i组的病种例数，k表示病种总数，i表示某个病种，A表示药耗占比（表3-30）。

2）KPI绩效方案设计：各科室每月完成质控考核，其质控分数（百分比）为KPI系数。医院关键业绩指标，如包括药占比、耗占比、平均住院日，每月统计数据与综合目标责任制方案对比，超出标准予以扣罚，列为专项考核。

表 3 - 30   DIP 病种难度绩效 RW 值所处区间激励标准

区间	每权重（RW）单价	区间产能占比 W'_i
$0 < RW \leqslant 100$	A	$a\%$
$100 < RW \leqslant 200$	B	$b\%$
$200 < RW \leqslant 450$	C	$c\%$
$450 < RW \leqslant 800$	D	$d\%$
$RW > 800$	E	$e\%$

3）调整后基本公式：

$$S = (\alpha \times S'_1 + \beta \times S'_2 + \gamma \times S'_3) \times KPI\% - C'$$

其中，S'_1 表示 RBRVS 绩效，S'_2 表示 DRGs 病种难度绩效，S'_3 表示 DIP 病种难度绩效，$KPI\%$ 表示关键业绩指标分，C' 表示专项成本，即：

$$S = \left[\alpha \times T \times P - C + \beta \sum_{i=1}^{k} (RW_i \times N_j \times P_i) \times (1 - A) + \gamma \times \right.$$

$$\left. \sum_{i=1}^{k} (RW_i \times W'_i \times N'_i) \times (1 - A) \right] \times KPI\% - C'$$

绩效工资分配向工作量强、技术难度大、风险程度高的临床科室工作人员倾斜，医疗、护理、医技、行管人均绩效比 1：0.66：0.69：0.65；DIP 系数整体提升至 15%，DRG 系数外科降低 5%，内科与大手术科室均降低 15%，RBRVS 系数外科下调 10%（表 3 - 31）。

表 3 - 31   各类别科室在三种考核方案调整前后系数

科别	各科室系数	a	β	γ
外科				
	应用前	0.80	0.20	0.00
	应用后	0.70	0.15	0.15
内科				
	应用前	0.60	0.40	0.00
	应用后	0.60	0.25	0.15
大手术科室				
	应用前	0.60	0.40	0.00
	应用后	0.60	0.25	0.15

3. 保障实施路径   贯彻落实 DIP 付费改革政策，转变观念自上而下高度重视，成立 DIP 工作领导小组，开展多种形式的宣讲培训，系统分析病种结构。开展不合理收费自查自纠专项行动，加强 DIP 行政多部门联合质控落实。通过绩效评价，优化临床路径、资源

配置，进而优化费用构成，提高服务性医疗收入比重，降低药、耗占比。精细化分析病种运营成本，紧密融合 DIP 智能监管系统与成本核算系统，通过提供有效的数据支撑，将 DIP 融入绩效考核，提升运营效率，助力医院稳步迈入 DIP 支付下的高质量治理之路。

§3.3 "国考"导向的医院文化

一、概述

（一）定义

从文化属性的角度来看，医院文化是在一定的社会经济条件下，通过相关医疗实践所形成的价值观念和行为准则，并被医院全体职工的共同认可和共同遵循。优秀的医院文化具有约束、激励和凝聚的作用，不仅能引导医院职工产生良好的行为，还有助于提高医患满意度。医院文化建设的必要性主要体现在 3 个方面，即保持竞争优势、提高员工素质和树立医院形象。

随着新一轮医改的启动，医院内部环境发生了较大变动，过去作为医院软实力的文化建设已逐渐演化为医院发展的原动力。当前的医疗服务不再围绕着"以治病为中心"，而是向"以健康为中心"转变，广大人民群众对健康提出了新要求。由此可见，医院进行文化建设十分必要，具体体现在 3 个方面。

首先，保持竞争优势。当前市场经济飞速发展，医院在发展过程中也受到了市场经济的影响，只有突出医院自身特色、树立良好形象、与社会保持顺畅的沟通，才能在激烈的市场竞争中发挥竞争优势。

其次，提高员工的素质。医院想在现代化进程中实现可持续发展，就要将员工团结起来，鼓励员工展示自己的才华，在良好的氛围中将医院的发展目标与员工的个人目标相结合，促进医院高质量发展。

最后，树立良好的形象。良好的形象是医院生存和发展的需要，医院要做到尊重知识和人才、尊重员工的创造力、尊重每位员工的劳动成果和贡献，在医院内形成团结进取、积极向上的良好氛围，以优良的医院文化在社会上树立起良好的形象，提高社会对医院的认同，推动医院长久发展。

（二）演变

简述医院文化的演化特征就不得不提演化博弈论，该观点认为，文化的形成是一种深化稳定的过程。从群体文化形成的特点来看，其一经形成便具有相对稳定性，这种稳定性只有受强大外力影响才会发生变化。从我国医院文化演化的脉络来看，其演化规律的稳定性较强，医院文化一旦发生大规模变动，多由外部急剧变化的环境所造成。医院文化发展过程受多种因素的影响，整体演化特征表现为从简单到复杂、从初级到高级，基本符合演化博弈论的稳定性理论。

演化理论通常包括两种基本视角，一种由达尔文提出，另一种由拉马克提出。达尔文认为，文化演化规律是自然选择的结果，在此过程中环境起着决定性作用；拉马克则认为，自身的演进与变化规律是由演化主体的主观能动性造就的，所以研究演化规律和路径应从演化主体主动适应环境的角度来进行。这两种视角都强调文化演化过程中存在某种特定规律，文化自身不会无缘无故地产生，也不会无缘无故发生变化。

二、"国考"的文化底色

（一）"国考"的价值医疗导向

2019年以来，国家卫生健康委陆续启动了三级和二级公立医院绩效考核。这是一项开创性的工作，通过以绩效考核为抓手，对推动公立医院综合改革落地见效，加快建立分级诊疗制度和现代医院管理制度具有重要意义。各级政府部门落实制度方案、统一绩效口径、完善信息支撑、构建考核体系架构等措施，有序推进各项考核步骤。《国务院办公厅关于加强三级公立医院绩效考核工作的意见》（国办发〔2019〕4号）文件要求，三级公立医院绩效考核以"坚持公益性导向，提高医疗服务效率"为基本原则，以满足人民群众健康需求为出发点和立足点，服务深化医药卫生体制改革全局，着力提高医疗服务质量和效率，为人民群众提供高质量的医疗服务。从这个出发点来讲，"国考"以"满足群众健康需求为出发点和立足点"的要求与价值医疗以患者需求为中心的理念高度契合，都体现了以群众身体健康和生命安全为第一位的根本，体现了公立医院"敬佑生命、救死扶伤、甘于奉献、大爱无疆"的职业精神和社会责任。价值医疗强调在一定成本下获得最佳的治疗效果，被称为最高性价比的医疗。"国考"有力推动着公立医院坚持公益性导向和价值医疗理念，是我国医改向纵深推进的利器。

（二）价值医疗引导医院文化

1. 高质量的医疗供给文化　医疗质量产出是价值医疗理论的内涵之一，要求医院要以患者需求为中心，关注患者的诊疗效果和就医舒适感等医疗质量产出。医疗质量监测体系通过关注门诊与住院人次比、四级手术占比等指标，旨在监测公立医院的功能定位和医疗水平；通过关注手术并发症、低风险组病例死亡、合理用药评价、检查检验同质化等指标，旨在监测医疗质量和医疗安全；通过门诊预约率、等待时长等指标，旨在监测诊疗流程合理性、就医便捷度。医疗质量指标可以推动公立医院把功能和服务定位在提供危急重症、疑难杂症的诊疗服务，提高医疗质量安全和合理用药，完善服务流程，推进分级诊疗制度的形成，推动公立医院提供高质量的价值医疗，充分践行价值医疗理念的医疗质量产出内涵。医疗质量监测指标将引导三级公立医院功能和服务定位，提高医疗质量，完善服务流程，提升患者就医体验，推进分级诊疗制度的形成，切实为人民群众提供高质量的价值医疗供给。

2. 高效率的运营管理文化　医疗成本是价值医疗理论的内涵之一，要求降低患者医疗总成本。运营收入监测体系通过关注成本管理、收支结余、预算管理等指标，旨在监测公立医院的运营管理和成本控制能力；通过关注次均费用水平、收入增幅、收入结构合理性等指标，监测公立医院合理用药和费用控制情况，推动公立医院主动减少大处方大检查，降低群众就医的成本，充分践行价值医疗理念的成本控制内涵。运营效率监测指标将引导公立医院保障公益性，主动加强内部管理水平，降低医疗服务成本，提高资源利用效率，适度治疗，提升经济运行管理水平，保障公立医院可持续发展。

3. 高水平的医院可持续发展文化　医疗服务能力作为公立医院的第一发展力，是医疗卫生行业的根本，是价值医疗质量产出内涵的本质要求。持续发展监测体系通过关注人才结构、科研能力、重点专科水平等指标，监测公立医院的人才队伍建设和学科能力建设，推动医院长期医疗能力和潜力的培育。持续发展指标能够推动公立医院医疗疾病诊治水平和学科发展能力的提升，为满足群众就医需求提高高质量的医疗产出，充分践行价值医疗理念的医疗质量产出内涵。持续发展监测指标将引导公立医院提升医疗服务能力，注重人才培养，做好医院发展规划，培养医院长远的发展后劲，推动医院走向质量效益型可持续发展道路。

4. 以患者为核心的医院服务文化　价值医疗理论的医疗质量产出内涵要求医院要满足患者的就医舒适感、精神需求等。满意度评价监测体系通过关注患者满意度，来检验公立医院的服务态度、服务水平，促使公立医院从患者需求出发，提供更加便捷的医疗服务，更加贴心的服务态度；通过关注医务人员满意度指标，推动医院调动医护人员积极性，促进医护人员为群众提供更加高超的医疗技术，更满意的治疗效果，充分满足群众就医看病的需求，充分践行价值医疗理念的医疗质量产出内涵。满意度调查监测指标将引导公立医院调动医务人员积极性，促进医务人员提供高质量的医疗服务，改善患者的服务质量和个人体验，更好地服务群众看病就医。满意度评价方面，改善患者服务质量和就医体验，更好地服务群众看病就医。

（三）"国考"核心的绩效管理塑造医院文化

绩效管理是提升公立医院绩效监测的有力保障与落实路径，医院文化是推动医院发展的不竭动力，两者相辅相成，互相影响，共同作用于医院战略目标的实现。公立医院正处在深化体制机制改革的时期，以"国考"为核心，以绩效管理为抓手，推动医院文化变革，有助于实现从医院价值观向全体员工相对统一的高绩效行为的快速转变，促进战略适应性的医院文化的形成，激活组织创造力和凝聚力，保障医院的可持续发展。

1. 形成绩效导向的医院文化

（1）绩效导向文化在组织文化中的影响：绩效导向文化是指组织鼓励与奖励在绩效上取得进步的程度。由于绩效导向文化的基础是对绩效的评估，因此高绩效导向文化必然引发对绩效指标的高度关注。高绩效导向的组织尤其强调良好的绩效改善过程，而改善基准是依据绩效反馈机制进行调整的。当现实绩效低于预设目标时，会使得组织对不良的绩效反馈做出迅速回应，促使组织积极搜寻解决问题的办法，直到数据转好。

组织文化的形式是多样的，绩效导向文化作为其中的一种，它一定程度上是在组织文化层面上对企业发展有正向反馈作用的体现。绩效导向文化对企业的创新发展方面的有益作用是毋庸置疑的，绩效导向能够促进组织的创新发展，对组织的可持续发展有着积极的作用。

（2）绩效导向的医院文化：医院绩效管理是医院战略目标实现的重要手段，它通过完整的计划、执行、评估、沟通，利用绩效技术手段对医院各项工作进行持续改进，以保障医院的可持续发展。在现今医改背景下，为更好适应社会的需求，医院绩效导向更多地需要凸显公益与效益的平衡，以此来塑造高度契合现下价值取向的医院文化。

1）公益性：公立医院作为我国医疗服务体系的主体，是深化医改的主战场，承担着公益性、公共性、主体性、非逐利性医疗卫生服务的重要职责。经新型冠状病毒感染疫情可以明显看出，公立医院在未来很长一段时间仍然将是保障我国国民健康的主力军，基于此，医院要树立以"患者至上"的正确价值导向，将医院的战略规划进行正确定位，以创造良好的社会效益。

2）创新性：绩效导向文化强调绩效的进一步完备和升级，所以医院会更关注已完成的绩效成果与预期的成果之间的差异，并根据差异对相关的管理活动进行调整，因此会迫使医院为提升绩效而开展变革和创新。

3）适应性：是指医院文化影响医院感知外部环境并做出响应的能力、医院对医务人员做出响应的能力、医院为响应外部环境和医务人员而进行结构调整的能力，以及将适应性行为和流程予以制度化的能力。医院文化适应性越高，对患者做出的响应越积极，患者满意度则越高。医院文化的适应性高低取决于医院文化价值观对利益相关者的价值排序。要保持高适应性，就必须在医院价值观体系中将患者作为第一价值排序，在绩效管理过程中加以引导，并落实到医疗服务中。医院成员通常会根据价值排序的变化来调整自己的行为。只有当患者在医院价值观中确立了永恒的首要位置，医院文化才有较高的适应性，医院的行为才能根据患者的需求做出及时的调整，并带来较高的患者满意度。

2. 从个人价值到组织价值　个人在职业生涯的不同时期处于不同的生存状态，所看重的主导价值观或需求应该是不同的。组织也具有一定的价值观：为了回报投资者，组织需要获得超额利润，降低成本；为了回报消费者，组织需要开发满足消费者愿望的、物美价廉的产品和服务；为了回报员工，组织需要给员工提供较好的工作和生活的环境，以及稳定和可持续发展的未来；为了回报社会，组织需要缴纳基本的税金，不污染环境，尽力资助社会公益事业等。同样，在组织发展的不同阶段，受不同因素的制约，其主导价值观也可能存在差异，呈现出不同经营价值观的组合。企业文化建设涉及员工价值观体系与组织价值观体系的相互作用，西方学者提出了"个人-组织匹配"（person-organization fit，P-O Fit）的概念，将员工价值观与组织价值观的匹配（简称"价值观匹配"）看作企业文化管理的核心。

医院作为兼具知识密集型、劳动密集型的服务组织，高度依赖于专业知识、专业技术、服务质量等要素，组织价值的实现很大程度上取决于组织员工知识与服务的贡献程度。而医务人员作为受过高等教育的知识型员工，具有对个人价值实现更高的要求。故而医院绩效管理的重点是激发创新能力、提升运营效率、加强沟通协调，评价和分配制度必然要求更为灵活，最大限度上促进个人价值与组织价值的双重实现，为医院发展提供不竭动力。

（1）个人价值观：本质上，个人价值观集中在回答人们活着、工作的根本原因是什么。

部分国外学者从生命价值的角度提出了终极价值观和工具价值观；而也有学者将价值观区分为内在价值、外在价值和外在报酬，共包括 15 个因子：智力激发、利他主义、经济报酬、变动性、独立性、声誉、美感、同事关系、安全性、生活方式、监督关系、工作环境、成就、管理和创造性。而国内的学者则提出进取心、生活方式、工作安定性、声望和经济价值的五因素结构。同时还有研究以我国企业员工为样本，通过因素分析得到工作行为评价因素、组织集体观念因素和个人要求因素。

医院员工绝大部分为知识型员工，具有强烈的个人成就动机，想要追求更高层次的需求，不仅仅是在薪酬待遇、医疗行为实施过程中有着满足生活、保障安全的需要，同时也有在学术领域、社会地位方面希望实现尊重的需要，最终希望可以达到自我实现以及超越需要，渴求能够实现个人价值。

这对医院的绩效管理引导提出了更高的要求：在满足员工基本需求的基础上，完善激励体系，进一步引导员工正确树立职业价值观、职业态度，帮助员工做好职业规划与培训，充分发挥人的主观能动性，实现个人价值。

（2）组织价值观：是组织对什么值得做、什么叫做好的一种建构，它可以是内隐或外显的，影响到组织的行为方式、行为途径以及行为目的的选择。价值观是一种不变的信念，使组织偏好特定的行为模式或存在的目的状态，而不喜欢相反的行为模式或存在的目的状态。一旦这种信念形成，就可以引领组织成员的行为而不受外在因素如处罚、薪酬等影响。

关于组织价值观的核心要素，在不同学者之间既存在共识，也存在分歧。国外部分学者认同 7 种组织价值观：崇尚实验、接近顾客、创新精神、尊重员工、形成共识、做内行事、组织单纯与自主自律。而也有学者构建的组织文化剖面图用 54 个价值观陈述来囊括组织价值观，并且通过探索性因素分析得到了组织价值观的 7 维结构：改革创新、稳定性、尊重员工、结果取向、注意细节、团队取向和有闯劲。受到中国传统文化的影响，中国的组织价值观略微区别于西方组织价值观，国内有学者对此进行研究，并将国有企业的组织价值观归纳为 10 项内容：员工奉献、员工发展、协作、领导、实用主义、员工报酬、顾客取向、未来取向、改革创新和结果取向，其中的"员工报酬""未来取向"，西方学者的结论也没有涉及。这些我国企业独有的价值观，涉及企业社会责任、绩效取向等方面，体现出了儒家传统文化以及社会经济背景的独特作用。

医院是在一个由道德准则、价值观念和行为规范组成的社会环境中运行的，这种社会环境决定哪些行为是合理的和可以接受的，故而我国公立医院的组织价值观也受到社会的影响，形成公益性、以人为本的公立医院价值观，为医院文化的建设奠定了共同的道德价值基础，也是医院文化建设中必须坚持的原则。现今，医疗改革不断拓展深化，各项制度进入落地见效的阶段，公立医院需要通过绩效管理来改变管理理念和医疗服务行为，朝着提质、增效、降本、控费、调动积极性、保持可持续的总体目标迈进，从而推动公立医院高质量发展。

（3）个人-组织价值观匹配：员工和组织本质上是一种劳动契约关系、交换关系，二者有相互选择的权利。在劳动力市场处于竞争劣势的员工，大多为了满足生存的需要而奔波，根本谈不上追求尊严和价值观。而处于竞争优势的员工，基本的物质生活水平有了保障，追求高层次精神价值观的愿望更加强烈，他们会关注自己在企业中的角色，会突出考虑是否认同企业的价值观，行为目标往往容易指向高级的精神需要。如果组织不能满足他们的交往和尊严需求，不能提供事业发展的平台，便会主动离职，重新作出选择。正是这种人力资源的市场化配置，使得有竞争力的企业吸引力更强，而弱势的企业要么完善和提升管理水平以增加凝聚力和吸引力，要么最终被淘汰出局。

医院往往是具备竞争优势员工的聚集地，因而为了更好地吸引员工发挥最大主观能动性，需要做到个人-组织价值观高度匹配，而组织绩效是组织所持的价值观和信念的函数，是核心价值观和信念、政策和实践，以及外界环境之间相互关系的函数，故而绩效管理是个人与组织价值观的重要桥梁。

1）引导建立适应患者与社会需求的医院文化：以人为本是我国社会的优良传统美德，尤其是医疗行业更应该重视患者感受、全心全意关心患者。医院在进行绩效管理体系设计时应秉承"医者仁心""患者至上"的组织价值观，重视患者满意度，重视优质服务的提升，构建人文关怀绩核考核指标体系。通过绩效管理引导建立适应患者与社会需求的医院文化。

2）引导建立正确的医疗服务行为：医疗行为的服务对象是人，维护的是人的生命和健康，而生命和健康是无价的，国家对于医疗服务行为的规范也最为严格。医院在进行绩效管理时必须遵循国家的法律法规、医改政策等，通过绩效考核指标的制定来规范医务人员的医疗服务行为。

3）满足员工的合理诉求：医院绩效管理是一个持续改进的闭环，其中绩效沟通是贯穿整个过程始终，它也是我们医院管理者了解员工诉求的一座桥梁。在绩效管理过程中，员工会提出他们的意见或建议，对于合理的诉求应该纳入管理者考虑范畴，只有员工认同的绩效目标才有可能达成，才能够激发员工的创造力，提升组织活力。

（四）绩效管理中的人文关怀

人作为有感情的高级动物，既需要最基本的物质支撑，也需要获得情感上的满足，得到他人或组织的关心。而目前，大多数医院的绩效管理多以经济核算和成本核算为主，多关注经济收益类的短期指标。这就使医院加大考核力度，运用严厉惩罚的刻板运作方式，医师的治疗态度会日趋保守，同时也不愿意分享与改善现状，会给患者安全带来隐患。所以这种考核管理制度在医院管理中会起到消极作用，不利于建立积极的医院安全文化，不利于鼓励职工学习和分享医疗过程中的经验和教训，不利于为患者提供高质量的诊疗服务。

在医院绩效管理的过程中，要重视对员工的人文关怀，确保员工所付出的努力都能够到医院的肯定，并且给予员工客观的评价。要重视给予考评优秀的员工相应的物质和精神奖励，对于考核结果不如意的员工给予相应的鞭策和鼓励，树立其继续工作的信心，促使其不断努力，发展自身。

1. 从绩效管理中找到持续提升的路径　绩效管理通过对医院员工利益的调整，对正确的行为进行正强化，对发生偏差的行为进行负强化，从而发挥引导员工行为的功能，它就像一根指挥棒，引导员工做出与医院目标一致的行为，不断激励员工改善组织行为，提高综合素质，充分调动员工的积极性、主动性和创造性。

（1）提升内在积极性：医院绩效管理的终极目标是提高工作绩效，促进医务人员充分发挥自身的潜力，提升其工作积极性以及主观能动性，让医务人员为医院创造更多的实际价值。所谓的自觉就是医务人员并未感受到外界的压力，而是一种内在的动力以及在自由状态下主动做出一定的努力与相关的活动。对于医疗行业来说，因其直接对人民群众生命负责，其风险程度与技术难度均相当之高。这就对医务人员的能力方面有着很高要求，使得医务人员压力增大，同时工作的强度也相应增加。作为知识型员工，医务人员同时对自身价值实现有着很高需求，所以依据这些特点，医院需要通过绩效管理使得员工个人职业发展与医院的发展结合起来，同时肯定员工在工作中创造的价值，并且可以对员工胜任力与岗位的匹配程度进行评估，帮助其找到正确的定位，让员工能够在绩效管理过程当中不断得到成长。

（2）适当竞争机制：在人文要素融于医院绩效管理的大环境下，对于医院的建设与管理应注重方法，适当通过环境、职能调整、优化流程等方式来尽可能减轻医务人员的压力，而不是雪上加霜。同时为了刺激和鼓励医疗队伍技能、服务、工作质量等的全面提升，可考虑适当采用竞争机制，开展排名、竞赛、评比等活动，使各种经验通过这种形式交流起来，大大减轻由于压力而造成的倦怠心理和情绪。

2. 绩效管理与员工满意度 医院员工满意度是指医院员工对其工作环境、工作条件和管理政策的评价程度，也是体现公立医院绩效管理人文关怀的重要指标，它能够反映员工对医院内部管理活动和医院总体运行结果的综合满意度，能够让管理层掌握员工的心理动态，在组织内部矛盾凸显的初期可以及时拟定应对策略。

医院员工满意度的重要性在于它直接影响到员工的工作表现：一方面，高满意度的员工更有可能提供优质的医疗服务，积极主动地投入工作，提高工作效率和质量，从而改善患者满意度和医院声誉。另一方面，员工满意度也与员工的离职率和流动率密切相关。高离职率会给医院带来人员流失和成本增加的问题。因此，提高员工满意度对于医院的稳定运营和持续发展具有重要意义。

（1）员工满意度调查设计：员工满意度调查（employee satisfaction survey，ESS）是指管理者或第三方通过调查问卷或访谈的方式对员工进行与工作相关问题的调查，在此基础上，借助专业的工具和方法测量出员工的满意程度。

员工满意度调查的价值主要体现在3个方面：一是管理诊断和改进的工具。员工满意度调查可以明确企业管理中存在的问题，并且系统地去解决问题，然后通过再次的满意度评价，观测这些问题是否得到了改进。二是预防和监控的手段。员工满意度调查可以捕捉员工思想动态和心理需求，从而采取有针对性的应对措施，为企业人力资源管理决策提供重要依据。三是激发员工参与管理的方式。员工满意度调查在收集到员工对企业经营管理改善的要求和建议的同时，又能激发员工参与组织变革，提升员工对组织的认同感和忠诚度。然而，员工满意度调查作为一项技术性很强的人力资源管理工具，如果操作不当，不但会导致其有效性大打折扣，甚至可能对企业管理起到误导的反作用。因此，进行科学的员工满意度调查设计，对于其成功实施至关重要。

1）设定调查目标：企业管理过程中，有无限多的指标可以调查，但管理资源的有限性、管理过程的时效性决定企业不可能对所有的问题和指标都进行调查，每个企业所处行业不同、企业文化不同、发展阶段不同、经营管理模式不同，调查的重点也应不同。具体的调查对象，应以企业不同发展阶段的目标为基础。例如在初创阶段，企业的管理还处于一种无序的状态，在很大程度上是通过老板的人格魅力来管理。在这个阶段，调查重点可以放在对公司的管理制度有什么好的建议、对公司人际关系的满意度、对公司发展前景的信心等方面。在企业进入规范化管理阶段后，调查重点可以放在对公司管理制度的了解程度、对自身工作职责是否明确、对工作环境是否满意、对薪酬福利以及休假制度的满意程度、对培训制度的满意度等方面。而在精细化管理阶段，调查重点则应放在员工深层次的需求方面，如在工作中是否能获得成就感、对公司在帮助员工制订职业生涯发展规划的满意度、对公司激励机制以及晋升机制的满意度、对企业文化的认同感等。

以 B 市医疗系统员工满意度调查为例，结合 B 市三级综合医院的地域特点及医院管理的实际状况，提出了包括 5 个 I 级维度和 35 个 II 级维度的员工满意度指标体系。5 个 I 级维度分别是对工作本身的满意度、对工作背景的满意度、对工作回报的满意度、对工作群体的满意度和对医院管理的满意度（表 3-32）。

表 3-32　B 市三级综合医院员工满意度评价指标

I 级维度	II 级维度
工作本身	工作兴趣、工作重要性、工作稳定性、工作胜任度、能力发挥、成就感、职业风险
工作背景	工作量、作息制度、设备与设施、后勤系统支持度、医患关系、医院环境
工作群体	同事关系、工作配合、科室氛围、他人认可
工作回报	工资、福利、奖金分配、内部公平感、外部公平感、培训机会、职务/职称晋升、社会地位、参与决策机会
医院管理	院领导领导能力、部门负责人管理能力、管理风格、制度管理、流程管理、发展现状、发展前景、行业地位

2）编制调查问卷：员工满意度调查问卷设计的关注点主要应集中在员工对企业和工作的满意度上。要充分考虑到当前企业的实际情况，以大量初步的调查和分析工作为基础，切忌想当然盲目设计。实践中，可以采取二次统计分析的方法来获取有针对性的指标，具体办法为结合公司当前目标，先行设计一份初步问卷，选取部分有代表性员工参与问卷测试，在小范围内实施问卷合理性的检验，同时辅以访谈。根据小范围的调查结果，通过二次统计分析，将一些不合理或者不便判断的问题剔除。再根据访谈的情况，补充一些员工普遍关心的问题，最终形成一个结构合理、重点突出的调查问卷。这样得出的调查指标将具有较强的针对性、科学性和预测性。

国家二级、三级公立医院绩效监测员工满意度调查问题维度包括基本资料、薪酬福利、发展晋升、工作内容与环境、上下级关系、同级关系、自身感受等（表 3 - 33）。

表 3 - 33 医护人员满意度调查

维度	问卷内容	回答内容
基本资料	1. 您的工作单位是	
	2. 您目前所在的科室/部门	
	3. 您的职称是	无职称　初级　中级　副高　正高
	4. 您现在的工作岗位是	管理人员　医生　护士　药师　技师　后勤人员　其他
	5. 您在本单位的工作年限	
	6. 您的受教育程度	初中及以下　高中或中专　本科或大专　研究生及以上
	7. 您的性别	男　女
薪酬福利	8. 您的工作努力得到了公平的回报	非常不同意　不同意　同意　比较同意　非常同意
	9. 本医院会不定期加薪，间隔时间不长	非常不同意　不同意　同意　比较同意　非常同意
	10. 与同类型医院相比，本医院的薪酬比较高	非常不同意　不同意　同意　比较同意　非常同意
	11. 您对自己薪酬之外的各项福利（包括假期、培训等）感到满意	非常不同意　不同意　同意　比较同意　非常同意
	12. 与同类型医院相比，本医院的各项福利比较好	非常不同意　不同意　同意　比较同意　非常同意
发展晋升	13. 岗位晋升的机会很多	非常不同意　不同意　同意　比较同意　非常同意
	14. 那些在工作中表现出色的人，都能够得到公平的晋升机会	非常不同意　不同意　同意　比较同意　非常同意
	15. 与同类型医院相比，本医院的晋升机会比较多	非常不同意　不同意　同意　比较同意　非常同意
	16. 您对您的晋升机会（职业发展）感到满意	非常不同意　不同意　同意　比较同意　非常同意
工作内容与环境	17. 您的工作给您一种自豪感	非常不同意　不同意　同意　比较同意　非常同意
	18. 您的工作场所舒适，便于高效率地工作	非常不同意　不同意　同意　比较同意　非常同意
	19. 您的工作经常使您疲惫不堪、筋疲力尽	非常不同意　不同意　同意　比较同意　非常同意

维度	问卷内容	回答内容
工作内容与环境	20. 您在目前的工作中可以学到很多新东西，包括业务知识和管理知识等	非常不同意　不同意　同意　比较同意　非常同意
	21. 您最近的工作压力很大	非常不同意　不同意　同意　比较同意　非常同意
上下级关系	22. 您的直接上级很信任您	非常不同意　不同意　同意　比较同意　非常同意
	23. 当您在工作中遇到不满，医院的解决程序和渠道是合适的	非常不同意　不同意　同意　比较同意　非常同意
	24. 医院的一些规定和流程实际上是在增加工作的难度	非常不同意　不同意　同意　比较同意　非常同意
同级关系	25. 您喜欢您的同事	非常不同意　不同意　同意　比较同意　非常同意
	26. 您常常因为同事不能胜任工作，而付出额外的努力	非常不同意　不同意　同意　比较同意　非常同意
	27. 您在工作中很少和同事发生口角与冲突	非常不同意　不同意　同意　比较同意　非常同意
	28. 您与同级的同事沟通很好	非常不同意　不同意　同意　比较同意　非常同意
自身感受	29. 对从事该工作整体感受	非常不同意　不同意　同意　比较同意　非常同意
	30. 您从未考虑过离开这家医院	非常不同意　不同意　同意　比较同意　非常同意

注：Q19，Q21，Q24，Q26 为页面内容，赋值为 A＝5，B＝4，C＝3，D＝2，E＝1；除上述 4 题，8～30 题，赋值为 A＝1，B＝2，C＝3，D＝4，E＝5。

3）选择调查执行者和确定调查范围：调查的执行者可以是公司内部，也可以请第三方进行。如果公司自己来做。第一是信赖度问题。员工可能担心如果反映出对公司的不满会遭到打击报复，因此会有顾忌，无法坦诚以待。第二是专业性问题。公司人力资源部门可能对劳动法律法规较熟悉，但对员工满意度调查的流程技术、数据分析等可能难以把握驾驭。因此，在公司条件允许的情况下，聘请专业第三方来承担更好，但要注意及时做好沟通工作和相关信息资料的收集。现实中，考虑到费用成本等因素更多企业选择了自主调查。这种方式的优点在于契合企业实际，有较强的针对性，但要注意操作的规范，抽样技术发展虽然可以达到相当高的精度和代表性，但主要是针对大型企业。中小企业进行员工满意度调查时，最好采用普查的方式，这样做不仅是为了保证调查的准确性和全面性，而且也是争取员工参与管理的一个手段。管理实践中的经验证明，如果不是全员参加，很容易影响员工的整体士气。另外，没有参加调查的员工更容易对改进措施采取事不关己的态度，认同度较低。考虑到操作的难度，在实践中医院可以借助信息手段等采用自主问卷调查的形式进行全面普查。

4）开展事先沟通：员工满意度调查想要达到理想的效果，获得员工的支持十分重要。不经事先沟通的员工满意度调查可能会受到员工抵触，使获得的数据不能真实反映情况。因此，在实施员工满意度调查前，要注意进行充分的沟通，尽量让每个相关的人员都了解到调查的重要性，有强烈的参与意识。在事先沟通中以下要点应被告知并强调：①调查的重要性。向员工说明这是一个表达诉求的机会，并强调员工的意见都可能对未来的管理改善有很大影响力。②调查数据的保密性和安全性。使员工确信他们的反馈将会严格保密且不会因为反映问题而受到打击报复或者区别对待，打消员工对调查问题的顾虑，鼓励员工真实地反映自己对目前工作的满意程度。③完成调查所需要的时间。应该尽可能给员工创造一个宽松自在的环境，安排合理充裕的时间让员工参与调查。④调查的信息将如何使用。告知员工的意愿都会不同程度体现于分析报告，会得到相应的反馈，并对信息的合理使用做出说明。⑤调查问卷的内容。简要说明问卷的设计情况，对员工不太清楚的地方加以指导和释疑。

（2）绩效管理中影响员工满意度的主要问题：在绩效管理实施过程中，由于管理者与员工双方的主动与被动关系及其他主客观因素的影响，而且医院整体目标和个人目标很多时候存在一定的差距，从而导致绩效管理过程中员工满意度不高，这些矛盾体现在以下几个方面。

1）重考核轻管理，造成抵触情绪：提到绩效，员工首先想到的是要接受考核，而很少能想到是一种对工作的辅导。这种重考核、轻管理的思想，往往使员工在心里对绩效管理产生误解。由于考核往往是对员工过去工作表现做出评估，考核结果用来对员工进行奖惩，绩效考核结果不好的员工会感受到比较大的压力，因此员工往往是不积极参与，很自然地对绩效考核产生抵触情绪。

2）缺乏沟通技巧，造成对立局面：沟通作为绩效管理的核心要素，对提升员工满意度扮演着重要的角色。但是有些管理者缺乏沟通技巧和方法，不知道沟通什么内容、如何沟通，或者对员工的提问不能够得体回答，导致沟通不畅，效果不好，影响到整个绩效管理体系。使员工产生误解，造成难以消除的对立局面。

3）缺少互动过程，影响参与积极性：绩效管理是管理者与员工互动的过程，但是，实际实施过程中，往往成为管理者的"独角戏"，没有充分考虑员工的因素，只是一味从企业或者医院角度制订目标计划，而员工只是被动接受管理者制定的各项目标。造成了绩效管理不但没有激励作用，甚至让员工认为绩效管理只是管理者的工作，自然而然地影响员工参与绩效管理的积极性。

4）缺乏公平性，造成不信任感：绩效考核结果的公平是绩效管理最基本的要求，如果考核结果不能保证公平，员工的心情必然受到影响，怨言情绪将在企业或者医院中蔓延，导致考核结果没有说服力，员工不认同考核结果。所以，绩效管理在设计和实施中，都要把公平作为一个重要因素加以考虑。

（3）提升员工满意度的措施：

1）强调过程管理：考核结果不是绩效管理的终极目标，只是判断员工某阶段工作成绩的依据，各级管理人员不应仅强调绩效管理的考核功能，更应重视绩效管理的发展提高功能，并始终坚持以动态的绩效沟通贯穿于员工工作的全过程。考核结果只是对员工工作目标完成情况、员工技能的一种确认，是企业对员工以往工作业绩的认可或否定，应该在整个绩效考核的过程中，通过上下级之间的充分沟通，让管理者随时了解部属的工作进程，对工作过程实施管理，通过绩效辅导和改善，有针对性地帮助员工发展和提高，这样才能真正提高员工绩效和员工满意度。

2）提高沟通技巧：绩效管理从根本上讲就是上下级间就绩效目标的设定及实现而进行的持续不断双向沟通的一个过程，沟通贯穿于绩效管理的全过程。因此，掌握好沟通的艺术，对提高员工满意度具有非常重要的意义。管理者与员工沟通首先要真诚，以诚实为基准的沟通可以激励员工越过障碍进行真正畅通的交流，可以使员工干劲十足，是员工全身心投入工作的有效推动力，更是提升员工满意度的有力杠杆。其次，要学会倾听，管理层应尽量撇开自己的偏见，耐心地听取职工的讲述，理解对方的谈话内容，鼓励员工敞开心扉地讲下去，这样往往能更全面地了解员工绩效的实际情况，帮助分析原因，这样员工会得到心理的一种慰藉，使员工的满意度提升。另外，还要掌握沟通的技巧，例如要就事论事、不联想、不随便定性；少用"你""你们"，多用"我们"来展开话题等，这些沟通技巧都有助于员工和管理层达成共识，有助于提升员工的满意度。

3）实施参与式管理：做好绩效管理就要保持与员工互动，从绩效目标的设置开始到最后的绩效考评，都必须保持持续的双向沟通，任何的单方面决定都将影响绩效管理的有效开展，使员工失去参与的积极性。因此，为保证绩效计划的有效性和针对性，要让员工参与到绩效计划的过程中，由管理者和下属进行有效沟通后达成。绩效计划制订后，管理者还要不断地关注计划的执行情况，并及时与员工进行动态沟通，探讨为达到绩效目标所需改善的方面，辅导和帮助员工达成工作目标。通过互动，鼓励员工参与，使他们感到自己受到重视，无形中使工作热情倍增。

4）考核公开透明：不公平就不可能发挥考核应有的作用。在考核中，各级领导和人事部要排除一切干扰，本着实事求是的精神，客观、全面、真实地考察和评价工作人员，需摒弃个人的好恶恩怨，防止用感情和偏见代替制度。同时，考核的结论应对本人公开。这样做，一方面，可以使被考核者了解自己的优点和缺点、长处和短处，也可以使考核成绩不好的人心悦诚服，奋起上进。另一方面，还有助于防止考核中可能出现偏见以及种种误差，以保证考核的公平与合理。对每一个员工来说，每一个人渴望在成绩面前得到应有的、公平的待遇。当公司评判他们的工作绩效的天平有所倾斜时，员工就会感到不安和不满。所以进行公平、有效的绩效考核，可以增强员工对绩效管理的信心，提升员工的满意度。

§4

"国考"与
医疗质量安全

§4.1 概　述

一、背景

《医疗质量管理办法》实施以来，我国医疗质量安全管理组织体系、诊疗规范体系及指标体系不断完善，医疗质量安全信息化监测工作机制日益健全。自2015年起，原国家卫生和计划生育委员会医政医管局每年度进行《国家医疗服务与质量安全报告》的编制、发布工作，以数据的形式展现医疗质量与安全管理情况，使医疗质量安全的薄弱环节及问题日益明确。

在推进公立医院高质量发展的背景下，医疗质量管理与控制工作的目标化管理将进一步完善精准的质控工作模式。如果一个领域没有特定的目标，则这个领域必定会被忽视。鉴于此，我国医疗质量管理与控制工作正在由"十三五"期间的"以指标制订、质控数据收集、反馈为主要内容的质量展现模式"向"十四五"期间的"以精确数据为基础的质量改进模式"转变，从而进一步完善医疗质量安全管理与控制机制，提高管理的科学化、精细化、信息化程度。

二、内涵

医疗质量与安全管理是医院管理的永恒主题。伴随社会经济的发展，人们的健康意识逐渐增强，对医疗服务的要求和期望也越来越高。1990年美国医疗机构联合委员会首次正式阐述医疗质量的内涵，即在现有医学知识条件下为患者提供医疗服务时，在有利于患者结果的同时，减少不利于患者结果可能性的程度，这一定义通常被认为是狭义的医疗质量定义。世界卫生组织提出了广义的医疗质量概念，涵盖了安全性、有效性、适宜性、患者参与、可及性和效率6个方面。而患者安全的一般是指患者在医疗过程中不发生允许范围以外的生理、机体结构或功能上的障碍、缺陷或死亡。患者安全在我国一般也被称为"医疗安全、患者安全"。

医疗质量安全是医院的生命线和核心竞争力，它关乎患者的生命健康，也影响着医院的声誉和发展。自2009年4月新一轮医药卫生体制改革以来，我国医疗质量与安全管理工作取得了长足的进步，但也面临着不良事件上报率有待提高、医疗安全文化氛围相对不足、机构间管理水平参差不齐、医疗核心制度落实不到位等问题。国家卫生健康委在《全面提升医疗质量行动计划（2023—2025年）》中提出：利用3年时间，在全行业进一步树立质量安全意识，完善质量安全管理体系和管理机制，进一步健全政府监管、机构自治、行业参与、社会监督的医疗质量安全管理多元共治机制，进一步巩固基础医疗质量安全管理，提升医疗质量安全管理精细化、科学化、规范化程度，进一步优化医疗资源配置和服务均衡性，提升重大疾病诊疗能力和医疗质量安全水平，持续改善人民群众对医疗服务的满意度。

三、意义

党的二十大报告指出，推进健康中国建设，把保障人民健康放在优先发展的战略位置。2021年，我国医疗卫生机构诊疗人次高达84.720 3亿人次，按照第七次全国人口普查14.117 8亿人的结果计算，年人均诊疗约为6次。面对如此巨大的医疗需求，保障医疗质量与安全具有重要的现实意义。

§4.2　医疗质量安全的重点

各级医院在提升医疗质量安全过程中，加强身份识别、急危重症一体化救治体系、死亡病例质控等方面的管理显得尤为重要。身份识别的准确性是确保患者安全的第一步，能够有效避免医疗差错的发生；急危重症一体化质量体系建设是提升医院专科救治能力的重要举措，能够确保患者在关键时刻得到及时有效的治疗；而死亡病例质控则是对医院整体服务质量的一次反思和总结，有助于医院发现并改进存在的问题，持续改进，并且形成医疗质量安全提升的闭环管理，本书将围绕这些关键议题展开深入讨论，旨在给医疗机构医疗质量安全的持续提升提供参考。

一、身份识别

（一）定义

身份识别是指通过面部、声音和其他身体特征（如眼睛颜色、胎记或文身）或显著特征（如身高、步态）识别一个人的身份的过程。医院身份识别则是指医院工作人员在该医院范围内提供医疗服务过程中，通过一系列严格的方法和程序，对患者、员工及访客等人员的身份进行确认和核实的过程。医院身份识别的精准性不仅关乎患者的生命安全，更是医疗质量、团队协作和数据质量安全的基石。

（二）应用场景

1. 门禁管理与全员身份识别　医院门禁管理包括人员进出实行规范化管理以及工作区、病区等实行门禁管理。为了达到门禁管理应有效果，医院应明确各类人员相应的管理部门，人员身份由相关部门授权管理并按人员类别编号，发放相应的身份识别工具。同时医院应建立身份信息化管理系统，使用电子识别技术建立电子识别所需要的软硬件环境，可使用条形码识别、射频识别、面部识别技术等识别人员身份。建立医院门禁安装和使用的规章制度，病区实行门禁管理，出入各病区的所有人员须服从病区工作人员管理，保障医院员工与患者安全。

全员身份识别是医疗机构通过门禁系统分级授权和管制，对医院的重要区域如手术室、药房、新生儿室、病房等分等级、分时间、分地点进行出入管理，限制人员随意进入。医院设立不同权限的门禁系统管理，实现对患者和员工等人员的识别，达到有效控制感控风险，限制人员随意出入工作区域，提高院内安全水平等目的。

2. 患者身份识别　患者身份识别主要是指医务人员在实施诊疗活动期间，可对患者的身份进行详细的核实、查对，以确保患者能够获得正确的检查和治疗，从而达到较好的临床治疗效果。

医疗机构应制定标准化的患者身份识别流程与方法，并用患者唯一身份识别码确认患者身份，患者身份识别应贯穿整个诊疗周期，鼓励患者及其家属或照护者积极参与患者身份识别，并告知患者佩戴腕带的重要性。应对医务人员进行患者身份识别相关培训，如身份识别的重要性、流程、患者隐私管理等。

同时医疗机构应重点关注特殊患者的身份识别，包括昏迷患者、麻醉或镇静患者、婴幼儿、精神疾病患者、语言功能障碍患者、手术患者、无法佩戴腕带以及身份不明患者等。身份识别的内容包括姓名、性别、出生日期、地址、医保卡号、新型农村合作医疗卡编号、身份证号码、病案号等。至少采用 2 种信息进行患者身份识别，其中必须包含身份证号或病案号等患者唯一身份识别信息。不宜将房间号作为患者身份识别信息。

3. 信息系统用户身份识别　国家卫生健康委制定出台的《医疗机构病历管理规定》《电子病历应用管理规范（试行）》中，规定电子病历系统应当为操作人员提供专有的身份标识和识别手段，并设置相应权限。电子病历系统应当对操作人员进行身份识别，并保存历次操作印痕、标记操作时间和操作人员信息，并保证历次操作印痕、标记操作时间和操作人员信息可查询、可追溯。电子病历系统应当设置病历查阅权限，并保证医务人员查阅病历的需要。因此，对医院信息系统进行用户身份识别及权限管理，是确保医疗数据安全、维护患者隐私以及保障医院正常运营的重要环节。

（三）技术

医院中常用的身份识别技术包括磁卡/IC 卡、近场通信（near field communication，NFC）、条形码和二维码、射频识别（radio frequency identification，RFID）和生物识别等。

1. 磁卡/IC 卡识别　磁卡或 IC 卡（集成电路卡）是一种存储个人身份信息的卡片。磁卡通过磁条存储信息，而 IC 卡则使用内置的芯片来存储和处理数据。这些卡片可以作为身份验证的工具，患者或员工在医院出示卡片以确认身份。它们相对便宜，易于分发和管理，在许多场合中被广泛使用。

2. 近场通信（NFC）　是一种近距离无线通信技术，允许设备之间在非常近的距离内交换数据。NFC 标签或卡片可以存储身份信息，并通过与读取设备的近距离交互来验证身份。NFC 技术可以用于患者身份识别、访问控制等场景。患者可以通过 NFC 手机或卡片与医院系统进行交互，实现快速且安全的身份验证。

3. 条形码和二维码　条形码（bar code）是一种通过不同宽度的条和空来表示信息的编码方式。二维码（2-Dimensional bar code）是用某种特定的几何图形按一定规律在平面（二维方向上）分布的、黑白相间的、记录数据符号信息的图形，它比条形码能存更多的信息，也能表示更多的数据类型，因此二维码比条形码具有更大的信息量和抗污损性能。在医院中，患者、药品、医疗设备等通常会被分配一个独特的条形码或二维码。通过扫描，医务人员可以快速准确地识别患者身份、药品信息和设备状态，有助于减少人为错误，确保患者接受正确的治疗，并提高药品和设备的管理效率。

4. 射频识别技术（RFID）　是一种无线通信技术，通过无线电波识别特定目标并读取相关数据。RFID标签可以存储大量信息，并可在一定距离内被读写器无接触地读取。RFID技术用于患者身份识别、药品追踪、医疗设备管理等。它能够实现自动化数据采集和高效数据传输，从而提高医疗流程的透明度和效率。

5. 生物识别技术　利用人体的生物特征（如指纹、人脸、虹膜等）进行身份验证。这些特征是独一无二的，因此具有很高的准确性和安全性。生物识别技术在医院中用于确保只有授权人员才能访问敏感区域或数据，可增强患者信息的安全性，防止医疗欺诈，并确保患者接受适当的治疗。此外，生物识别还可以用于远程患者监测和个体化治疗计划，提高医疗服务的个性化和精准化。

6. 声波识别　使用声音特征来验证个人身份。每个人的发音和声音特征都是独特的，因此可以通过分析声音模式来进行身份验证。虽然声波识别在医院环境中不常见，但它可以在某些特定情况下作为一种辅助的身份验证手段，例如通过电话进行远程医疗咨询时的身份确认。

7. 动态令牌　是一种小型设备，它生成一次性的密码或验证代码。这些代码在短时间内有效，并且每次使用时都会变化。动态令牌增加了额外的安全层，因为它们提供的验证代码是不断变化的，这使得攻击者更难以窃取或复制有效的身份验证信息。

8. 多因素身份验证　结合了两种或更多种身份验证方法，例如密码与指纹、密码与动态令牌生成的代码等。通过要求多个验证因素，这种技术显著提高了安全性，使得未经授权的访问更加困难。

表4-1是部分身份识别技术特点的对比。

表4-1　部分身份识别技术的对比

内容	指纹识别	人脸识别	虹膜识别	签名识别	语音识别
易用性	高	高	中	高	较高
影响因素	干燥、灰尘、年龄	光线、面部特征变化	光线等	签名习惯改变	噪声、气候、身体状况
准确性	高	高	极高	中	低
接受程度	高	高	中	高	中
接触性	需要	无须	需要	无须	需要
安全等级	高	较高	极高	中	中
长期稳定性	高	高	高	中	中
技术成熟度	成熟	成熟	一般	一般	一般
成本	低	较低	高	高	极低
运营难度	中	低	高	中	中

（四）"国考"指标与身份识别

《国务院办公厅关于加强三级公立医院绩效考核工作的意见》（以下简称《意见》）中指出："提供高质量的医疗服务是三级公立医院的核心任务。通过医疗质量控制、合理用药、检查检验同质化等指标，考核医院医疗质量和医疗安全。"身份识别的准确性对于确保患者接受正确的诊疗至关重要，错误的身份识别可导致患者接受错误的诊断、治疗或手术，从而影响医疗质量安全。因此，身份识别与医疗质量安全指标密切相关。加强身份识别管理，可降低手术患者并发症发生率及低风险组病例死亡率等负性指标。

《意见》中指出："通过预约诊疗、门急诊服务、患者等待时间等指标，考核医院改善医疗服务效果。"医院可通过提升系统身份识别技术、优化身份识别流程，来提高确认患者身份和预约信息的准确性、便利性和效率，确保预约服务的准确性和提高门诊患者就诊效率，从而提高门诊患者平均预约诊疗率和缩短门诊患者预约后平均等待时间。

医疗机构在日常诊疗行为中，若在系统中通过用户身份识别，设置相应权限，限制医师的不合理医疗行为，可改进医疗机构的合理用药。如"抗菌药物使用强度（DDDs）"指标，对未取得限制级或特殊级使用抗生素的医师，限制其开立相应级别的抗菌药物，并通过系统监控，使用某抗菌药物时间超出合理的使用时长时予以警示提醒，从而降低医院整体的 DDDs。

《意见》中指出："运营效率体现医院的精细化管理水平，是实现医院科学管理的关键。通过考核门诊和住院患者次均费用变化，衡量医院主动控制费用不合理增长情况。"医院可通过建立患者身份唯一性识别体系，实现医院内部互联互通、结果互认乃至整个地区医院之间的患者检验、检查结果数据共享，有助于降低门诊次均费用增幅和住院次均费用增幅。如上海市从 2019 年 11 月 1 日起，全市 37 家市级医院之间率先实现部分医学检验项目、医学影像检查项目和影像资料的互联互通互认，并将逐步向区级公立医疗机构扩展，最终实现市、区两级公立医疗机构间的互联互通互认，促进合理有效利用卫生资源，减少重复检查，切实减轻患者负担。

《意见》中指出："患者满意度是三级公立医院社会效益的重要体现，提高医务人员满意度是医院提供高质量医疗服务的重要保障。"身份识别的准确性和效率直接影响患者的就医体验。烦琐或错误的身份识别流程会给患者带来不便，甚至可能引发患者的不满和投诉。因此，加强身份识别管理，优化身份识别流程，提高识别的准确性和效率，有助于提升患者的就医体验，进而提高门诊患者满意度及住院患者满意度。身份识别的准确性和效率提高后，医务人员可减轻相应工作负担并提高工作效率，医务人员满意度也会提高。

二、急危重症一体化救治体系

（一）背景

有研究发现，我国急诊就诊人数从 2007 年的 5 190 万增加到 2017 年的 1.665 亿人次，医院急诊普遍存在拥挤、等待住院时间长、工作环境差等问题，急需通过改进急诊医疗服务体系加以解决。

而打造由院前急救、院内急诊和临床专科共同参与，五大中心为核心的急危重症一体化救治体系，提升医院急危重症救治能力是医院急危重症救治的主要议题。在一些地区，院前急救和院内急诊为两个独立部门，医疗行政部门应统筹考虑院前急救与院内急诊整合问题，使两者整合为统一的急危重症救治中心，统一管理、无缝衔接。急诊是所有急救患者入院治疗的必经之路，是五大中心的核心和枢纽科室，需要创新诊疗服务模式，进一步完善院前急救与院内急诊救治网络，构建快速、高效、全覆盖的急危重症急救体系。目前，五大中心的建设已经显著优化了急危重症患者救治流程，提高了患者救治效率，为急危重症患者建立了一条"急救高速路"。为进一步提升"急救高速路"的救治效率，需要在现有基础上优化院前急救与院内急诊分工及流程，将部分救治工作前移至院前急救，同时与院内诊疗协同配合以整合资源、提高救治效率，真正实现院前、院中、院后一体化救治服务，为部分需要紧急抢救或手术治疗的急危重症患者绕行急诊提供可能，从而为患者提供更及时、更有效、更规范的救治服务。

随着社会的进步，对生命的尊重以及各学科的发展，以保障患者生命安全为主的急危重症建设成为各大医院的核心工作重点，是医务人员保持初心、践行使命的重要责任。国务院办公厅《关于推进分级诊疗制度建设的指导意见》（国发办〔2015〕70号）、国家发展改革委办公厅、国家卫生计生委办公厅《关于印发疑难病症诊治能力提升工程项目储备库的通知》（发改办社会〔2018〕347号）、国家卫生计生委2018年发布的《进一步改善医疗服务行动计划（2018—2020年)》均不同程度地要求以急危重症为重点，创新急诊急救服务模式，在地级市和县域内符合要求的医疗机构建立胸痛、卒中、创伤、危重孕产妇救治、危重儿童和新生儿救治五大中心，构建新型医疗急救服务体系，进一步优化急危重症患者救治流程，提高患者救治效率。鉴于人民群众对于健康需求的不断提升，特别是在面对生命危险时的迫切需要，对全国各等级医院尤其是公立二级及以上医院急危重症患者的处理救治能力建设提出更高要求。

（二）难点与重点

1. 第一现场救助能力不足　我国幅员辽阔，绝大部分城镇的专业急救机构仍不健全，急救力量和设备也很有限。而即便在急救系统最完备的国家，专业急救人员在大部分情况下也不能保证在急救的"黄金时间"到达现场。我国居民现场救护知识知晓率偏低，与发达国家相比差距较大，"不敢救、不会救"现象比较普遍，由此引出的问题日益突出。我国每10秒约有1人因心脑血管疾病死亡，每年约有54万人猝死，而现场抢救成功率却不足1%。分析其原因，并不是急救设施设备不够、医疗技术不强和医务人员水平不高，而是缺乏受过急救知识与技能训练的民众。

2. 院前与院内的救治衔接不到位　当前急救医疗服务体系包含院前急救、院内和重症监护3个模块，院前急救主要由急救中心调度分配相关救治人员出车抢救转运监护。在急救模式上国际上存在两种主要的模式，即英美模式和欧陆模式。英美模式的主要抢救理念为先对患者进行简单包扎等处理，然后送往附近的医院进行后续救治，在转运患者方面较快，平均时间往往少于30分钟。欧陆模式抢救理念主要是安排医护人员对患者进行现场急救，当患者的生命体征相对稳定后再送往医院救治，由于该模式更侧重现场急救，其抢救转运时间往往大于 30 分钟。在国内主要存在 6 种急救模式：①以北京为主要代表的独立型急救模式；②以广州为主要代表的指挥型急救模式；③以上海为主要代表的院前型急救模式；④以重庆为代表的依托型急救模式；⑤以苏州为代表的联动型急救模式；⑥以香港为代表的消防结合型急救模式。国内急救模式的多样性各具特色的同时也各自存在其自身的局限性，没有统一的急救标准。当前国内院前"120"急救车内多配备了氧气筒、心电监护仪、除颤仪、转运呼吸机等基本设备仪器，但是数据多单纯由院前急救人员掌握，不能及时传递到院内医护人员，当患者到达院内时需院前急救人员再次和院内医护交班交接患者病情和院前数据，没有形成院前院内患者信息的双向共享与衔接，存在急救脱节、信息延误的现状。

3. "五大中心"建设不均衡 急性心肌梗死、重度创伤（复合伤）、卒中、危重孕产妇及危重儿童和新生儿等已成为威胁人民群众生命安全的主要重大疾病，具有起病急、病情危重、病死率和致残率高等特点，国家卫生健康委先后发布《关于印发医院卒中中心建设与管理指导原则（试行）的通知》和《关于印发胸痛中心建设与管理指导原则》等一系列文件，表明需建立以"五大中心"为核心的新型区域型医疗急救体系。为进一步提升区域危急重症的综合救治能力与效率，国家卫生健康委办公厅《关于印发进一步改善医疗服务行动计划（2018—2020 年）的通知》中提出，在符合条件地级市和县域中医疗机构内建立胸痛、创伤、卒中、危重孕产妇及危重儿童和新生儿等 5 个救治中心。但目前我国医疗机构的信息平台建设不全面，各级医疗机构的信息化建设不协调，水平和规模高低不齐，端口和信息统计路径不同，系统兼容性不好等问题尚未解决，制约"五大中心"智慧急救平台规范化建设。同时我国不同地区、经济发展程度不同，对不同层级的医院投入不同，加上各中心建设出台标准时间有先后，高效的急救体系未形成，缺乏行之有效的统筹管理及利益协调机制，致使协同发展的机制缺失，造成"五大中心"建设进度不一，发展极为不协调。

4. 院内急危重症早期识别与救治能力不足 大型综合医院门急诊量大、住院患者多、院内疑难危重患者的比例远高于专科及一般医疗机构。ICU 作为医院最高等级的治疗场所，是最为宝贵的医疗资源之一。ICU 患者的诊疗质量和抢救成功率一直都是医务人员及医院管理者关注的重点，但在 ICU 区域以外仍有大量病重或面临病情恶化风险的患者。国外研究证实，患者经历明显临床病情恶化或衰退之前会出现早期警示体征，如心率异常、呼吸频速及节律改变等警告信号，这些表现往往被忽视，仅 1/4 会被护士察觉、重视并汇报给医师，从而使很多患者失去了得到有效抢救的机会。为减少早期病情恶化的住院患者在普通病房抢救失败，甚至产生严重不良后果，核心是将医疗干预的位点前移，在患者暂未发生病情突变的时候即早期识别可能发生的病情变化并给予预警及医疗干预。

（三）"国考"指标与急危重症一体化救治体系

出院患者手术占比、出院患者四级手术比例及出院患者微创手术比例："五大中心"相关患者收治后多数需手术治疗，且这些手术大多数为四级手术。例如，创伤患者的手术涉及神经外科、胸外科、骨科、普外科、血管介入科等，这些手术大多数为四级手术；胸痛中心、卒中中心患者的介入手术绝大多数为四级手术或微创手术。因此，加强"五大中心"建设，提高"五大中心"相关病种收治率，能明显提高医疗机构的出院患者手术占比、出院患者四级手术比例及出院患者微创手术比例。

质量安全：医疗机构"五大中心"的工作直接关联到患者的治疗质量和安全，例如手术患者并发症发生率、Ⅰ类切口手术部位感染率等指标，反映了"五大中心"在手术操作、感染控制等方面的质量管理水平。

单病种质量控制相关指标："五大中心"通常针对特定的疾病或病情设立，如胸痛中心针对急性心肌梗死的救治，卒中中心针对卒中患者的救治，其工作表现将直接体现在相关单病种的质量控制指标上。

住院收入占医疗收入比例、住院收入中来自医保基金的比例："五大中心"相关病种的住院患者，住院时间、住院费用均较普通患者高，尤其是复合性创伤患者，病情复杂，住院期间需经过多学科联合救治，单次住院次均住院费用更高，能明显拉高住院收入，从而提高住院收入占医疗收入比例。经过医保报销后，也能明显提高住院收入中来自医保基金的比例。

医疗服务收入（不含药品、耗材、检查检验收入）占医疗收入比例、辅助用药收入占比："五大中心"相关病种的住院患者，需要医务工作者提供更多更优质的医疗服务，从而明显提高医疗服务收入占医疗收入比例，也会间接降低辅助用药收入占比。

（四）湖南实施经验

1. "第一目击者"促进第一现场急救能力提升

（1）组建"第一目击者"行动体系：2013年，湖南在全国率先提出现场救护"三个一"理念——在第一现场，"第一目击者"在第一时间做出迅速正确的反应，由此倡导民众学习急救知识技能，成为合格的"第一目击者"。从2016年起，湖南设立"现场救护第一目击者行动日"，成立"现场救护第一目击者行动联盟"，组织开展急救知识技能培训，大力发展师资队伍和"第一目击者"。2018年，湖南省卫生健康委联合10余家省直部门和相关组织，共同将急救普及上升为一项"湖南行动"，将此项工作在全省逐渐推开。全面启动现场救护"第一目击者"导师培训，并结合我国实际，编制了"第一目击者"急救知识技能导师培训教材，设置培训课程，全程实施信息化管理，对所有导师进行同质化培训。

（2）做好"第一目击者"行动保障：2020年11月1日，《湖南省现场救护条例》（以下简称《条例》）正式实施，湖南由此成为全国首个为"现场救护"单独立法的省份。《条例》明确鼓励全民参与学习，让有知识和能力的人参与救护。《现场救护第一目击者行动专家共识》《中国现场救护第一目击者行动公众指南》等，也分别于2019年、2023年从湖南率先发出，为"第一目击者"的普及打下了良好的理论基础。

2. "5G智慧化急救系统"助力急诊零停顿　5G智慧化急救系统是急危重症一体化救治体系建设的核心支持技术，它能够整合院前急救与院内急诊信息系统，利用5G技术和智慧医疗，实现患者发病现场目击者求救、第一现场救治、院前转运过程诊治和院内急诊联动，通过智能调度指挥、救护车辆优先通行、畅通急救绿色通道等措施优化患者急救转运。同时利用 5G 技术亦实现院前急救、院内急诊和临床专科救治团队信息共享并提前预警，在救护车上完成初诊、分诊、会诊、病历、医嘱，甚至住院手续，在患者到院前将患者基本信息和初步诊治信息发送至医院，供院内相关学科诊疗团队做好救治准备，提高救治时效和患者救治成功率，规范急救中心信息化建设内容和信息标准，推广急救、转运数据信息自动采集，实现患者急救信息在区域内医疗机构和救护车辆间互通共享，提升患者救治效率，最终实现"急诊零停顿"。

（1）政府主导，建立三级急诊急救体系：2023 年，湖南省全面启动 5G 智慧化急救体系建设工作，先后印发《县级医院急诊急救体系建设项目实施方案》（湘卫函〔2023〕54 号文件）、《湖南省 5G 智慧化急救体系建设的工作方案》（湘卫医发〔2023〕9 号文件）等，明确院前医疗急救能力与体系建设应坚持"政府主导、属地管理、分级负责、共享共建"原则，在每个市州建成一所集院前医疗急救指挥、转运、培训为一体的急救中心，每个县（县级市）设置一所急救分中心，建立覆盖省、市、县三级的急诊急救体系及信息化调度指挥系统，实现辖区内急诊急救统一指挥与调度，着力构建与全省经济社会发展水平及人民健康需求相适应的急救服务体系。

截至 2024 年 6 月 18 日，在市（州）级层面，株洲市、益阳市、永州市、娄底市 120 急救指挥中心完成与省急救平台互联互通；在县级层面，全省 86 个县（县级市）已有 29 个县级 120 急救中心完成与省急救指挥平台对接、7 个县级 120 急救中心正在对接中，其余市县正在抓紧建设中。

（2）需求导向，建立智慧化急救网点：全省 5G 智慧化急救体系建设工作启动后，各市州根据 5G 智慧化急救体系建设要求及本地区人口数量、地域特点，按照"1030 原则"（即救护车城区 10 分钟内到达、乡村 30 分钟内到达急救现场）设置 120 急救站点。各县市区县域 120 急救中心可独立设置 120 急救站点，或依托县域内综合水平较高的医疗机构在乡镇设置 120 急救站点，每个急救分站至少配备 1 台抢救监护型救护车，确保 120 急救中心与急救站点实现信息互联互通。自项目建设以来，全省共新建急救站点 237 个，进一步提升了老百姓对院前急救需求的可及性。

3. "重症救治能力提升行动"推进五大中心及重症医学科发展：2023 年，全省全面实施重症救治能力提升行动，确保市州级三级综合医院 ICU 床位和可转换 ICU 床位均不低于总床位的 4%。开展全员急救技能培训，推广呼吸治疗师同质化培训计划，举办全省重症救治能力建设大会，总结推广重症救治能力提升工作经验，全面提升诊疗能力。制定医院 ICU 规范化建设标准，加强督导检查，全力推动县级及以上三级综合医院 ICU 标准化建设全覆盖。同时，全面提升胸痛、卒中、创伤等"五大中心"建设内涵，提升早诊早治与规范化救治水平，构建覆盖疾病全过程、连续性医疗服务链条和快速、高效的急危重症救治体系。

4. "医院内急诊重症快速反应小组"保障院内急危重症患者安全

（1）明确"医院内急诊重症快速反应小组"建设标准：2023 年 5 月湖南省复苏质量控

制中心发表《医院内急诊重症快速反应小组建设专家共识》，明确了医院内急诊重症快速反应小组的概念、启动标准、组织架构、运行机制、设备要求、资质要求及改进措施等，为全省医院内急诊重症快速反应小组的建设提供了指导方案。

（2）医院评审引领医院内急诊重症快速反应小组建设全面落实：湖南省医院等级评审标准中纳入快速反应小组建设相关内容、湖南省复苏质控中心死亡病例评审纳入非 ICU 死亡占比以及 RRT 启动相关内容，均从管理层面实时推进了全省医院内急诊重症快速反应小组建设的全面落实。

三、死亡病例质控

（一）背景

早在 1981 年，美国爱荷华大学通过对医疗机构死亡病例分析，发现医疗系统的缺陷和漏洞，强调提升医疗服务质量和安全。随后，世界卫生联合国际妇产联盟等组织发布了《孕产妇死亡评审技术指南》，英国国家卫生系统网站发布了《向死亡病例学习》（*Learning from Deaths in the NHS*）方案，美国宾夕法尼亚大学发表了《死亡病例评审委员会：一种新型可测量的降低住院死亡率的方法》，澳大利亚进行外科死亡病例评审。我国非常重视死亡病例的质量控制，2006 年原卫生部制定"降消项目"《孕产妇死亡评审规范》并持续督查落实，提升了孕产妇和新生儿的医疗服务质量，降低了死亡率。医疗机构在各种专科疾病诊疗中，坚持医疗核心制度，包括急危重症患者抢救制度、死亡病例讨论制度等，对死亡病例的质量控制提出了要求，但死亡病例评审还缺乏科学规范系统的评价。

（二）关键点

医院内患者死亡是临床治疗的结局之一，死亡病例质控是医疗质量控制的一个关键部分。有学者提出，用标准化住院死亡率作为衡量医院质量的指标，但其合理性存在争议，因为每个医院收治的患者情况不一样，疾病风险也不一样。然而，死亡病例仍然是医院一个非常重要的质量管理内容，死亡的发生往往不被接受，而且确实有可能是医疗质量的问题导致。1999 年，美国医学研究所报告，在美国每年有 44 000～98 000 名患者死于医疗不良事件。国内外学者广泛应用死亡病例质控评审来找出诊疗及救治方面存在的不足、缺陷和失误，从而总结经验、制定降低死亡率干预措施的有效途径。

（三）"国考"指标与死亡病例质控体系

低风险组病例死亡率作为一项衡量医疗质量安全的重要指标，体现医院医疗质量和安全管理情况，也间接反映了医院的救治能力和临床诊疗过程管理水平。该指标与死亡病例质量控制直接相关，因为它关注的是那些疾病本身导致死亡率极低的病例死亡率，更能反映医疗机构的医疗安全和服务质量。

手术患者并发症发生率反映手术过程中的安全性和医疗质量，严重的手术并发症可导致患者死亡。死亡病例质控若发现病例死亡与手术并发症密切相关，死亡病例讨论应重点分析手术并发症发生原因，制定整改措施，以期在日后类似的手术病例中纠正围手术期存在的问题，减少手术并发症的发生，从而降低住院患者围手术期死亡率。

（四）湖南实施经验

2022 年，湖南省卫生健康委组织专家开展医疗机构死亡病例现状调研，针对存在的医疗风险，以住院死亡病例质控为切入点，在国内率先成立湖南省复苏质量控制中心，全面开展全省各级医疗机构死亡个案病例质控工作，取得了良好的效果。

1. 搭建死亡病例质控网络　据统计，全省各级医院每年有近 2 万人次的死亡病例上报。要对各级医疗机构所有死亡患者进行质控全覆盖，就必须建立省、市、县三级质控部门的死亡病例系统化质控。湖南省卫生健康委指导湖南省人民医院依托湖南省急救医学研究所的科研与多学科协作优势，在医务部、科研部、病案统计室、信息中心等部门的支持下与各临床科室共同搭建了死亡病例质控平台。同时，湖南省人民医院牵头组建由省部直医疗机构从事急诊、重症、麻醉、心内、呼吸、心外、普外、神外暨复苏质量控制中心成立大会等相关专业专家为委员的湖南省复苏质量控制中心，指导市、县两级相继成立复苏质量控制中心，形成了省-市-县三级联动网络，实现全省死亡病例质控全覆盖。

2. 撰写死亡病例质控指南　湖南省急救医学研究所研究团队查阅了大量国内外文献，借鉴部分国外死亡病例系统化管理的模式，对死亡病例资料库建立、信息化体系构建做了一定探索，回顾性分析了 2019—2021 年湖南省人民医院住院人数、死亡人数、总病死率、专科分布、死亡原因分布和抢救实施情况。以医院开展的相关工作为基础，结合 7 家省市级医院的调研情况和意见，收取并整理 100 余份不同专业领域的专家问卷信息表，提出了关于医疗机构死亡病例系统化质控管理的建议，撰写并向全省发布了医疗机构死亡病例质控技术指南，指导医疗机构开展死亡病例的质控管理，建立死亡病例信息平台，提升死亡病例数据质量，分析死亡病例病情演变趋势，查找医疗系统和医疗行为中存在的问题，利用科学系统的改进方案，确保落实各项医疗制度与抢救流程，最终降低医疗机构可避免死亡的发生率，提升医疗质量和安全。

3. 开展死亡病例质控全覆盖　针对住院死亡病例的质控，湖南省开展了医疗机构死亡病例质控抽查评审工作，积极发挥了各级卫生健康行政部门的主导作用：县级卫生健康部门每月组织对辖区内医疗机构所有住院死亡病例进行质控；市级卫生健康部门每季度组织对辖区内 20% 的死亡病例进行质控；省级层面每半年对全省住院死亡病例抽查 1‰ 进行质控。在评审的基础上，开展点评、约谈等工作。充分发挥各级复苏质控中心专家的主评作用，严格按照死亡病例质控技术指南的要求，进行科学合理的评价，确定为可避免或不可避免死亡案例，找出死亡直接原因，并提出改进的具体措施。在湖南省卫生健康委医政处统筹安排下，指导市县和各医疗机构建立死亡病例信息体系和资料库，收集省、市、县质控信息，整理质控资料，编写死亡病例质控年报；建立死亡病例管理流程与技术规范，强化医疗核心制度落实，优化改善医疗救治流程，加强急救能力培训，降低死亡风险；指导建立医疗机构急诊重症快速反应小组，推动开展同质化救治，提升医疗机构整体抢救能力和复苏水平，推动医院复苏中心建设。

4. 推进死亡病例质控结果应用　2023 年 5 月 8 日至 7 月 12 日，湖南省卫生健康委医政处组织湖南省复苏质控中心专家对全省 14 个地州市、部省直属及联系医疗机构进行了为期两个多月的"2022年度住院死亡病例质控抽查复审"工作。通过质控培训、专家评阅和现场反馈等方式，抽取1 738份死亡病例，发现问题，形成问题清单和整改报告，最后整理成《2022年度全省住院死亡病例质控年报》。2023年8月25日至8月27日，完成2023年上半年全省医疗机构住院患者死亡病例质控抽查复审，抽查全省306份死亡病例，并根据死亡病例质控情况提出以下3点要求。

（1）边质控边整改：根据问题病例评审反馈的突出问题，委托各市州卫生健康行政部门对涉及问题的医院领导和医务人员进行约谈，责令限期整改和举一反三，根据问题性质给予行政处理、取消年度评先评优和职称晋级、扣发绩效等处理。

（2）边质控边建制：湖南省复苏质控中心提出质控建议，湖南省卫生健康委医政处制定进一步强化医疗机构死亡病例质控管理的文件，明确"十个加强"，提高死亡质控的过程管理。将医院死亡病例质控结果纳入全省三级医院等级评审现场考核。

（3）边质控边提升：为抓实重症患者管理和死亡质控，湖南省率先在国内开展系统性死亡病例评审，推动医疗机构建立三级快速反应小组，制定和发布医院急诊急救快速反应小组建设指南，促进重症救治规范化和标准化，提高抢救水平。坚持"人民至上、生命至上"理念，通过质量管理和改进，做好死亡风险把控，从而减少死亡发生率，减少不良预后，为提升全省卫生健康水平做出积极贡献。

§4.3 实施路径

传统"质量"通常直指"医疗质量"，质量管理理念通常停留在十八项医疗核心制度、十大患者安全目标、病历质量等主观概念层面，管理缺乏有力抓手，管理效果逐渐到达平台期。《国家三级公立医院绩效考核操作手册》通过医疗质量、运营效率、持续发展、满意度评价四大模块共计55＋1项指标，对公立医院高质量发展的"质"和"量"做出了明确注解，使得公立医院在提质增效的道路上获得了衡量"高质量"的标杆与"可视化"的客观指标体系，自我管理实现可视、可比、可控、可抓。

医疗质量指标是三级公立医院绩效监测的重要组成部分，占考核总分数的43％，医疗质量指标反映医疗机构功能定位、质量与安全、合理用药与服务流程等方面管理水平和成效，能够对公立医院医疗质量现状与发展趋势进行全面且系统的评价。如何有效将医疗质量指标对医疗机构的监测，转化为医疗机构自身内部绩效考核，构建起一套行之有效的医疗质量与医疗安全相关指标考核体系，是当前政策背景下值得深入探索研究的方向。

医疗质量指标分为4项二级指标、24项三级指标。其中国家考核指标10项，包括出院患者手术比例、四级手术占比、微创手术占比、Ⅰ类切口手术部位感染率、手术患者并发症发生率、单病种质量控制、临床检验室间质评、低风险组病例死亡率、抗菌药物使用强度、电子病历应用功能水平分级。此外，影响医疗质量与安全指标统计与监测的还有出院患者CMI值、病案首页诊断编码正确率、病案首页手术操作编码正确率等。

三级公立医院绩效监测医疗质量指标共430分，按分值分布来看，出院患者手术占比和四级手术占比分值最高，为 100 分。此外，抗菌药物使用强度分数受出院患者 CMI 值校正，出院患者手术占比、四级手术占比、微创手术占比、手术并发症发生率 4 项指标受四级手术台次数校正。根据上述分值及校正规则，四级手术台次数与占比、出院患者手术占比为最重要的两项质量指标。

为使医院流程优化能力与医院管理水平得到提高，各级医院须在绩效监测背景下积极应对，将其作为提升自身医疗质量安全的重要契机，通过深入分析各项指标的内涵和要求，明确自身在医疗质量安全方面的优势和不足，根据医院实际情况不断探索完善医疗质量指标的准确采集、数据分析、持续改进工作机制，进而制定出针对性的改进措施。

一、以"国考"助推医疗质量管理

各级卫生管理机构在医疗质量管理过程中需要贯彻落实国家卫生健康委医疗质量管理和公立医院绩效监测相关政策要求，探索完善管理体系、运行机制和结果运用，聚焦重点、靶向发力、示范引领，以务实举措提升质控精细化、规范化管理水平，助推公立医院绩效监测工作。

（一）夯实基础、健全体系

对标国家级质控中心专业设置，各区域内质控中心设置需要全面覆盖医疗管理、医疗运行、临床专科、重点技术、重大疾病、平台专科和检查检验领域。同时当地政府应加大对于质控经费投入，挂靠单位按照不少于 1∶1 的比例配备经费。

1. 网格质控　①强化组织体系建设：可从市级/县级层面成立医疗质量控制中心管理委员会，下设医疗质量控制中心管理办公室，由专门团队负责市级/县级医疗质控中心日常管理、考核等事务性工作，实现管理规范化、标准化、同质化；落实"织网"行动，设区级质控组织。②强化制度体系建设：根据《医疗质量控制中心管理办法（试行）》《医疗质量控制中心管理规定》，制定并定期修订符合本地区实际情况的《医疗质量控制中心管理办法》和配套管理制度。③强化指标体系建设：对标国家专业质控指标设置，组织制定并定期修订医疗质控指标、常态化由医疗质量控制中心管理办公室监测。

2. 专业管理　①规范开展质控机构换届：每满 4 年届期立即规范开展质控中心换届工作，精中选优设置质控中心。②定期组织质控考核评价：制定考核评价提纲，按照现场专家考核、日常质控评估、委内相关处室考核 4∶3∶3 比例实施全方位考核评估，持续推进质控规范管理。③持续推进质控精细化管理：定期编制印发《医疗质量管理与控制工作简讯》《三级医疗机构医疗数据监测报告》《三级西医医院住院病案首页质控分析报告》《医疗服务与质量安全报告》等，集成行业质控信息。

3. 协同联动　①推进各地区检查检验结果互认，定期组织举办质控管理会议，推动院前急救协同发展，促进区域交流互鉴、共同发展。②建立市级医疗质控中心、市区两级质控组织、医疗质控与综合监督、医疗质控与医保监管联动机制，优势互补、资源共享、形成合力。③建立医疗质控与三级医院评审、公立医院绩效监测、重点专科评价、改善医疗服务、医疗技术临床应用管理的联动机制，发挥质控专业优势，促进医疗质量管理持续改进。

（二）聚焦重点、补齐短板

1. **强化病案和质量安全管理** ①持续强化病案质量管理：市级/县级层面统一开展病案编码统一管理工作，并进行病案月度质控，覆盖所有二、三级公立医院，通过提高质控频次、扩大质控范围、丰富质控内容，确保病案首页数据真实、客观、准确。②强化医疗质量改进目标管理：以国家医疗质量安全改进目标为引领，确定符合本地域实际的质量安全目标和专业改进目标；制定质量安全改进目标策略书，优化实施策略和实施路径；每月进行效果追踪，持续改进工作内容。③组织开展医疗质量提升专项行动：明确全面提升医疗质量行动工作任务，以周例会或其他定期会议的形式推动部署，通过现场观摩、经验交流、政策解读、专家培训等方式拓宽基层单位工作思路，补齐短板，稳步提升质量安全水平。

2. **强化临床检验质量管理** ①狠抓临床检验质量，不断提升检验结果准确性；②持续加大临床检验管理力度，强力推动室间质评和室内质控工作规范开展。参加室间质评活动的机构尽可能涵盖各级各类医疗机构、疾控机构、医学检验实验室等。

3. **强化考核评价质量管理** ①强化优质医疗资源扩容：根据市/县优势学科统筹设置国家临床重点专科建设项目、省级临床重点专科建设项目、市级临床重点专科（学科）项目，覆盖本区域内主要病种相关专科，形成相对均衡且有特色的临床专科群。②持续提升医疗服务能力：将公立医院绩效监测指标纳入三级医院评审标准实施细则、临床专科能力评价体系等，加大医疗质量在医院评审和专科评价中的权重，通过动态量化评估促进医疗服务能力实时提升。

二、以"国考"引领质量管理体系

（一）管理模块化

在决策层面，围绕全面质量管理委员会，负责"国考"相关工作的战略部署、资源配置、行动决策，解决方向性、原则性问题。在运维层面，建立起"委员会月度会议制度"，将年度数据细化成月度数据，将终末数据质控的关口前移为数据的过程质控。医疗、门诊、护理、药学、财务、人事、科教、器械、医保、纪委、采供中心等多部门形成统一协调工作机制，制定改进策略、分解实施目标、落实责任主体、追踪改进成效。以"国考"指标为指挥棒，从"条线管理"优化升级为"模块化管理"，职能部门由各司其职走向权责清晰的运营管理协调统一。

（二）指标精细化

将指标定量化分发至临床科室。"国考"指标落地的关键是将绩效监测要求与医院内部管理有效结合。但是医院不能当二传手，把三级公立医院绩效监测指标简单地套用于考核科室或医务人员。不能"以数据论数据"，应甄别指标涉及的管理提升点，从源头着手治理，才能找准切入点，形成科学长效的质量提升机制。针对多元归因性指标，医院选择性地实施数据指标分解转化。一方面，将部分单项指标转化为改进专题，如"手术并发症发生率"是要求逐步降低的定量指标，但受到高难度手术占比是否增高、手术操作是否规范、手术指征是否合理、围手术期管理是否到位等多因素影响，建议医院将其纳入本年度医疗服务质量提升行动，结合国家以及省市医疗质量专项提升行动做专题改进。另一方面，将部分定量指标转化为监测指标，如"下转患者人次数（门急诊、住院）"是要求逐步提高的定量指标。但实际上与医院的辐射范围、专科联盟与医联体建设情况、专科/学科影响力、外地患者比重等都有较紧密的关联。建议医院将该项指标定性为业务推进的成效展示，在院内考核过程中列为"监测"指标，而非直接将指标量化分解到每个专科。

（三）数据透明化

"国考"按照医院自评、省级年度考核、国家监测分析"三部曲"部署实施。在医院自评环节，甚至可以在更早期的月度数据监测环节，数据实现内部开放查询是重要前提。建议医院开放院领导、职能科室、科主任、医疗组长四级"大数据"查询功能。将"国考"中涉及的财务、质量、用药、院感、业务量等数据综合展示。系统中数据来源清晰可及、数据展示简单明了，职能科室横向间可对照、时间线上纵向可比较、临床科室管理者便于理解与操作。院、科两级充分利用该数据"可视化"平台，对上一时期数据对标找差，对下一阶段趋势合理推断，为指导下一周期的业务发展与改进病种质量提供实际参考。

（四）管控实时化

以公立医院绩效监测指标为导向，基于行为管理的数据利用模式为目标，建议信息化完备的医院能够基于既往数据建设一个具备监督预警、分析预测、数据反馈、模拟考核的医院质量管控平台。以"数据可追溯、执行可监督、异常可预警"为基点，智慧化完成月度考核模拟，进而实现年度分数预测。系统对月度累计数进行测算赋分，医院得以及时开展原因分析和落实改进措施。

同时，可以利用 HQS 系统建立起一套医疗风险监测模型。这是一种从数据采集、清理、监测规则设定、风险信号自动推送，到临床和职能部门干预风险的全流程管理模式。系统以非计划再次手术、非计划重返入院、危重患者管理、危急值管理、重大手术监测等为重点，通过抓取医疗过程产生的实时数据，对以上关键环节实施埋点监测。以非计划再次手术管理为例，传统管理方式易存在临床漏报、上报滞后、上报数据缺失、全人工填报工作量大、无法实现管理闭环等问题，HQS 风险监测模块可以规避以上问题。当"智慧化"风险监测模块触发提醒时，系统将提示手术申请医师进行人工确认并补充再次手术的原因和注意事项，并提醒医师填写《非计划再次手术事件上报单》，科室主任及职能科室负责人同时接收到非计划再次手术的消息提醒，可给出指导意见，并能快速查看非计划再次手术信息填报的进度、追溯患者信息。

§5

"国考"与卓越服务

§5.1 概　述

一、背景

目前，我国正全面推进健康中国建设，满足人民群众日益增长的健康需求，但医疗机构传统服务模式难以满足其需求，医院迫切需要随着人民群众需求的转变而转变服务模式并提升服务质量。有研究显示，北京市、上海市、重庆市、天津市、海南省等 21 个省市的医疗服务设施"供不应需"较明显，供需之间不匹配，不能满足不同经济水平、健康素养、文化观念等人群的卫生服务需求。随着人口老龄化、疾病谱的变化，人民对医疗服务的需求越来越复杂，对医疗服务质量的要求也越来越高，这加剧了医疗服务"供不应需"现象。有学者对在 S 市某区公立医疗机构就诊的 878 名患者或患者家属开展医疗服务需求及医疗服务的满意度调查，结果显示，72.7% 的调查对象认为就医等候时间长，38.8% 的调查对象表示医疗费用高，11.3% 的调查对象认为医院内指示牌不明确等。目前，医疗机构需要改善就医流程、医患沟通及医疗环境等医疗服务，提高人民对医疗服务的满意度，如各级医疗机构健全分级诊疗制度、优化就诊流程、提供"一站式"诊疗服务、加强健康科普等，使医疗服务不仅做到"优质"，更要追求"卓越"，才能满足人们对健康日益增长的需求。

二、内涵

卓越服务概念由德国标准化协会于 2011 年首次提出，该标准化协会制定了《以卓越的服务成就客户》标准，提出通过卓越服务实现客户满意。托马森（Thomassen）等将卓越服务定义为"组织持续提供卓越客户体验的能力"，主要包括 4 个维度，即战略、文化、创新和运营。卓越服务要求服务提供者拥有提供持续卓越服务的能力，不断创造出色的客户体验并获取客户满意度，其目标是提供卓越的、与众不同的服务体验，提高客户满意度和忠诚度。在欧洲标准化委员会的技术规范中，卓越服务被描述为：通过卓越的服务创造卓越的客户体验，赢得客户的忠诚度，形成良好的商业口碑和品牌声誉。我国学者任真年等也提出，卓越服务集中体现以患者为本、以员工为本，满足顾客基本和现实需求。

（一）医院卓越服务的政策体系

2021 年 5 月，国务院办公厅颁发《国务院办公厅关于推动公立医院高质量发展的意见》文件，明确了"十四五"时期医院高质量发展的具体行动，强化以患者需求为导向。2022年，湖南省卫生健康委印发《关于开展医院卓越服务有关意见的通知》《湖南省医院卓越服务评价指标（试行）》，明确卓越服务是医院高质量发展的前提。2023 年国家卫生健康委颁发《改善就医感受提升患者体验主题活动方案（2023—2025 年）》，从创新理念、服务向前、简化流程等方面布置重点工作，改善患者就医全过程的感受，提升患者体验，保障人民群众享有医院高质量发展成果。这对医疗服务提出了更高要求，医疗服务核心是满足服务对象的健康需求，医疗机构需要关注就医者的接触点，不断创新服务，为患者提供更佳的体验，获得患者满意。

（二）医院卓越服务的总体要求

以习近平新时代中国特色社会主义思想为指导，全面贯彻落实党的二十大精神，践行新发展理念，以切实改善人民群众看病就医感受为目标，坚持守正创新、问题导向、系统思维，全面梳理医疗服务流程，充分运用新手段、新技术、新模式，打通人民群众看病就医的堵点、淤点、难点。力争将"以患者为中心"贯穿于医疗服务各环节，整体提升医疗服务的舒适化、智慧化、数字化水平，推动形成流程更科学、模式更连续、服务更高效、环境更舒适、态度更体贴的中国式现代化医疗服务模式，人民群众就医获得感、幸福感、安全感进一步增强。

（三）医院卓越服务的目标

1. 创新理念、服务向前，提升患者诊前体验　完善预约诊疗制度。二级及以上医院应普遍建立预约诊疗制度，运用人工智能等手段提升预约诊疗精准度。①提供多种途径、多种有效证件的预约，落实分时段预约，推行检查检验集中预约等多种预约模式。结合专业特点合理安排号源量，为医患沟通预留充足时间。②推广诊间、跨科、复诊、诊疗团队内、医联体内等多种预约模式，二、三级医院向基层医疗机构开放一定比例号源，发挥家庭医师在预约转诊、预约检查等方面的积极作用，提升服务连续性。③探索应用人工智能分诊系统，并与门诊电子病历系统对接，形成智能问诊—分诊—预约—病史采集流程。④优化预约诊疗平台，推行实名制预约，加强退号、失约管理，严厉打击"号贩子"。

（1）探索建立预就诊模式：对于诊断明确且因相同疾病就诊的复诊患者，医疗机构可通过互联网诊疗平台、互联网医院或预约诊疗平台，预约复诊所需的检查检验，并根据检查检验出结果时间匹配复诊号源。

（2）缩短术前等待时间：有条件的地方，医疗机构可对诊断明确、病情相对稳定，经评估符合住院指征、行择期手术的患者，在保障医疗质量安全的前提下办理"预住院"，在患者入院前完成术前检查检验，缩短入院后术前等待时间。

2. 简化流程、创新模式，提升患者门诊体验　再造门诊流程。进一步优化门诊流程设计，缩短患者在门诊的滞留时间。①压缩门诊取号、缴费、打印报告等环节，缩短患者在门诊的等候时间。②加强引导，明确当日检查检验结果回报，患者的接诊流程简化需要多次门诊诊疗、护理的流程，减少无序流动。③提供多种付费渠道，在确保资金安全的前提下，探索推行"先诊疗后付费""一次就诊一次付费"。

（1）创新服务模式：医疗机构应运用新技术、新理念，以需求为导向，不断调整、创新服务模式。①建立门诊"一站式"服务中心，为患者提供导诊、咨询、检查检验预约、投诉建议受理、便民设备租借等服务，帮助患者熟悉就医流程。②完善多学科诊疗（MDT）制度，鼓励医疗机构扩展多学科诊疗覆盖的专科和病种，有条件的医疗机构可设立门诊 MDT 岗，提供"患者不动医师动"的 MDT 服务。③鼓励医疗机构开设麻醉、疼痛、健康管理等新型门诊，提供更加丰富的门诊诊疗服务。④推广门诊中西医结合医疗模式，打造中西医结合团队，开展中西医联合诊疗。中医医疗机构要总结推广中医综合治疗以及集预防、治疗、康复于一体的全链条服务模式。⑤鼓励有条件的医疗机构结合实际弹性安排门诊时间，满足上班、上学等人群的就诊需求。⑥鼓励家庭医生为符合条件的签约人群提供适宜的服务。

（2）优化就诊环境：优化门诊全流程布局，标识清晰易懂，有效引导和分流患者。加强卫生间、候诊区等重点区域的卫生管理。针对老年人、儿童、残疾人、孕产妇等特殊群体，做好就诊环境的适老化、无障碍等改造，鼓励配备轮椅、平车、母婴室、尿布台等必要的便民设备设施。树立老年友善服务理念，解决影响老年患者就诊的"数字鸿沟"等问题。

3. 高效衔接、分区分级，提升患者急诊急救体验　提升院前医疗急救服务能力。优化院前急救服务流程，提升120呼叫定位精度，缩短呼叫反应时间。加强院前医疗急救常备力量与机动力量建设，积极构建立体化的院前医疗急救体系，提高院前医疗急救的能力。

（1）加强院前院内衔接：二级及以上医疗机构应当加强胸痛、卒中、创伤、危重孕产妇救治、危重儿童和新生儿救治等中心建设，建立急诊急救高效衔接的流程，搭建患者数据院前院内实时交互信息系统，提高急诊急救服务效率。

（2）做好急危重症患者救治：①建立健全急诊患者分级救治模式，坚持"就急、就重"原则，根据患者病情（濒危、危重、急症、非急症）建立分级救治流程，急危重症患者"优先救治、后补手续"。②探索构建院前院内急危重症救治"三通三联"一体化救治模式，形成救护车直通导管室、手术室及重症监护室的流程，联通院前医疗急救机构、基层医疗卫生机构与医院之间的抢救绿色通道。以急诊为平台，建立急危重症患者多学科联合救治机制。

4. 巩固拓展、丰富内涵，提升患者住院体验　完善住院医疗服务制度。①建立健全日间医疗服务制度，三级医院普遍建立日间手术管理制度，鼓励医疗机构拓展日间医疗服务范围并完善相关制度。②推进临床路径管理信息化，丰富临床路径覆盖病种数量及内涵，在医联体内建设一体化临床路径。③全面推进检查检验结果和相关数据资料的互通共享，加强检查检验相关专业质量控制和管理。④推广应用中医药适宜技术，中医医院的中医优势病种应当以中医治疗为主。

（1）加强住院患者综合服务：①鼓励三级医院积极探索建立覆盖门急诊和住院全流程服务的疼痛管理新模式。在二级及以上医院推广普及分娩镇痛等疼痛管理模式。②鼓励二级及以上医院为患者提供营养筛查、评估、诊断、宣教、治疗等临床营养服务。③提升医务人员的患者心理评估意识和能力，积极开展住院患者心理评估，及时识别患者心理风险，推广分级分层的心理干预模式。

（2）改善入出院服务：二级及以上医院建立患者入出院服务中心，优化入出院流程，提供入院手续办理、医保审核、出院结算、检查检验预约、出院患者健康教育等"一站式"服务。推广住院费用预结算、床旁结算、"当日出院、当日结算"。鼓励医院对闲置床位统一管理，逐步实现全院床位集中管理、统一调配。

5. 服务连续、医防协同，提升患者诊后体验　依托医联体提升医疗服务连续性。以网格化布局的城市医疗集团、县域医共体为载体，优化医疗服务流程，畅通双向转诊渠道，下沉专家、门诊号源和住院床位资源，为网格内居民提供一体化的医疗卫生服务。推动医联体内诊疗信息共享，探索建立智慧医联体。

（1）加强诊后管理与随访：医疗机构应当建立患者随访档案和随访计划，建设基于患者服务为核心的多途径智能随访平台，为患者提供更加科学、便捷、专业的院外康复和延续性治疗，并通过数据分析及时发现潜在问题，提供就诊绿色通道，为患者诊后提供更好保障。鼓励有条件的医疗机构通过随访平台加强与患者的沟通互动。

（2）积极探索非急救转运服务：直辖市、计划单列市、省会城市等要率先开展非急救医疗转运服务试点，建立非急救医疗转运服务平台，实现统一呼叫号码、统一受理呼叫、统一指挥调度，对急救与非急救进行分类调派和管理，不断满足患者急救和非急救医疗转运需求。

6. 改善贯穿医疗服务全程的基础性、支撑性工作　丰富优质护理服务内涵。强化责任制护理，严格落实分级护理、查对等护理核心制度。扎实做好基础护理，规范实施护理专科技术，提供身心整体护理。鼓励医疗机构为有护理需求的出院患者提供延续性护理服务。推动大型医院优质护理资源下沉。

（1）转变药学服务模式：①二级及以上医院对医联体内向基层医疗卫生机构延伸的处方进行审核，指导基层医疗卫生机构合理用药。②三级甲等综合医院应规范开设药学门诊，鼓励其他医疗机构设置用药咨询室（窗口），有条件的医疗机构为患者提供中药用药加工等个性化服务。③鼓励具备条件的医疗机构开展"互联网＋药学服务"，推动处方流转、药品配送等服务，有条件的可探索开展用药指导信息推送服务，指导督促患者规律服药。

（2）创新康复服务模式：①鼓励医疗机构建立康复科与其他专科紧密协作的服务模式，组建早期康复介入多学科团队，推进加速康复外科发展，促进患者快速康复和功能恢复。②借助医联体等多种形式建立康复医疗服务网络，增加康复医疗服务供给，医疗机构按照功能定位和患者需求，提供连续的康复医疗服务。③鼓励具备条件的二级及以上医院通过多种方式将康复医疗服务向家庭延伸，为行动不便的老年人、出院患者等人群提供康复治疗、康复训练和指导等。

（3）加强医院信息化建设和后勤保障：①在确保信息安全的基础上，加大智慧医院建设力度，为改善医疗服务提供必要的信息化支撑。简化预约诊疗和互联网诊疗页面，设置智能语音和助老服务模块，通过自动拨号、志愿者远端协助等方式，方便老年患者获得在线诊疗服务。完善收费系统，支持现金、线上支付等多种收费方式，费用金额要设置到分位。②积极探索运用人工智能技术改善患者就医体验，并为临床诊疗服务提供高质量辅助，提升医疗服务质量和效率。③加强医院后勤保障，畅通后勤问题反馈渠道，提供24小时的后勤保障服务。提高膳食、保洁质量，改善患者停车条件，在公共区域提供网络、阅读等服务。

（4）加强医疗机构人文建设：①二级及以上医院应建立医务社工和志愿者制度，鼓励有条件的医疗机构设立医务社工部门和岗位，丰富医务社工服务内涵，推动医务社工服务系统化、专业化、规范化。调动社会力量参与志愿服务，扩大志愿服务的参与面、覆盖面。②弘扬崇高职业精神，牢固树立"以患者为中心"的服务理念，规范医疗机构内服务用语、行为，增强医患沟通意识和能力，构建和谐的医患关系，打造"更有温度的医疗服务"。

三、意义

以习近平新时代中国特色社会主义思想为指导，全面贯彻落实党的二十大精神，践行新发展理念，以切实改善人民群众看病就医感受为目标，坚持守正创新、问题导向、系统思维，全面梳理医疗服务流程，充分运用新手段、新技术、新模式，打通人民群众看病就医的堵点、淤点、难点。力争将"以患者为中心"贯穿于医疗服务各环节，整体提升医疗服务的舒适化、智慧化、数字化水平，推动形成流程更科学、模式更连续、服务更高效、环境更舒适、态度更体贴的中国式现代化医疗服务模式，人民群众就医获得感、幸福感、安全感进一步增强。

§5.2 "国考"与医院卓越服务

公立医院绩效监测指标多数为定量指标，医院卓越服务指标为定性指标，在日常医院管理工作中将绩效监测与卓越服务一并运用于提升医院高质量发展过程中，需要将医院卓越服务中的定性指标融合于公立医院绩效监测定量指标的考核过程中，实现从定性到定量的转换用于指导医院的发展。就医体验是指患者基于自身需求对医疗服务产生的期望，形成对医院服务质量的感知和评价，通常用患者满意度进行量化。《"健康中国 2030"规划纲要》明确指出，要增强患者就医获得感，加强医疗服务人文关怀，构建和谐医患关系。《关于加强三级公立医院绩效考核工作的意见》也将满意度评价作为三级公立医院绩效监测 4个评价维度之一。公立医院绩效监测指标体系围绕门诊患者满意度、住院患者满意度、医务人员满意度 3 个方面进行量化，其转化为卓越服务过程中的 4 个一级指标中均有体现，涵盖了卓越管理、卓越医疗、卓越护理、卓越人文的多个方面。

一、卓越服务示范医院指标评价体系

（一）概述

医院卓越服务评价是现代医院评价的一种新模式，目前国内没有相关标准对医院卓越服务开展评价，现今湖南省构建的医院卓越服务评价标准，主要包括卓越管理、卓越医疗、卓越护理、卓越人文 4 项一级指标、29 项二级指标、90 项三级指标（图 5-1～图 5-4）。其中，除却卓越人文中患者满意度及员工满意度 2 个指标外，其余均为定性指标，更加注重在卓越服务工作过程中行为落实。

```
                      ┌ 落实党委领导下的院长负责制，成立医院主要负责人为
                      │ 组长的卓越服务领导小组
    1. 党建与服务融合 ─┤ 制订具体可行、多部门合作的医院卓越服务方案
                      └ 打造党建与服务融合典型案例，并形成长效机制

                      ┌ 规范行政审批机制，员工财务结算（报账）、行政审批"一
                      │ 站式"服务或信息化审批等有明确的办理时限
    2. 行政服务临床 ──┤ 健全院内协调机制，跨部门会议和活动有审批、有计划
                      └ 患者预住院、住院预约、入院缴费、医保登记、出院结算等
                        实行"一站式"服务

                      ┌ 搭建后勤维修24小时受理服务平台，维护人员按时下临床维
                      │ 护设施设备
    3. 后勤保障医疗 ──┤ 物资保障采购部门实行配送服务
                      └ 药剂、消毒供应等部门提供下收下送服务

                      ┌ 门诊挂号实行网络、电话等预约服务
                      │ 门诊检查、检验等实行集中预约服务
    4. 预约优化流程 ──┤ 提供住院床位、日间手术、择期手术、出院复诊等预约服务
                      └ 提供检验和医学影像等24小时急诊检查和诊断服务

                      ┌ 院内实行人车分流
    5. 人车分流有序 ──┤ 有乘客电梯、载货电梯、污物电梯，实行人货物分流
                      └ 有可供轮椅等通行的无障碍通道

    6. 环境整洁安全 ──┬ 院内环境安全、整洁、安静、舒适
                      └ 垃圾实行分类收集

                      ┌ 有医院、楼栋、科室三级导向标识，并做到风格统一
    7. 医院标识规范 ──┤ 户外标识、标牌规范、清晰
                      │ 室内标识、标牌醒目、全面
                      └ 标识设计体现人性化与医院文化

    8. 全员身份识别 ──┬ 人员进出实行规范化管理
                      └ 工作区、病区等实行门禁管理

                      ┌ 建立专业人员个人技术档案
    9. 技术档案完整 ──┤ 建立新技术新项目技术档案
                      └ 建立大型设备档案管理制度

                      ┌ 建立不良事件主动报告激励机制
    10. 不良事件管理 ─┤ 建立不良事件工作台账
                      └ 持续监测不良事件及时处置率、Ⅱ类（伤害性）不良事件
                        发生率
```

卓越管理

图 5-1　卓越管理指标体系

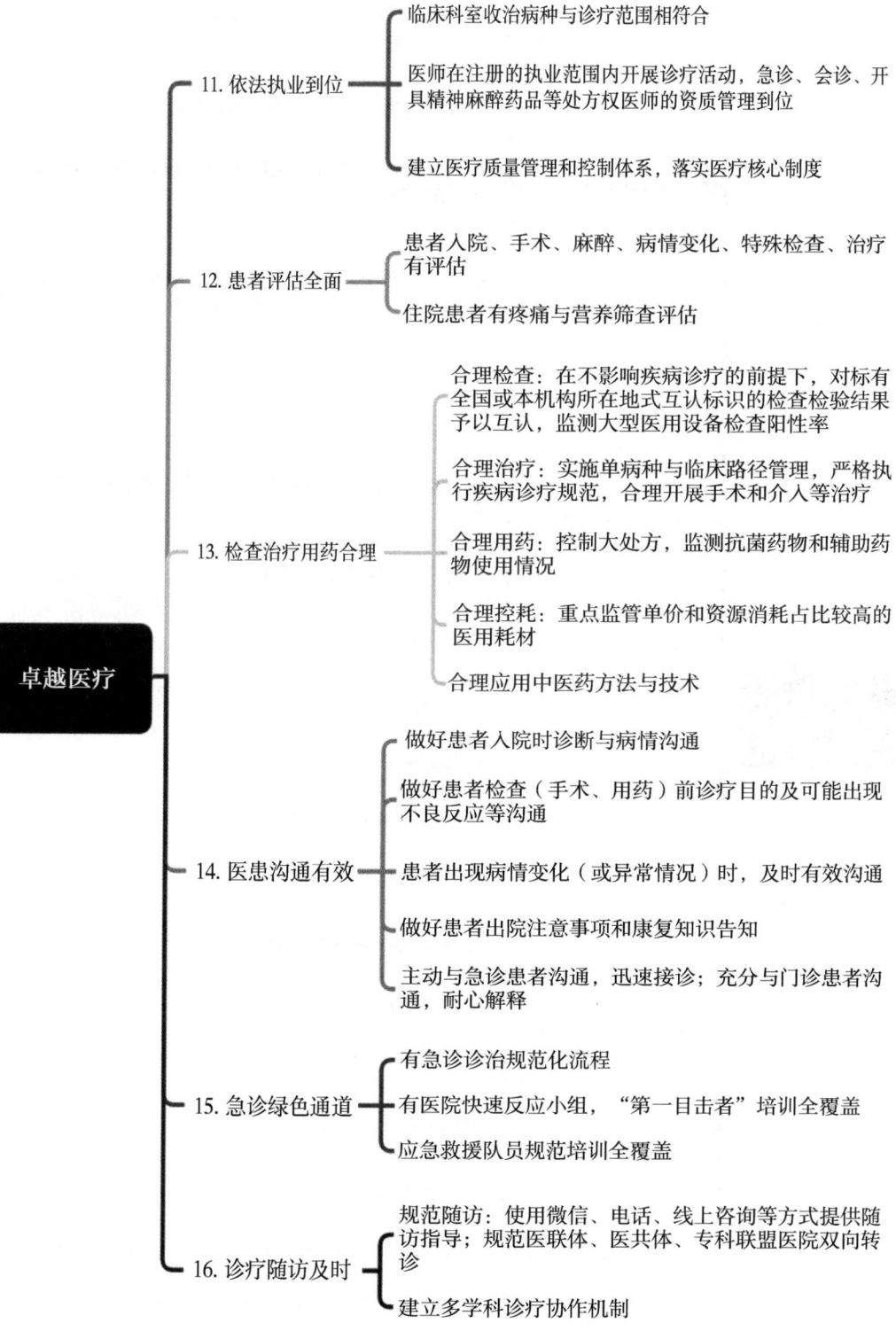

卓越医疗

11. 依法执业到位
├─ 临床科室收治病种与诊疗范围相符合
├─ 医师在注册的执业范围内开展诊疗活动，急诊、会诊、开具精神麻醉药品等处方权医师的资质管理到位
└─ 建立医疗质量管理和控制体系，落实医疗核心制度

12. 患者评估全面
├─ 患者入院、手术、麻醉、病情变化、特殊检查、治疗有评估
└─ 住院患者有疼痛与营养筛查评估

13. 检查治疗用药合理
├─ 合理检查：在不影响疾病诊疗的前提下，对标有全国或本机构所在地式互认标识的检查检验结果予以互认，监测大型医用设备检查阳性率
├─ 合理治疗：实施单病种与临床路径管理，严格执行疾病诊疗规范，合理开展手术和介入等治疗
├─ 合理用药：控制大处方，监测抗菌药物和辅助药物使用情况
├─ 合理控耗：重点监管单价和资源消耗占比较高的医用耗材
└─ 合理应用中医药方法与技术

14. 医患沟通有效
├─ 做好患者入院时诊断与病情沟通
├─ 做好患者检查（手术、用药）前诊疗目的及可能出现不良反应等沟通
├─ 患者出现病情变化（或异常情况）时，及时有效沟通
├─ 做好患者出院注意事项和康复知识告知
└─ 主动与急诊患者沟通，迅速接诊；充分与门诊患者沟通，耐心解释

15. 急诊绿色通道
├─ 有急诊诊治规范化流程
├─ 有医院快速反应小组，"第一目击者"培训全覆盖
└─ 应急救援队员规范培训全覆盖

16. 诊疗随访及时
├─ 规范随访：使用微信、电话、线上咨询等方式提供随访指导；规范医联体、医共体、专科联盟医院双向转诊
└─ 建立多学科诊疗协作机制

图 5-2 卓越医疗指标体系

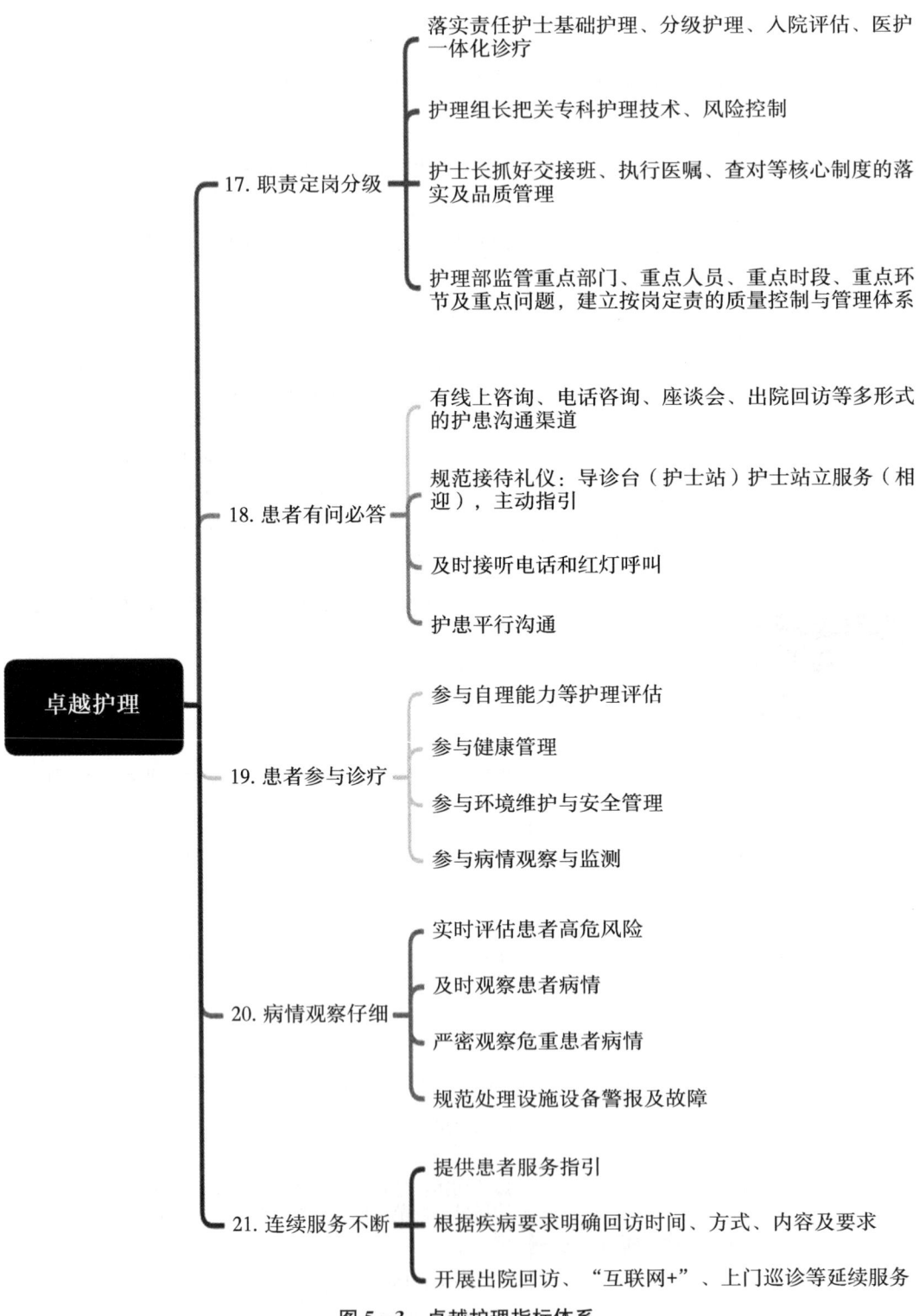

卓越护理

17. 职责定岗分级
- 落实责任护士基础护理、分级护理、入院评估、医护一体化诊疗
- 护理组长把关专科护理技术、风险控制
- 护士长抓好交接班、执行医嘱、查对等核心制度的落实及品质管理
- 护理部监管重点部门、重点人员、重点时段、重点环节及重点问题，建立按岗定责的质量控制与管理体系

18. 患者有问必答
- 有线上咨询、电话咨询、座谈会、出院回访等多形式的护患沟通渠道
- 规范接待礼仪：导诊台（护士站）护士站立服务（相迎），主动指引
- 及时接听电话和红灯呼叫
- 护患平行沟通

19. 患者参与诊疗
- 参与自理能力等护理评估
- 参与健康管理
- 参与环境维护与安全管理
- 参与病情观察与监测

20. 病情观察仔细
- 实时评估患者高危风险
- 及时观察患者病情
- 严密观察危重患者病情
- 规范处理设施设备警报及故障

21. 连续服务不断
- 提供患者服务指引
- 根据疾病要求明确回访时间、方式、内容及要求
- 开展出院回访、"互联网+"、上门巡诊等延续服务

图 5-3　卓越护理指标体系

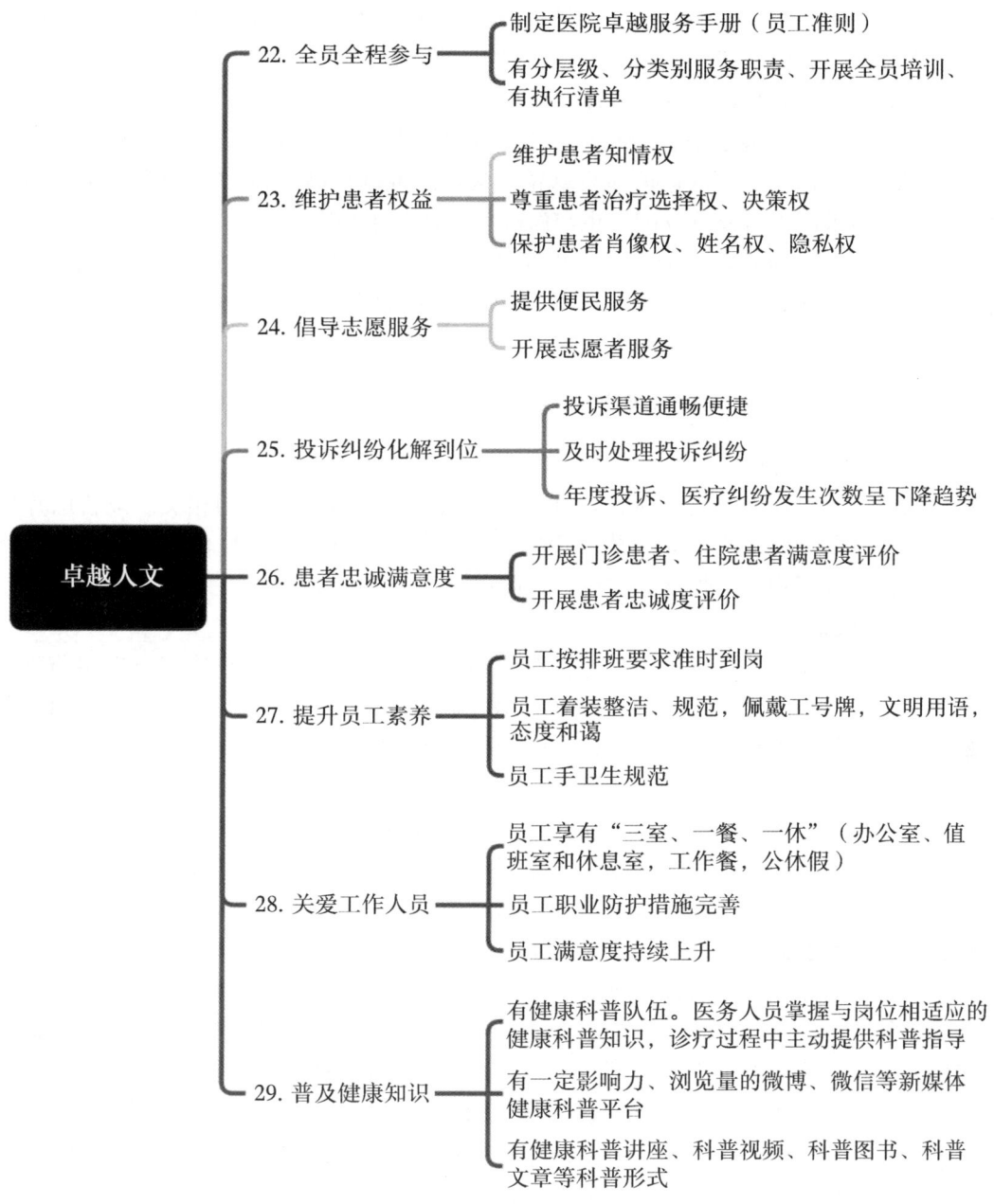

图 5-4 卓越人文指标体系

（二）特点

1. 科学性 医院卓越服务指标的构建以相关政策为导向，体现医疗服务高质量发展水准，从整体性出发，能有效反映医院卓越服务的要求与内涵。同时指标构建过程中运用文献分析法、专家论证法、德尔菲专家咨询法等科学研究方法，保证指标的科学性与可行性。

2. 系统性 各评价指标间具有逻辑性，能侧面反映医院整体的管理、医疗、护理水平和人文环境，并体现医院管理、医疗、护理、人文环境之间的内在联系，每一组指标都有各自的子系统，共同构成有机统一体。评价指标体系还具有层次性，由大到小，由上至下，从宏观到微观，逻辑紧密，具有可行性。

3. 特征性　医院卓越服务评价指标具有一定代表性，以评价医疗服务为核心，其一级指标卓越管理、卓越医疗、卓越护理与卓越人文，能准确反映医院整体的服务水平与就医环境，在指标体系设置与权重分配上也与医院实际情况相适应。

4. 可操作性　指标选取充分考虑了指标数据资料的可获得性和可比性，形成统一的评价标准和体系。选择具有较高社会认可度的指标并结合医院具体评价对象开展，采用定量与定性相结合的评价方式以减少因主观评价带来的误差。

二、"国考"指标与卓越服务示范医院指标

（一）医疗质量维度

医疗质量是医疗行为的灵魂所在，其与卓越医疗、卓越护理密切相关。改善医疗质量进一步促进卓越服务的推广。如规范合理用药，控制大处方，监测抗菌药物和辅助药物使用情况来改善抗菌药物使用强度，门诊、住院患者基本药物使用率。

（二）运营效率维度

通过提高医院运营效率进一步促进医院卓越服务质量提升。检查治疗合理用药可进一步改善绩效考核体系中辅助用药收入占比、医疗收入增幅、门诊次均费用增幅、门诊次均药品费用增幅、住院次均费用增幅、住院次均药品费用增幅。

（三）持续发展维度

通过建立健全技术档案摸清医疗机构成员占比和分布，为医院的全面、持续发展储备人才。如何提高麻醉、儿科、重症、病理、中医医师占比是目前各医疗机构的问题所在，如何均衡医护比是目前各医疗机构面临的实际困难。

（四）满意度维度

绩效监测体系中门诊患者满意度、住院患者满意度及医务人员满意度维度与卓越服务三级指标的第4～7点、第11～16点、第23～26点、第29点直接或者间接相连。通过提升患者满意度促进卓越服务全面推开，进而提高人民群众就医体验感。

通过预约优化流程实现电子化门诊挂号，门诊检查检验实行集中预约服务，提供住院床位、日间手术、择期手术、出院后复诊等预约服务，同时提供检验和医学影像等24小时急诊检验和诊断服务。预约优化流程减少了患者等候时间，提升就医体验感。

§5.3　实施路径

一、"八个一站式"

公立医院绩效监测结果充分反映医院的医疗服务能力、医疗服务质量、运营效率、医

患满意度等综合管理水平。卓越服务的核心"八个一站式"服务：门诊服务、急诊服务、住院服务、行政管理、后勤服务、行政总值班、投诉管理和不良事件管理。其最终目的都是降低医疗成本、提高医疗质量和提升患者就医体验，将"国考"相关指标纳入医院卓越服务绩效考核方案构架体系，能够有效地检验医院"八个一站式"体系构建的效果，同时也能在对指标结果的分析调研当中找准体系落实中的重点难点。以"门诊患者平均预约诊疗率""门诊患者预约后平均等待时间"两个医疗质量指标为例，它能够有效检验一站式服务中门诊服务的质量，同时也是卓越管理维度优化预约流程的行为结果量化体现，通过对于这项指标变化趋势的分析及追踪，既可以量化医院卓越服务的建设成果，同时也形成管理闭环，更好地引领卓越服务"八个一站式"体系落实。

二、以人为本

现有的公立医院绩效监测体系与卓越服务的基本内涵与核心理念高度契合，更是卓越服务行为准则的最终结果指标体现。①以实现临床价值为导向，更加注重医疗服务质量，通过分化二级医院与三级医院监测重点从宏观层面调配分级诊疗落实，同时引导公立医院注重质量控制。②以提高经济价值为目标，更加关注医疗服务成本。绩效监测体系通过监测门诊和住院患者次（例）均费用变化情况等指标，衡量公立医院主动控制费用不合理增长情况；通过监测门诊和住院收入占比等指标测量医院的收支结构，从而推动公立医院的发展方式向效益化转变，同时降低患者就医费用。③以兼顾社会价值为引领，更加重视患者就医体验。充分考虑了患者群体的特殊性以及社会学属性。同时，将患者满意度评价列为国家监测指标，充分表明国家对患者就医体验的重视。④以提升创新价值为驱动，更加鼓励医疗技术创新。通过监测人才结构指标衡量医院医务人员的稳定性，通过科研成果转化指标评价医院的技术创新支撑能力，综合衡量医院的组织内涵建设状况，敦促医院更加重视医疗技术与服务价值。

卓越服务目的在于打造以患者为中心的中国式现代化医疗服务，但其最终旨在推进"以人为本"医疗价值观，从根本上改变大众对于医疗领域的固有认知。公立医院需要深入贯彻卓越服务"以人为本"理念，围绕满意度、运营效率等量化指标、落实卓越服务工作标准，多举措推进绩效监测工作，通过量化指标的长期引导形成医院固有的卓越服务理念，最终形成医院"以人为本"的价值观践行。

三、卓越医院绩效考核方案

三级公立医院绩效监测满意度评价包含患者及医务人员的满意度。患者是医院生存和发展的根本所在，患者满意度高，可以扩大医院影响力，增加就医患者，提高市场占有率，从而增加医院收入。医院的战略目标就是把患者的利益放在首位。近年来，通过打造"卓越服务"医院，落实卓越服务的各项具体举措，围绕患者就医体验和满意度，追求服务和流程的舒适、方便、快捷。建立以"患者就医体验和满意度"为结果导向的评价体系与激励机制，引导医院关注医疗服务的健康产出和患者体验，将结果纳入医院绩效评价结果指标，将治疗结果、患者生命质量改善、费用负担、患者体验和满意度等作为重要内容进行考核。

医务人员满意度是患者满意度的保证和基础。要想提升医务人员的满意度和工作幸福感，就要完善医务人员的考核评定指标，应重点考核医师收治的出院患者四级手术比例指标，以及收治疑难杂症、急危重症患者的比例，新型医疗技术的开展等，充分体现其劳动价值和技术价值，真正让医务人员回归到其本职岗位上来，这样才能使其全身心地投入到为患者服务上来。

四、卓越服务"湖南模式"

近年来，湖南省在改善就医感受、提升患者体验方面不断出新招、出实招。尤其是在全省二级及以上医院推行"卓越服务示范医院创建活动"，持续改善医疗服务质量，解决患者看病就医难题。在国家卫生健康委发布的"国考"成绩通报中，湖南省门诊患者、住院患者满意度位居全国前列。

（一）专项调研，深入基层找问题破难题

湖南省卫生健康委机关组织年轻干部赴基层一线，蹲点开展集中一周的"沉浸式"调研，向人民群众和服务对象了解问题，以"患者"身份体验医疗机构就诊流程和医疗服务质量，深入细致找问题、破难题。调研发现，影响群众看病就医感受的问题依然存在，特别是医疗服务流程有待进一步简化、优化。比如，有些医院门诊缺少清晰易懂的引导标识，患者难以找到准确的就诊区域；有些医院基础设施不完善，环境布局不合理，停车不方便；有些医院医务人员交流态度有待改善；有些医院就诊流程复杂、手续烦琐等。

（二）问题导向，多措并举推进卓越服务

针对发现的问题，湖南省围绕提升患者就医体验，在全省二级及以上公立医院全面开展"卓越服务示范医院创建活动"，将近年来已经形成成熟模式、取得积极成效的优质服务升级为卓越服务新模式，在全省各级各类医疗机构推广。该活动旨在以"卓越管理，让患者更安全；卓越医疗，让诊疗更有效；卓越护理，让患者更舒适；卓越人文，让医患更真诚"，推动形成流程更科学、模式更连续、服务更高效、环境更舒适、态度更体贴的中国式现代化医疗服务模式，切实提高人民群众就医获得感、幸福感、安全感。

1. 全面推行一站式服务　近年来，湖南省出台进一步改善医疗服务行动计划、医院卓越服务实施及评价方案等系列文件，在全省各级各类医疗机构推行一站式服务，让数据跑代替患者跑，减少患者在医院排队、缴费、就医、取药的时间。湖南省肿瘤医院聚焦"5个难点"，持续改善患者就医体验。①化解挂号难：推出微信预约挂号，将预约时间段精确到30分钟以内，2023年1月至6月，门诊患者预约诊疗率超过95%。②攻破入院难：推行"短、平、快"日间治疗，减少患者入院等候床位的时间。③消除检查难：强化医技检查"一处"预约服务，门诊医师开具检查医嘱，系统智能推荐检查时间，医师根据患者需求一键完成检查预约。④缓解放疗难：引用全流程一站式预约系统，取消衔接不紧密的人工预约等举措，使患者放疗等待时间缩短50%。⑤解决审批难：医院构建财务结算-行政审批-

签字报销一站式服务体系，明确审批办理时限，实现减环节、减材料、减跑动的"三减"审批。

株洲市中心医院率先在全省成立集门诊服务、检查预约、报告领取、床位预约等多种职能于一体的一站式服务中心，实现了"一问到位、一窗受理、一次办结"，有效解决了就医流程烦琐问题，办理床位预约排队等候时间在 10 分钟以内，办理超声、胃肠镜等检查预约等候时间在 5～10 分钟。

2. 全面推行多学科会诊（MDT） 重大、罕见、疑难疾病确诊难、治疗难、花费高，一直都是群众看病就医的难点、痛点问题。湖南省积极推进 MDT 模式，让患者变"按科看病"为"按病索医"，有效提高重大、罕见、疑难疾病诊疗水平，节约患者时间成本，减轻患者经济负担，提升患者就医体验。

中南大学湘雅医院是湖南省内首家、全国首批开展门诊疑难病会诊的医院，医院成立门诊疑难病会诊中心，建立疑难病会诊专家库，组建多个 MDT 团队，形成以患者需求为导向、一站式服务、多学科协作、个性化诊疗、"定期、定址、定成员"的服务模式，会诊量逐年攀升。更为难得的是，该院拓展门诊 MDT 内涵，在医联体建设、帮扶基层等工作中，以线上、线下、远程医疗为载体，以推广应用 MDT 模式为手段，一方面发挥三级公立医院的优势，培训和指导当地医务人员，提高诊疗水平，提升诊疗效率；另一方面助推分级诊疗，为当地培养人才，将患者留在当地就医。

3. 全面推行"互联网＋护理服务" 2023 年 6 月，国家卫生健康委、国家中医药局印发《进一步改善护理服务行动计划（2023—2025 年）》（以下简称《计划》）。《计划》鼓励医疗机构为有护理需求的出院患者等提供护理随访、居家护理指导等延续性护理服务，推动解决患者出院后的常规护理、专科护理及专病护理问题，降低出院患者非计划再次入院率。这也一直是湖南省医疗卫生服务的重点工作，通过开展"互联网＋护理服务"，打通医疗护理服务的"最后一公里"，为患者提供防、治、管一体化的健康服务，让人民群众便捷就医、安全就医、有效就医，为人民群众提供全方位、全周期的医疗护理服务。

湖南省人民医院是湖南省内开展居家护理服务最早的医院之一，已培养了 200 多名"网约护士"。患者或家属只要点点手机通过网络平台"下单"，就能预约护理人员上门服务。该院居家护理服务包括管道护理、呼吸照护、压疮护理、癌痛管理等 37 个项目，已累计服务 1.4 万人次。湖南护理服务正从医疗机构内向社区、向家庭延伸，"互联网＋护理服务"、老年居家医疗护理服务等正有序推进。目前，全省约有 1 万名经过系统培训、考核合格的"网约护士"，通过"互联网＋护理服务"为患者提供上门护理服务，满足人民群众多层次、多样化的健康服务需求。

4. 探索推行"预住院"服务 针对部分患者提出的省部级医院一床难求的问题，湖南省协调各方资源，探索推出"预住院"服务制度。疾病诊断明确、病情相对稳定的择期手术患者，在病区没有空床的情况下，先办理住院手续；正式住院前 2 天内完成术前检查，期间不收取诊查费、床位费、护理费等，并将费用纳入医保报销范围；住院第 2 天即可进行手术。此举有助于节省住院费用，缩短平均住院日，提升就医体验。中南大学湘雅医院推行"预住院"服务制度后，平均每天预住院患者人数达 600 余人。通过"预住院"管理，每位病友平均缩短住院时间 1～3 天。

（三）患者视角，医院服务暖民心

调研过程中，部分患者还提出白天上班上学无法看病、高峰时段看病等待时间太长、节假日及周末看病担心没有专家号等问题。患者有所呼，医院有所应。湖南省多家医院推出节假日门诊、弹性特约门诊等新型服务形式，力争达到"只要患者有需求，每时每刻都能就医"的目标。

针对罕见病患者提出的看病就医花销大的问题，湖南省卫生健康系统积极协调公益组织、商业保险机构等，帮助患者解决困难。湖南省儿童医院在每个科室设立一名慈善联络员，救助范围涵盖先天性心脏病、血液肿瘤、出生缺陷等 400 多个病种，每项救助额度达到 1 万～5 万元。截至 2023 年下半年，该院共救助 6 000 余名患儿，救助金额超过 1 亿，充分彰显了公立医院的公益性。

湖南省卫生健康系统始终以习近平新时代中国特色社会主义思想为指导，以患者为中心，坚持问题导向、系统思维，从"患者视角"出发，不断提出惠民生、暖民心的举措，持续提升人民群众看病就医获得感、体验感，通过"国考"成绩检验了卓越服务建设成效。

§6

"国考"与医院等级评审

§6.1 概 述

医院评审是由卫生健康行政部门组织的评审委员会或卫生健康行政部门授权的第三方机构或组织，依照《医疗机构管理条例》《医疗机构管理条例实施细则》《医疗机构评审办法》和《医疗机构基本标准（试行）》等规定与要求，对医疗机构的执业活动、功能、设施、技术与管理水平、服务质量和效率、社会满意度等进行综合评价的专业技术性活动。

一、背景

在我国内地，医院评审工作始于 20 世纪 80 年代，在借鉴国际先进经验和做法的基础上，结合我国实际，积极探索医院评审工作模式，经历了医院分级管理、医院评审、创建"百佳"医院、医院管理年等重要阶段。1989 年 11 月原卫生部印发《有关实施医院分级管理的通知》和《综合医院分级管理标准（试行草案）》，标志着我国医院等级评审和分级管理工作正式启动。1994 年发布的《医疗机构管理条例》明确规定"国家实行医疗机构评审制度"，在法规层面将医院评审工作制度固定下来。随着评审工作的不断深入，我国于 1995 年发布了《医疗机构评审办法》，确定了医疗机构评审的基本原则、方法和程序，初步规范了医院评审工作实施行为。为提高医院评审工作的科学性、时代性、精准性，1998 年 8 月，原卫生部印发《关于医院评审工作的通知》，要求暂停医院评审工作。在汲取第一轮医院等级评审的经验教训、学习国外先进管理技术后，2011 年原卫生部制定发布了《医院评审暂行办法》，增强了对医院医疗质量和安全的评价力求在评价结果中体现社会公众的意志，利用多种评价方法公平和公正地反映医院的医疗质量和安全保证，并能与国际领先的 JCI、ISO 9000 等评审标准中以"持续改善患者安全和医疗服务质量"为中心的理念保持一致，推动我国医院评审评价工作规范有序开展。

原卫生部办公厅在 2011 年和 2012 年印发了《三级综合医院评审标准实施细则（2011年版）》《二级综合医院评审标准（2012 年版）》，同时各类医院评价与品质促进论坛也在国内多地开展，来自国内外的专家围绕医院评审员建设、现代医院管理制度、医院评审评价体系、DRGs 评价等焦点问题展开讨论与交流。新的评审阶段，更加强调要紧密结合医改要求，不断吸取新经验、形成新思路、探索新方法、引导新方向，"穿新鞋，走新路"，逐步与国际先进经验接轨。

随着医药卫生体制改革的不断深入及信息数字化迅猛发展的时代需求，2017 年国务院"放管服"改革要求取消了"三级医院评审结果复核与评价"行政审批事项，需要制定新的标准以发挥医院评审工作在推动医院落实深化医药卫生体制改革、提高管理水平中的作用。为此，国家卫生健康委颁布了《三级医院评审标准（2020 年版）》《三级医院评审标准（2022 年版）》，进一步促进现代医院践行"三个转变、三个提高"，实现公立医院发展方式从规模扩张转向提质增效，运行模式从粗放管理转向精细化管理，资源配置从注重物质要素转向更加注重人才技术要素，提高医疗服务质量、效率和医务人员积极性，为努力实现医院高质量发展发挥重要作用。

二、内涵

我国新一轮的医院评审评价，借鉴了国外先进的医院评审评价经验，结合我国医院的实际情况，依据医院评审的原则、主题和方针运用了新的理念和方法，为新一轮的评审注入了内涵，为了确保评审的严肃、公正、公平和客观，组织方制定了全面、规范的评审方法和评审路径，并建立了严格、规范、科学的评审员遴选办法与培训规定。

（一）原则

坚持政府主导、分级负责、社会参与、公平公正。

（二）主题

围绕"质量、安全、服务、管理、绩效"的主题，真正体现"以患者为中心"，医院评审标准根据国内外医院评审新理念与社会需求变化及时进行调整或修订。《三级医院评审标准（2022 年版）》根据 2020 年以来国家新颁布的政策要求，补充或更新了医疗技术临床应用管理、护理管理、检查检验结果互认、医院安全秩序管理、便利老年人就医等相关条款；纳入了近 2 年发布的病案管理、心血管系统疾病、超声诊断、康复医院、临床营养、消化内镜等专业或技术的质控指标；优化了相关条款表述。同时根据各地评审实践和行业专家意见，对部分通用术语和编码进行了修订和完善，保障标准与医疗机构实际管理工作相契合，做到"与时俱进、切实可行"。

（三）方针

医院评审评价工作本着"以评促建、以评促改、评建并举、重在内涵"的方针。评审医院在评审过程切实做好医院管理持续改进，对照标准，认真查找医院管理存在的问题，对发现的问题须拿出有效的整改措施进行整改，至少要有 6 个月持续改进的过程；充分发挥医院自我评价的作用，促进医院内部"医疗质量和医疗安全"的持续改进活动的开展；通过评审医院与科室建立健全"质量与安全监控"组织与工作机制，及时发现缺陷与潜在的问题，运用质量管理工具进行根因分析，持续开展改进活动。

（四）方式

《医院评审暂行办法》中指出，新的医院评审包括周期性评审和不定期重点检查。周期性评审是指卫生行政部门在评审期满时对医院进行的综合评审。评价的方面包括了书面评价、医疗信息统计评价、现场评价、社会评价 4 个维度。不定期重点检查是指卫生行政部门在评审周期内适时对医院进行的检查和抽查。通过对医院评审，以期促进构建目标明确、布局合理、规模适当、结构优化、层次分明、功能完善、富有效率的医疗服务体系，实现对医院科学化、规范化、标准化的分级管理。

（五）目的

深化医药卫生体制改革，加强对医院的监督，提高医院服务水平和管理质量，统筹安排、合理利用现有的医疗卫生资源，促使医院不断提高科学管理的能力。

三、意义

医院等级评审制度是国家卫生健康领域的核心制度，健全医院评审评价对守牢医疗质量与安全底线、加强医院科学化标准化规范化精细化建设、促进医疗卫生事业高质量发展等具有重要意义。

§6.2 "国考"与医院等级评审

一、医院等级评审体系

（一）国家三级医院评审体系

国家卫生健康委 2022 年颁布的《三级医院评审标准（2022 年版）》共 3 个部分 107 节，设置 364 条标准和监测指标。

第一部分为前置要求部分。共设 3 节 25 条评审前置条款。医院在评审周期内发生一项及以上情形的，延期一年评审。延期期间原等次取消，按照"未定等"管理。旨在进一步发挥医院评审工作对于推动医院落实相关法律法规制度要求和改革政策的杠杆作用。

第二部分为医疗服务能力与质量安全监测数据部分。共设 80 节 154 条监测指标。内容包括医院资源配置、质量、安全、服务、绩效等指标监测、DRG 评价、单病种和重点医疗技术质控等日常监测数据，数据统计周期为全评审周期。第二部分评审综合得分中的权重不低于 60%。旨在督促各地深入推进以日常行为、客观指标、定量评价为主的评审工作模式。引导医院重视日常质量管理和绩效，减少突击迎检冲动。

第三部分为现场检查部分。共设 24 节 185 条。用于对三级医院实地评审以及医院自我管理和持续改进。第三部分在评审综合得分中的权重不高于 40%。

《三级医院评审标准（2022 年版）》在《三级医院评审标准（2020 年版）》基础上，作出了进一步修订。

1. 保障政策一致性　无论是 2020 年版，还是 2022 年版，三级医院评审愈发注重客观定量数据，以数据为导向，驱动医院医疗质量精细化、常态化管理。第二部分医疗服务能力与质量安全监测数据（量化指标）在整个评审分数的占比不低于 60%。

在第三部分现场检查的要求中，《三级医院评审标准（2022 年版）》根据 2020 年以来国家新颁布的政策要求，补充或更新了医疗技术临床应用管理、护理管理、检查检验结果互认、医院安全秩序管理、便利老年人就医等相关条款。相关制度的统一管理与下发也是医院管理水平的体现。

2. 丰富标准内涵　在《三级医院评审标准（2022 年版）》中，医疗服务能力与质量安全监测数据中"重点专业质量控制指标"由 2020 年版《标准》的 13 个专业增加到 18 个专业，一个专业质量控制指标发生了变更。其中，超声诊断、康复医学、临床营养和麻醉为国家卫生健康委办公厅 2022 年 5 月 27 日印发的专业或技术医疗质量控制指标（2022 年版）。国家卫生健康委在同期发布的《国家卫生健康委关于印发超声诊断等 5 个专业医疗质量控制指标（2022 年版）的通知》解读中提到，将采用信息化手段加强指标信息收集、分析和反馈，持续改进医疗质量。

3. 保障标准实用性　在手术患者手术后肺栓塞发生例数和发生率、手术患者手术后败血症发生例数和发生率、手术患者手术后呼吸衰竭发生例数和发生率、手术患者肺部感染与肺机能不全发生例数和发生率等 10 项年度医院获得性指标方面，《三级医院评审标准（2022 年版）》进行编码变更、编码写法变更、编码增减、指标名称变更等改变，督促医院在设置指标取数口径时保留指标取数规则的修改灵活性。

（二）各省市三级医院评审体系

1. 评审细则修订　国家版标准历来是各地加强医院评审管理的"风向标"。2020 年，国家卫生健康委对延续 9 年的 2011 版医院评审标准进行大修，发布了以量化评价为核心的2020 版标准，广东、湖北、新疆、海南、重庆、四川等地依据国家标准的要求，相继出台了实施细则。

2022 年，国家版评审标准再次修订，但"用数据说话"的基调不变，仅对 2020 版标准的监测指标、现场检查条款进行了"更新式"修订，确保评审标准与现行政策、医院实际管理相契合。

由于国家标准的修订加速，以及各地细则的发布时间存在较大差距，部分省市的评审细则已不满足政策要求。如广东、湖北、四川等早期出台细则（2021 年内）的省份，在监测数据第三章"重点专业质量控制指标"中仅设置了 13 个重点专业，而 2023 年 1 月湖南出台的实施细则，已将国家卫生健康委新印发的病案管理、临床营养等重点专业技术吸纳进去，整体扩展至 19 个。

2. 评审标准补充　2020 版医院评审标准提出各省要遵循"标准只升不降，内容只增不减"的原则，引导各省市对评审标准进行适当补充。如第一部分的"前置要求"，大多数省份在国家标准（25 条条款）的基础上增设了前置条款，其中广东、四川、黑龙江、江西等省增设至 30 条以上，在"一票否决"环节对医院参评提出更加严格的要求。

2022 版医院评审标准发布时，已不再强调"标准只升不降，内容只增不减"。有专家认为该原则设置的初衷是提高医疗质量安全，避免大批量医院争抢升三级，让各省份根据实际情况"优中选优"。但如果全国都按照一条线来划分，可能有的地区连一家合格三级医院都评不上。这一原则的删除，说明国家卫生健康委考虑到了各地医疗资源发展不均衡的现实情况。

从 2023 年湖南、福建相继发布的评审细则来看，仍在国家标准基础上进行"适当补充"。其中，湖南"细则"对医院电子病历应用功能水平评级、智慧服务等方面有更高要求；福建"细则"不仅增设了前置条款，同时将第二部分监测数据的评审得分权重提至70％，引导医院更加重视日常质量管理和绩效。

3. 前置要求变更　2022 版评审标准的"前置要求"与 2020 版的基本一致，仅修订了两处描述，而湖南、福建的评审细则，在 2022 版标准的基础上分别增设了 5 条、1 条前置条款，增设的内容主要是对医院重要考评作出要求。

湖南细则的前置要求增设了一节"综合管理"，将医院"电子病历系统应用水平分级评价未达到 4 级及以上，未开展互联网咨询及诊疗服务"等情形纳入否决项。目前湖南发证可运行的互联网医院共 69 家，通过电子病历 5 级及以上的医院共 7 家，随着当地医院评审工作的推进，这些指标数据将加速提升，助推三级医院信息化水平建设。

福建评审细则的前置条款增设了"医院绩效考核，参加国家三级公立医院绩效监测的医院，在评审周期内最近一次考核等级未达到 B 级及以上的"。近年来，福建"国考"总体成绩排名提升较快，从 2018 年的全国第 15 名上升至 2020 年的全国第 4 名，将"国考"成绩纳入医院评审的"一票否决"项，充分发挥"国考"指挥棒作用，或将进一步提升总体成绩。

4. 监测指标变更 2022 版评审标准对第二部分"监测数据"的要求保持不变，仍规定其在评审综合得分中的权重不低于 60%。目前，除了海南、福建将该部分得分权重分别提升至 80%、70% 外，其他省市普遍设置为 60%，推动医院以监测指标为核心开展评审工作管理。

在监测指标方面，虽然 2022 版评审标准较 2020 版缩减了 84 条监测指标，但纳入的重点专业由 13 个增至 18 个，并明确综合医院要将 18 个重点专业质量控制指标和 53 个单病种（术种）质量控制标准尽可能纳入。而 2022 年 6 月后出台的地方评审细则（如湖南、河南、福建等地），基本已纳入国家最新发布的重点专业质控指标，进一步丰富标准内涵。

单病种质控作为医疗管理的重要抓手，国家对病种过程质控和数据上报的要求正在不断提高。2022 版评审标准在重点专业中增加了"国家单病种质量监测平台"作为数据来源，并对病种部分编码进行修订和完善，保障标准的实用性。而福建、湖南的评审细则，分别选取了 51 个、10 个单病种，采用"病种例数、平均住院日、次均费用、病死率"4 个指标进行评价。这 4 个评价指标的选取，主要是参照国家三级公立医院绩效考核单病种质控考核标准，再次印证"国考"与医院评审的紧密联系，未出台评审细则的省份大概率也会以此为标准设置单病种监测指标。此外，广东、四川、云南、甘肃、河南等地在单病种质控评价中还设置了"病例上报率"指标，湖南"细则"虽未纳入该指标，但明确对 51 个单病种监测"单病种上报覆盖率"。可见医院在监测指标方面不但要"做好"，还要"报好"。

5. 现场检查细化 2022 版评审标准的"现场检查"与 2020 版相比，变化主要是增加了检查检验结果互认、医院安全秩序管理、便利老年人就医相关条款，补充研究者发起的临床研究需遵循的法规等方面。湖南等地在落实国家标准时，对现场检查条款作了更细致的更新补充。

福建细则的现场检查条款数量与国家标准相同，均为 185 条，设置的明细条款也基本一致；而湖南细则在国家标准基础上扩展至 22 节 194 条评审标准 550 款评审细则，对医院临床专科能力建设、患者和员工满意度监测、信息平台建设和数据验证、临床研究项目管理等不同业务设置了具体的评审流程与评审清单，提高现场检查工作的规范性与标准化。

例如，湖南细则的"信息管理"现场检查中，为评价信息系统的使用情况、智能化程度、突发事件处理等方面，设置了"到门诊大厅、到病区、追溯信息安全与病案管理质量"3个步骤的评审流程，并对各步的评价内容与分值进行了明确规定。

（三）湖南省三级医院评审体系

湖南省本周期医院评审工作持续改进和优化，针对过往的大部分评审工作因为缺乏量化指标而导致评审流于形式，当前医院在评审评价指标解读、数据采集、校验、上报及应用等方面仍普遍存在"数难取""数不准""数不好"的情况、现场检查专家个人偏倚也会出现现场估分与医院实际情况不符等问题，总结JCI评审模式、仿照JCI评审中心办公室延伸出医院等级评审后台专班（图6-1），从评审清单的起草，评审数据的组织填报、答疑、质控、反馈、整改、复核，现场评审专家的遴选与同质化培训、现场评审期间的监测反馈核分、整改报告的复核与辅导等各个环节，探索建立"指导—监测—评审—问题整改追踪—复核—持续监测"的全过程评审和监测机制，立足全方位、多维度、可持续评价医院综合服务能力，着眼推动医院高质量发展，实现"三个转变、三个提高"。集中体现在以下"六个新转变"。

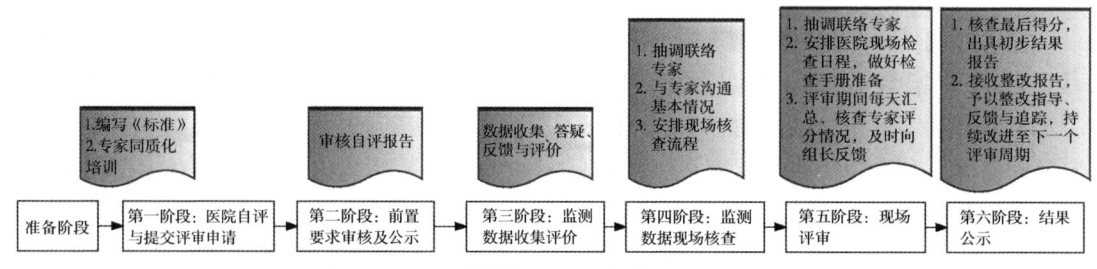

图6-1　医院等级评审后台专班工作流程

1. 标准　按照"继承、发展、创新，兼顾普遍适用与专科特点"的原则，湖南省根据国家卫生健康委最新印发的《三级医院评审标准（2022年版）》，制定并印发了湖南省的实施细则，该细则共分"前置要求、医疗服务能力与质量安全监测数据、现场检查"3个部分。新的评审标准与时俱进，融合了新时代公立医院发展最新内涵，充分融入了新版政策和医改要求，强调医院的法治意识和安全意识，以及依法办院、依法执业。

2. 导向　新的评审标准不再强调医院的硬件、设备要求，也不再强调对每个专业必须达到的技术标准的硬性指标，而是特别强调持续改进。①针对监测数据当中医院存在的薄弱环节，评审专家现场进行追踪检查；②对第二部分"医疗服务能力与质量安全监测指标"中的连续监测指标监测更加突出，按照"区间赋分兼顾持续改进"原则给分，更加注重薄弱环节和问题的追踪；③现场评审检查更有针对性，目标非常明确，更加具体，更加具有靶向性。

3. 方式　医院等级评审工作的相关流程制度所有地区都有固定的操作模式，但既往的大部分评审工作因为缺乏量化指标、统一审核把关，而导致评审流于形式。湖南省通过总结JCI等评审模式延伸出评审后台专班制度，从而保障医院等级评审的客观性、标准性及规范性，达到同质化。

《三级医院评审标准（2022年版）湖南省实施细则》的第二部分"医疗服务能力与质量安全监测数据"制定过程中，湖南省评审后台专班广泛征集医疗、医务、病案、质控中心等专家意见，从医疗机构、医疗专业、医疗技术、疾病病种4个层面设置医疗质量评价指标体系，在《三级医院评审标准（2022年版）》基础上共设置5章80节，指标增加至570条监测指标，按照总分1000分明确各个指标的分值标准，其中国家公立医院绩效监测指标38条，占385分。同时在数据指标体系构建完毕后，择取数家省级、市级、民营医院进行预核算，并将第二部分数据得分与其"国考"成绩进行比对。评审后台专班在医院等级评审期间建立数据上报及反馈沟通群，对各医疗机构上报数据前存在的指标解读、统计口径等相关问题24小时进行解答；对上报数据中存在的指标调整、填报过程进行实时辅导；同时在后台数据核查之后将各医院存在问题以及申诉要求进行实时并点对点反馈，以期能够达到各医疗机构对于数据理解更为精准的目的，帮助各医疗机构建立长效的数据治理体系。

《三级医院评审标准（2022年版）湖南省实施细则》的第三部分"现场检查"制定过程中，湖南省创新性引入追踪方法学，按照追踪路线起草制定了四大类20个技术清单。广泛借鉴ISO/JCI的管理理念和服务宗旨，遵循质量管理规律原则，以医院的总体规划、管理制度和改进措施等为追踪依据，从患者的角度来审视患者就医体验及接受诊疗的全过程。注重从优化医疗关键流程管控、加强患者安全及治疗评估、评价各项流程与制度落实等方面来全面评价医院的整体医疗质量与服务绩效。评审后台专班在现场评审实施前提前制作满意度调查网络问卷，同时在评审过程中核查、督促、反馈患者及员工满意度调查情况，坚持以"患者为中心"的理念，突出从患者角度来审视就医体验和接受诊疗的全过程，以及患者获得的直接和间接的照护质量，提升服务质量与安全条款权重占比，着力引导各级医院更好地满足人民群众医疗服务需求。

4. 理念　本轮评审坚持"管在平时、考在日常"，从过去以现场检查、主观定性、集中检查为主的评审形式，转变到以日常行为、客观指标、定量评价为主，现场检查、定性与定量相结合为辅的评审工作模式。新标准中第二部分的医疗服务能力与质量安全监测数据，其可追溯期为全评审周期，实际工作中专家会通过访谈临床科室质控员、相关职能科室，查资料印证有无相关制度、管理、落实情况，数据台账是否真实可溯源，对其进行综合赋分，"临时抱佛脚"和"资料堆砌"式的迎检方式将变得徒劳无功，有益于正向引导医院注重日常质量管理和绩效，减少突击迎检冲动。

5. 手段　为了医院评审工作更好开展，湖南省搭建了"湖南省医院等级评审管理平台"，该平台可通过信息化方式从各相关数据系统汇总采集医院整体服务能力有关数据，持续动态监测医院资源配置、质量、安全、服务、绩效等指标，引导医院形成"从下至上"各级数据监测体系，规范医院住院病案首页填报，推动医院信息化管理从粗放化转变为精细化，运用PDCA质量管理工具，促进医院数据质量不断持续改进，推动我省医疗高质量发展。

6. 对象　同质化主要表现在两个方面：①医院本身的同质化：随着近年来湖南省优质

医疗资源的扩容布局，目前有不少大型医疗机构为一院两区，甚至一院多区，都要实现一个标准，一套管理体系；②业内的同质化：随着医疗技术水平的提高和医院规模的扩大，省市县的三级医院采用"一把尺子"量到底，实现标准化、同质化。

为达到评审专家能够用"一根尺子"丈量，湖南省正式评审前举办数期等级评审专题培训班，围绕医院评审的要领与难点、医务人员技术档案建立与医疗技术临床应用授权、卓越服务与患者满意、患者安全目标与不良事件报告持续改进、院内救治体系与能力建设、全面质量管理体系内控指标与改进、指标监测的数据抓取与现场核查、清单追踪与现场评审赋分同质化等方面，对医院评审细则、规范、方法及步骤等进行了深入解析，对现场检查、记录查看、员工操作、患者访谈、数据核查等开展标准化培训，务必使评审专家评审标准同质化，也强调评审专家全程关注诊疗措施指南、规范、常规的临床应用，注重体系监管与持续改进成效，精准指导质量内涵提升的意识。同时在现场评审阶段，以专家现场赋分为基础，依托评审后台专班模式，做到二次核准把关，进行第一时间核分反馈，严格对标评审细则、统一评价尺度、统一评分标准、统一评价方法，做到客观公正，真正实现同质化。

二、关系

公立医院绩效监测和医院等级评审之间虽然有所区别，但二者也存在一定的联系。以下按照分点、归纳的方式进行阐述它们之间的联系。

（一）共同目标

1. 提升医院质量　公立医院绩效监测和医院等级评审都是为了提高医院的服务质量、管理水平和运营效率。通过监测和评审，医院能够了解自身在各方面的优势和不足，从而进行针对性的改进。

2. 满足患者需求　两者都旨在通过提升医院的服务质量和管理水平，更好地满足患者的就医需求，提高患者的满意度。

公立医院绩效监测：目的是通过全国范围内的三级公立医院绩效监测，全面评估医院的绩效表现，包括医疗质量、运营效率、持续发展和满意度评价等方面。其主要目标是为医院管理者提供参考，促进医院提供更优质的医疗服务，满足患者需求。

医院等级评审：目的是对医院的医疗质量、服务质量、管理水平等进行全面评估，以确保医院能够为患者提供优质的医疗服务。通过等级评审，可以促进医院持续改进，提高医院的管理水平和医疗服务质量。

（二）相互补充

1. 绩效监测为评审提供数据支持　公立医院绩效监测的结果可以为医院等级评审提供数据支持。绩效监测中涉及的医疗质量、运营效率、经济效益等指标，是医院等级评审中重要的评价内容。通过绩效监测，医院可以更加客观地评估自身在各方面的表现，为等级评审做好充分准备。

2. 评审促进绩效监测的完善　医院等级评审的结果可以反映出医院在管理和服务方面存在的问题和不足。针对这些问题和不足，医院可以进一步完善绩效监测体系，将评审中发现的问题纳入绩效管理范围，通过绩效管理来推动问题的整顿和改进。

（三）共同推动医院发展

1. 激励医院持续改进　公立医院绩效监测和医院等级评审都是对医院整体运营状况和关键指标的评估。通过监测和评审，医院可以及时了解自身在管理和服务方面的不足，从而采取措施进行改进。这种持续改进的机制有助于医院不断提升服务质量和管理水平，实现可持续发展。

2. 优化资源配置　绩效监测和等级评审的结果可以揭示医院在资源配置方面存在的问题和不足。通过优化资源配置，医院可以提高运营效率和服务质量，降低运营成本，为患者提供更加优质、高效的医疗服务。

（四）具体联系点

1. 指标体系的相似性　公立医院绩效监测和医院等级评审的指标体系具有一定的相似性。例如，两者都涉及医疗质量、运营效率、患者满意度等方面的指标。这种相似性使得两者在评估过程中可以相互借鉴和参考。

2. 结果应用的关联性　公立医院绩效监测和医院等级评审的结果都对医院的运营和发展产生重要影响。绩效监测的结果可以作为医院改进和发展的重要参考依据；而等级评审的结果则直接决定医院的等级和声誉。因此，两者在结果应用方面存在一定的关联性。

（五）执行方式

1. 公立医院绩效监测　通常是由国家卫生健康委或其他相关部门组织，对全国范围内的三级公立医院进行统一的绩效监测。监测过程包括目标设定、数据收集、分析评估、结果反馈等多个环节。

2. 医院等级评审　是由各级卫生健康行政部门或评审委员会组织，对医院进行综合评审。评审过程包括医院自评、现场评审、专家评审等多个环节。评审结果将决定医院的等级，并对医院的运营和发展产生影响。

（六）影响

1. 公立医院绩效监测　监测结果将作为医院管理和发展的重要参考依据，对医院的资源配置、运营效率、医疗质量等方面产生重要影响。同时，"国考"结果还将影响医院在行业内的声誉和地位。

2. 医院等级评审　评审结果将直接决定医院的等级，对医院的运营和发展产生直接影响。高等级的医院将获得更多的政策支持和资源倾斜，有利于提升医院的综合实力和竞争力。

综上所述，公立医院绩效监测和医院等级评审在共同目标、相互补充、共同推动医院发展以及具体联系点等方面存在紧密联系。通过充分发挥两者的协同作用，可以共同推动医院不断提升服务质量和管理水平，实现可持续发展。

开展医院评审评价，既是政府履行行业监管职能的重要手段，更是推动医院落实医药卫生体制改革、推动公立医院高质量发展、健全现代管理制度的重要抓手。通过定期开展医院评审工作，对医院功能规模、管理水平、质量水平和服务水平等进行一次全面评价。

旨在帮助和引导医院找准高质量发展方向，提升精细化管理水平，为人民群众提供更优质服务。

三、"国考"指标与医院等级评审监测指标

"国考"已迭代 5 年，其间国家三级医院评审标准也发布了 2 版（2020 版和 2022 版），各地也结合国家标准制定了本土版，结合最新湖南省发布的 2022 版三级医院评审指标对比"国考"指标，观察二者融合情况，了解当前医院评价趋势。

"国考"指标为"55＋1"项，其中 26 项为国家监测，并结合参评医院情况进行打分，根据各医院得分情况给予三级九等的评价，即"A、B、C，A＋＋、A＋、A 等"。

按照《国家卫生健康委关于印发〈三级医院评审标准（2022 年版）〉及其实施细则的通知》（国卫医政发〔2022〕31 号）要求，结合工作实际情况，在总结既往经验的基础上，湖南省卫生健康委制定了《三级医院评审标准（2022 版）湖南省实施细则》。本实施细则共 3 个部分 107 节，设置 794 条标准和监测指标，适用于三级医院评审，二级医院可参照使用。湖南省实施细则《第二部分医疗服务能力与质量安全监测指标评审细则》采用国家标准指标 517 条（占 90%），增加指标 53 条。新增内容包括国家公立医院绩效监测指标 38 条（除外国家已纳入的 15 条指标），分值合计 385 分，占总分的 38.5%，"国考"指标在湖南省医院等级评审评价体系中的重要性可见一斑。

具体指标按照国考指标顺序关联如下。

（一）医疗质量

1. 功能定位

（1）门诊人次数与出院人次数比：

关联　2.60　门诊人次数与出院人次数比。（5 分）

（2）下转患者人次数（门急诊、住院）：

关联　2.61　下转患者人次数（门急诊、住院）。（5 分）

（3）日间手术占择期手术比例：

关联　2.62　日间手术占择期手术比例。（5 分）

（4）出院患者手术占比▲：

关联　2.63　出院患者手术占比。（6 分）

（5）出院患者微创手术占比▲：

关联　2.64　出院患者微创手术占比。（6 分）

（6）出院患者四级手术比例▲：

关联　2.65　出院患者四级手术比例。（6 分）

（7）特需医疗服务占比：

关联　2.66　特需医疗服务占比。（5 分）

2. 质量安全

（1）手术患者并发症发生率▲：

关联　2.100　各系统/器官术后并发症发生率。（3分）

（2）Ⅰ类切口手术部位感染率▲：

关联　2.179　Ⅰ类切口手术部位感染率（≤1.5%）。（2分）

（3）单病种质量控制▲：

关联　第二部分第四章单病种（术种）质量控制指标。（110分）

（4）大型医用设备检查阳性率：

关联　2.117　大型医用设备检查阳性率。（3分）

（5）大型医用设备维修保养及质量控制管理：

关联　3.316　有放射治疗装置操作和维护维修制度、质量保证和检测制度、放射防护制度，并严格执行。（1分）

（6）通过国家室间质量评价的临床检验项目数▲：

关联　3.392　落实临床检验全面质量管理与改进制度，开展室内质量控制和室间质量评价。（2分）

（7）低风险组病例死亡率▲：

关联　2.85　DRGs低风险组患者住院死亡率。（6分）

（8）优质护理服务病房覆盖率：

关联　2.308　优质护理服务病房覆盖率（100%）。（1分）

3. 合理用药

（1）点评处方占处方总数的比例：

关联　2.313　点评处方占处方总数的比例：①点评处方占处方总数的比例；②点评出院患者医嘱比例。（1分）

（2）抗菌药物使用强度（DDDs）▲：

关联　2.318　住院患者抗菌药物使用情况：①住院患者抗菌药物使用率（<60%）；②住院患者抗菌药物使用强度（≤40 DDDs）；③住院患者特殊使用级抗菌药物使用量占比。（3分）

（3）门诊患者基本药物处方占比：

关联　2.322　国家基本药物使用率：门诊患者基本药物处方占比；住院患者基本药物使用率；基本药物采购品种数占比；国家组织药品集中采购中标药品使用比例。（2分）

（4）住院患者基本药物使用率：

关联　2.322　国家基本药物使用率：门诊患者基本药物处方占比；住院患者基本药物使用率；基本药物采购品种数占比；国家组织药品集中采购中标药品使用比例。（2分）

（5）基本药物采购品种数占比：

关联　2.322　国家基本药物使用率：门诊患者基本药物处方占比；住院患者基本药物使用率；基本药物采购品种数占比；国家组织药品集中采购中标药品使用比例。（2分）

（6）国家组织药品集中采购中标药品使用比例：

关联　2.322　国家基本药物使用率：门诊患者基本药物处方占比；住院患者基本药物

使用率；基本药物采购品种数占比；国家组织药品集中采购中标药品使用比例。（2分）

4. 服务流程

（1）门诊患者平均预约诊疗率：

关联　2.67　门诊患者平均预约诊疗率。（5分）

（2）门诊患者预约后平均等待时间：

关联　2.68　门诊患者预约后平均等待时间。（5分）

（3）电子病历应用功能水平分级▲：

关联　前置条件（二十九）电子病历系统应用水平分级评价未达到4级及以上，未开展互联网咨询及诊疗服务。

（二）运营效率

1. 资源效率

（1）每名执业医师日均住院工作负担：

关联　2.33　每名执业医师日均住院工作负担。（5分）

（2）每百张病床药师人数：

关联　2.309　每百张床位临床药师人数。（1分）

2. 收支结构

（1）门诊收入占医疗收入比例：

关联　2.34　门诊收入占医疗收入比例。（5分）

（2）门诊收入中来自医保基金的比例：

关联　2.35　门诊收入中来自医保基金的比例。（5分）

（3）住院收入占医疗收入比例：

关联　2.36　住院收入占医疗收入比例。（5分）

（4）住院收入中来自医保基金的比例：

关联　2.37　住院收入中来自医保基金的比例。（10分）

（5）医疗服务收入（不含药品、耗材、检查检验收入）占医疗收入比例▲：

关联　2.38　医疗服务收入（不含药品、耗材、检查检验收入）占医疗收入比例。（20分）

（6）辅助用药收入占比：

关联　2.39　辅助用药收入占比。（5分）

（7）人员支出占业务支出比重▲：

关联　2.40　人员支出占业务支出的比重。（10分）

（8）万元收入能耗支出▲：

关联　2.41　万元收入能耗支出（万元收入能耗占比）。（5分）

（9）收支结余▲：

关联　2.42　收支结余。（20分）

（10）资产负债率▲：

关联 2.43 资产负债率。（5分）

3. 费用控制

（1）医疗收入增幅：

关联 2.45 医疗收入增幅。（10分）

（2）门诊次均费用增幅▲：

关联 2.46 门诊次均费用增幅。（5分）

（3）门诊次均药品费用增幅▲：

关联 2.47 门诊次均药品费用增幅。（5分）

（4）住院次均费用增幅▲：

关联 2.48 住院次均费用增幅。（5分）

（5）住院次均药品费用增幅▲：

关联 2.49 住院次均药品费用增幅。（5分）

4. 经济管理

（1）全面预算管理：

关联 3.480 按照《中华人民共和国预算法》和相关预算管理规定编制和执行预算，实行全面预算管理，医院所有经济活动全部纳入预算管理，加强监督和绩效考评。（3分）

（2）规范设立总会计师：

关联 3.478 三级公立医院实行总会计师制度。（2分）

（三）持续发展

1. 人员结构

（1）卫生技术人员职称结构：

关联 2.5 卫生技术人员职称结构。（5分）

（2）麻醉、儿科、重症、病理、中医医师占比▲：

关联 2.7 麻醉、儿科、重症、病理、中医医师占比。（10分）

（3）医护比▲：

关联 2.6 医护比（≤0.8∶1）。（5分）

2. 人才培养

（1）医院接受其他医院（尤其是对口支援医院、医联体内医院）进修并返回原医院独立工作人数占比：

关联 3.17 承担为下级医院培养卫生技术人员等政府指令性任务，制定相关的制度、方案，并有具体措施予以保障。（1分）

（2）医院住院医师首次参加医师资格考试通过率▲：

关联 2.8 医院住院医师首次参加医师资格考试通过率（100%）。（10分）

（3）医院承担培养医学人才的工作成效：

关联 （五十六）建立医疗技术临床应用规范化培训制度。重视医疗技术临床应用管理人才队伍的建设和培养。（3分）

3. 学科建设

（1）每百名卫生技术人员科研项目经费▲：

关联　2.52　每百名卫生技术人员科研项目经费。（5分）

（2）每百名卫生技术人员科研成果转化金额：

关联　2.53　每百名卫生技术人员科研成果转化金额。（5分）

4. 信用建设

公共信用综合评价等级：

关联　3.550　推进科研诚信制度建设。开展科研诚信的教育和宣传，全面实施科研诚信承诺制，强化科研诚信审核。（2分）

（四）满意度评价

1. 患者满意度

（1）门诊患者满意度▲：

关联　（二十一）制定满意度监测指标并不断完善，定期开展患者和员工满意度监测，改善患者就医体验和员工执业感受。（10分）

（2）住院患者满意度▲：

关联　（二十一）制订满意度监测指标并不断完善，定期开展患者和员工满意度监测，改善患者就医体验和员工执业感受。（10分）

2. 医务人员满意度

医务人员满意度▲：

关联　（二十一）制订满意度监测指标并不断完善，定期开展患者和员工满意度监测，改善患者就医体验和员工执业感受。（10分）

增1　重点监控高值医用耗材收入占比：

关联　2.44　重点监控高值医用耗材收入占比。（5分）

"国考"指标已深入融合三级医院评审。这与国家高质量发展思路一致，减少不必要的管理内耗。同时，"国考"指标多为定量指标，可以在各时间段评估出医院发展状况以及行业进展。

§6.3　实施路径

我国公立医院评审工作启动于1989年，和绩效监测工作可谓一脉相承。二者总的目标是一致的，即通过科学的指标体系，运用科学的评估工具，发现医院管理运营服务过程当中的问题和差距；再借助科学的管理工具和其他综合性措施，不断改进提升医院综合管理水平。医院评审是一项周期性的工作，一般以4年为1个周期，其指标体系覆盖医院各个部门、各个科室、各个岗位的所有服务流程。然而，周期性医院评审结束后，管理和服务的稳定性会逐渐弱化。比如评审之前，医院夜以继日突击准备，争取达标；但达标后，医院的热度很容易在一段时间后下降，个别医院甚至出现管理意识和管理措施弱化的现象。

自 2019 年起，国家开展一年一次的三级公立医院绩效监测工作，这是公立医院常态化、稳定化管理运营的重要举措，高度浓缩化的指标体系有利于促进公立医院始终持续开展医院管理运营服务改进工作，保持稳定态势，构建医院管理长效机制。绩效监测与等级医院评审相互补充、由点及面，全方位推进全国公立医院飞速发展。

绩效监测与医院等级评审的核心都在于数据治理，自 2015 年起，国家卫生健康委开始编制并发布《国家医疗服务与质量安全报告》，以数据为导向的评价体系初见雏形。2019 年 1 月，《国务院办公厅关于加强三级公立医院绩效考核工作的意见》的发布，正式开启了全国公立医院的数据量化评价模式。2020 年 12 月 28 日，国家卫生健康委发布 2020 年版《三级医院评审标准》（以下简称《标准（2020 版）》），要求第二部分"医疗服务能力与质量安全监测数据"综合得分权重不低于 60%，标志着评审更加注重"数据说话"，降低主观评价占比。2022 年 12 月 15 日，国家卫生健康委在保持《标准（2020 版）》主体框架和内容不变的基础上，"更新式"发布《三级医院评审标准（2022 年版）》及实施细则，进一步完善了标准和监测指标体系。

建立以绩效监测为目标终点，以评审指标与细则为日常管理准则的协同数据治理体系成为推动医院内涵建设、完善和落实现代医院管理制度、提高医疗质量水平、保障医疗安全的重要抓手。但结合当前众多医院评审监测指标的管理现状分析，大部分医院仍缺乏数据的统筹管理组织，同时缺乏有效的跨部门协同机制，以及具体的制度、流程规范保障，指标统计口径不一致、指标理解存在偏差、系统缺失、覆盖不全，"信息孤岛"情况普遍等相关问题，本书针对医院内部数据管理体系提出如下建议。

一、梳理数据管理流程

综合分析医院评审监测指标数据管理流程（图 6-2），指标数据管理不仅只是简单的指标分工、数据采集和数据上报，结合医院数据治理项目实践经验，可将整体流程分为：组织建立、指标分工、指标解读、指标采集、数据上报、数据应用等 6 个阶段，各阶段工作由"数据组"组织，各"执行科室"协同推进。

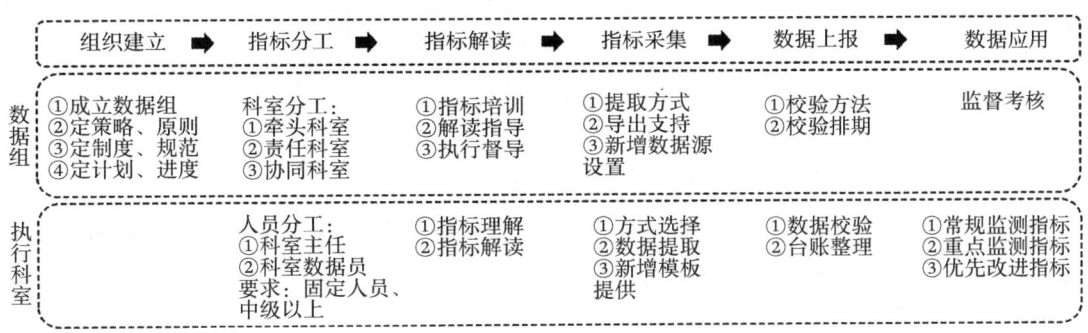

图 6-2 指标数据管理流程图

医院层面建立组织和配套管理机制是整个工作的基础，成立"数据组"这一牵头组织尤为关键，围绕医院等级评审以及公立医院绩效监测的相关要求，明确数据管理的总体策略和原则，完善配套制度和规范，制订整体计划，按各阶段推进各项工作开展，为科室提供指标解读、数据采集、数据核验等相关指导和支持，并从整体把控工作进度和数据质量。

针对具体指标的分工与操作，明确指标章节牵头科室负责本章节指标数据的汇总和质量把控，指标责任科室作为具体责任部门负责指标理解、取数、校准，以及问题指标持续改进，协同科室为指标数据的产生、采集和核验等提供相应的支持。科室指标数据管理可按数据"有没有""准不准""好不好"3个阶段评价，"有没有"重点关注数据"提取率"，"准不准"主要评价数据"准确率"，"好不好"主要考核指标数据"达标率"。

二、建立数据管理组织

建立健全数据治理组织体系（图6-3）。随着监测指标数据管理经验积累与水平逐步提升，医院可由基础指标数据管理向全院数据治理阶段进行转变。医院可规划建立医院数据治理委员会，或在医院现有全面质量管理委员会体系中明确其数据治理职能。建立数据治理管理体系的决策层、健全其职能，同时注重发挥医务、质管、护理、运营等部门在组织牵头、数据管理与应用等方面的协调作用，推动全院数据治理的沟通、协调和过程管理，并形成一套自上而下、分工科学、协作紧密、流程明确的组织体系，这样才能够有效地促进数据管理活动步调一致、积极高效，挖掘数据潜在价值，更好地满足医院的战略发展需要。组织体系内各层级的主要职能如下。

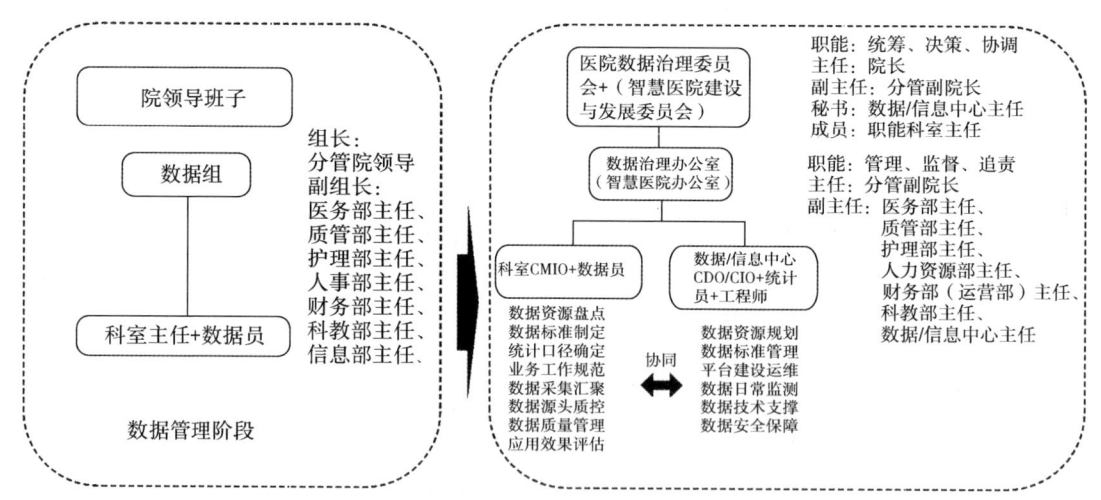

图6-3　数据治理组织架构图

委员会：决策重大方向与内容；整体设定数据治理和信息化发展目标；审定相关议题；跨部门协调相关资源；审核相关标准、规范和流程；审议考核结果与奖惩措施；承担数据安全保障领导责任。

办公室：日常管理工作；牵头制定标准、规则和流程；组织文化建设；协调开展具体工作；监督工作实施效果，组织考核；承担实施执行的主要责任。

医信管理职能：业务需求管理；数据资产盘点；参与制定标准规范；数据质量管理；

科室层面落实数据安全保障；效果评估。

建设与安全管理职能：推动数据资源规划；数据标准管理；数据中心平台建设与运维；开展数据治理工作；数据日常运营；数据技术支撑；协同业务科室进行数据质量管理；数据安全保障。

三、健全数据管理制度

随着医院监测指标管理与应用深入，医院应逐步建立和完善与评审评价指标数据的相匹配的管理制度，固化院内管理和对外数据报送流程。同时结合全院数据治理工作同步开展，待实践中积累一定的经验后，再逐步完善全院数据管理的制度体系，以提升和保障数据标准化管理和数据安全水平。

（一）指标数据管理制度

1. 通过制度明确指标数据采集流程、人员职责及具体要求，保证最终采集数据结果的完整性，并应有明细台账支撑数据结果。

2. 规定指标数据采集后的验证工作职责分工、校验过程和主要方法，保证数据的真实性、准确性。

3. 完善指标数据监测分析和持续改进机制，在保证数据真实、可溯源前提下，对比指标考核要求和标杆值，针对不达标或与标杆值存在差距的指标，有配套措施推动持续改进。

4. 结合具体指标数据的对外报送要求，建立数据汇总、审核及报送的流程规范。

（二）数据标准化管理制度

随着数据治理工作逐步深入，数十个信息系统基础数据（如部门、人员、项目等）信息统一、标准化管理显得尤为重要，基础数据的质量决定了后续所产生的业务数据质量。因此，结合现有系统、业务流程，搭建统一的数据标准体系，完善数据定义与分类，做好元数据、主数据、数据字典、数据模型、业务数据元、数据质量评价指标等数据管理。同时加强制度流程规范执行督导，保障医院各部门、系统间的数据交互和共享的规范，确保数据的规范性、准确性、完整性、一致性和可靠性，从根本上提高数据质量。

（三）数据安全保护制度

在医院信息安全制度基础上，遵循相关的法规和法律要求，特别是在隐私和数据保护方面的规定，逐步完善医院数据分级分类，并明确各类数据安全相关责任人、管理责任和义务；明确规范各类数据的安全存储方式，确保有相关访问控制和加密等安全措施，防止数据泄露或者未经授权访问；同时有相应数据备份策略，确保在数据丢失或受损时能够迅速进行恢复；规范全院员工数据访问权限，确保员工获得所需访问数据"最小化"授权，同时针对敏感信息的分享，有相关保护措施防止信息泄漏。

四、完善数据管理系统

信息系统是数据管理基础，但只有在前端业务管理制度、规范相对明确情况下，系统建设与应用才能取得更好的效果。经过以上整体指标数据管理流程、组织体系建设、相关制度流程规范后，结合查漏补缺，完善医院整体信息系统配置规划（表6-1）。整体系统建设配置顺序可参考以下思路。

表6-1　评审评价监测指标所需配置基础系统

序号	系统名称	序号	系统名称
1	门急诊电子病历系统	19	VTE稳定系统
2	门急诊电子处方系统	20	药师审方系统
3	住院电子病历系统	21	LIS系统
4	住院电子医嘱系统	22	血库管理系统
5	急诊管理系统	23	PACS/RIS系统
6	重症监护系统	24	病理管理系统
7	手术麻醉系统	25	内镜管理系统
8	移动护理系统	26	HIS系统
9	护理管理系统	27	人事管理系统
10	病历质控系统	28	财务管理系统
11	血液透析管理系统	29	DRG/DIP管理系统
12	康复管理系统	30	科研管理系统
13	营养评估与膳食管理系统	31	全院性集成平台
14	单病种管理系统	32	临床数据中心
15	临床路径系统	33	运营数据中心
16	院感管理系统	34	评审指标管理系统（BI主题）
17	不良事件上报系统	35	评审指标上报管理系统
18	专科随访管理系统		

1. 基础系统、工作量大业务优先。优先保障"医护技"工作开展，特别是目前医院仍相对欠缺但具体业务工作量大的单元，如急诊系统、血透系统、单病种管理系统等，目前市场上已有相对成熟产品，较容易完成建设应用，以及取得好的效果。而相关专业的系统还有康复、营养等专业，医院可结合科室业务开展情况，以及整体建设规划来配置。

2. 临床相关专业质量控制指标作为数据管理难点，专科化、结构化电子病历是未来实现数据更高效率提取的关键。但模板的制作主要依赖各个重点病种有相对成熟且符合各医院运行实际的诊疗规范，这需要各医院有计划、有意识地进行试点建设，待逐步磨合成熟后再全院推广。

3. 评审指标数据管理和数据上报系统是未来解决医院指标数据管理重要工具，建设难点在于如何发挥系统真正价值，真正帮助医院院科两级将指标数据完全管起来，并能将数据服务于管理。在前端业务管理、指标管理尚未理清，且基础信息系统未能配置完善情况下，大部分指标数据需靠科室手工统计填报，系统能发挥的作用有限。综上所述，指标数据管理相关系统配置，需综合考虑医院的阶段性信息化建设资金投入预算与整体信息建设规划，以及基于指标数据的前端业务管理工作梳理情况，因时因地制宜，综合评估后选择最适合本医院的系统配置方案。

§7

"国考"与现代医院管理制度

§7.1 概　述

一、背景

20 世纪末，随着新一轮医改的展开，不断有学者探讨在我国建立现代医院管理制度的问题，这些内容涉及产权、法人治理、监管、医院内部管理等方面，为"现代医院管理制度"一词进入到政策话语体系进行了前期铺垫。2011 年，《国务院办公厅关于印发医药卫生体制五项重点改革 2011 年度主要工作安排的通知》提到："探索建立高效的公立医院管理体制，形成规范化的公立医院法人治理结构，积极推进现代医院管理制度。"这是"现代医院管理制度"一词首次在政府文件中出现。2012 年《国务院关于印发"十二五"期间深化医药卫生体制改革规划暨实施方案的通知》和《国务院办公厅印发关于县级公立医院综合改革试点意见的通知》等文件分别以"建立现代医院管理制度"和"加快建立现代医院管理制度"进行公立医院改革部署，标志着现代医院管理制度开始居于重要的改革地位。2015 年伊始，建立现代医院管理制度频繁在医改文件中被提及。2016 年，现代医院管理制度的地位进一步提升，全国卫生与健康大会首次提出要着力推进包括"现代医院管理制度"在内的五项基本医疗卫生制度建设。至此，现代医院管理制度已成为我国基本医疗卫生制度的 5 个重要支柱之一，位置凸显。同年 12 月份印发的《国务院关于印发"十三五"深化医药卫生体制改革规划的通知》则用专门章节对现代医院管理制度进行了详细规划。2017 年 7 月《关于建立现代医院管理制度的指导意见》（国办发〔2017〕67 号）出台，从完善医院管理制度、建立健全医院治理体系、加强医院党的建设 3 个方面提出 20 项具体措施，为建立现代医院管理制度确立了政策框架；同年 10 月习近平总书记在中国共产党第十九次全国代表大会报告中提出：深化医药卫生体制改革，全面建立中国特色基本医疗卫生制度、医疗保障制度和优质高效的医疗卫生服务体系，健全现代医院管理制度。2018 年 12 月《关于开展建立健全现代医院管理制度试点的通知》（国卫体改发〔2018〕50 号）出台，遴选确定 148 家医院作为建立健全现代医院管理制度的试点医院，鼓励各试点医院探索创新、落地见效。2022 年 10 月习近平总书记在中国共产党第二十次全国代表大会报告中提出：推进健康中国建设。把保障人民健康放在优先发展的战略位置，完善人民健康促进政策。深化医药卫生体制改革，促进医保、医疗、医药协同发展和治理。

从这个过程中看，我国现代医院管理制度的探索经历了从概念提出到内涵不断丰富，从公立医院改革的措施到一项宏观制度的变迁，其演变的过程可以概括为 4 个阶段：第一个阶段（2011—2015 年）是概念提出及其内涵探索阶段，这个阶段，每个文件中对现代医院管理制度表述的内容不尽相同，内涵的界定变动较大；第二个阶段（2016 年）是确立制度地位的阶段，将现代医院管理制度上升为基本医疗卫生制度的五个支柱之一；第三个阶段（2017 年）是构建制度框架的阶段，对现代医院管理制度内涵和主要构架进行了明确；第四个阶段（2018 年至今）是建立健全制度阶段，以各试点医院为典型，构建起以患者需求为导向、以高质量发展为引领、保障可持续的医院运行新机制。

二、内涵

现代医院管理制度，其内涵是权责清晰、管理科学、治理完善、运行高效、监督有力的医院管理制度。

（一）现代医院管理的"一二三"

一条主线：贯彻落实党的二十大精神，坚持和加强党的全面领导，发挥公立医院党委把方向、管大局、作决策、促改革、保落实的领导作用，高举公益性旗帜，确保党的基本理论、基本路线、基本方略和新时代卫生健康工作方针得以落实，确保深化医改政策措施在医院的贯彻落实，确保公立医院改革发展的正确方向。

两大目标：一是建立维护公益性、调动积极性、保障可持续的公立医院运行新机制。二是健全决策、执行、监督相互协调、相互制衡、相互促进的治理机制。

三项任务：一是完善医院管理制度，包括制定医院章程、健全医院决策机制、健全民主管理制度、健全医疗质量安全管理制度、健全人力资源管理制度、健全财务资产管理制度、健全绩效考核制度、健全人才培养培训管理制度、健全科研管理制度、健全后勤管理制度、健全信息管理制度、加强医院文化建设、全面开展便民惠民服务。二是建立健全医院治理体系，包括明确政府对公立医院的举办职能、明确政府对医院的监管职能、落实公立医院经营管理自主权、加强社会监督和行业自律。三是加强医院党的建设，充分发挥公立医院党委的领导作用，全面加强公立医院基层党建工作，加强社会办医院党组织建设。

（二）现代医院管理制度的逻辑架构

现代医院管理制度大致包括 3 个层面的逻辑架构（图 7-1）：①宏观层面的政府治理机制；②中观层面的法人治理机制；③微观层面的医院内部管理制度。

1. 宏观层面——明确举办主体，改革治理机制　我国政府对公立医院行使"举办主体"与"行政管理"两大职能。长期以来，政府举办、行业监管存在不同程度的缺位、越位现象。积极推动政事分开、管办分开，转变政府职能，深化"放管服"改革，合理界定政府作为出资人的举办监督职责和公立医院作为事业单位的自主运营管理权限，实行所有权与经营权分离。改革治理机制，从直接管理转为行业管理，强化政策法规、行业规划、标准规范的制定和对医院的监督指导职责，形成政府举办、部门监管、医院依法自主管理的格局。

政府对公立医院的举办职能。实际上是完善公立医院出资人制度，确保医疗卫生服务公平可及、全方位全周期保障人民健康。建立健全统一、权威、高效的政府办医机构，统筹履行政府办医职责。①举办和发展权责：包括公立医院资源配置、组织结构和功能定位、重大事项决策权、资产收益权、审批医院章程、重大项目实施、收支预算等；②筹资补偿和支付制度：完善和落实体现公立医院公益性的补偿政策、体现成本效率的支付方式、体现劳动价值的技术服务价格、体现行业特点的人事薪酬制度等；③考核评价机制：建立以公益性为导向、以质量和绩效为重点的考核制度。

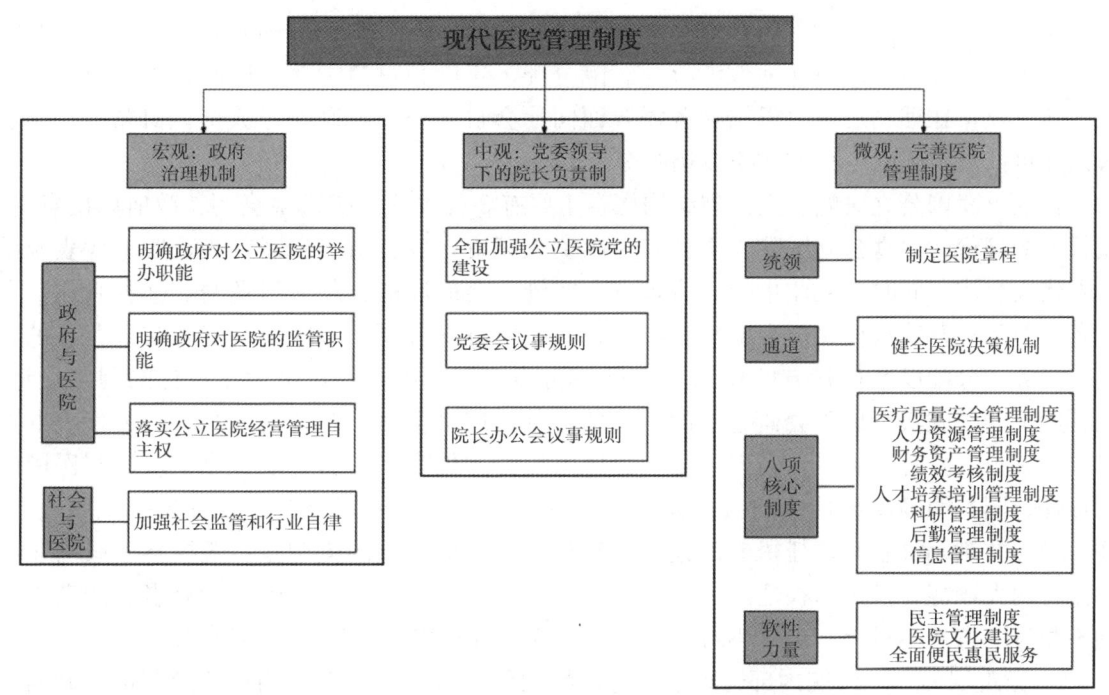

图7-1　现代医院管理制度的逻辑架构

政府对医院的监管职能。加快形成机构自治、行业自律、政府监管、社会监督相结合的多元治理格局。健全医院监管机制，从事前、事中和事后全过程入手，确保各级各类医院医疗质量安全、医疗费用合理、服务绩效显著，矫正弥补市场失灵，打击欺诈行为，维护良好的行业形象。①优化医疗卫生服务要素准入，加强行政审批制度改革，完善机构、人员、技术、装备准入和退出机制；②重点加强医疗服务质量和安全监管，严格落实医疗质量和安全管理核心制度和医疗相关产品质量要求；③加强医疗卫生机构运行监管，强化医保对医疗服务的监督和制约作用，严格执行医疗机构分类管理、经济运行和绩效监测制度，控制不合理费用增长；④加强医疗卫生从业人员监管，严格执行医务人员从业规范和严肃查处违法违规行为如大处方、欺诈骗保、药品回扣等；⑤加强医疗卫生行业秩序监管，建立健全行业秩序的联防联控机制，加大监督检查力度，严厉打击非法行医和涉医违法违规行为。

2.中观层面——落实法人地位，完善治理结构　现代医院管理制度实质是要落实公立医院法人地位、完善法人治理结构。公立医院对政府授予其经营的资产，享有占有、使用、（部分）收益和处分的权利，并承担相应义务和民事责任。落实法人地位，是在合理界定政府与公立医院权责关系的基础上，健全决策、执行、监督相互分工、相互制衡的权力运行机制，这既是政府职能转变的客观要求，也是现代医院管理制度的核心要素。建立完善医院法人治理结构，既是落实政府举办和监督两大职能，推进两权适度分离、做实出资人管理制度，又是明确各个参与者的责任和权利分布，解决委托代理关系带来的医院理事会、监事会和管理层之间的激励与约束的关键环节。《关于建立现代医院管理制度的指导意见》

进一步明确公立医院经营管理自主权，包括行使内部人事管理、机构设置、中层干部聘任、人员招聘和人才引进、内部绩效考核与薪酬分配、年度预算执行等。同时，扩大公立医院用人自主权，在编制总量内根据业务需要面向社会自主公开招聘医务人员，对紧缺、高层次人才可按规定采取考察方式予以招聘等。

目前，我国公立医院法人治理结构探索主要有3种模式。①理事会制：政府以出资者、监管者的身份，建立公立医院理事会履行出资人职责，成员由出资者代表、职工代表及消费者代表组成；同时设立监事会，对理事会或管委会的职能行使进行监督。②托管制：所有者将医院经营管理权交由专业机构，双方与政府订立合同，对医院所有者与经营者的权利、义务、分配以及托管方的违约责任进行明确规定，达到效益最大化目标的制度设计。托管制下的医院实行理事会监管下的院长负责制，理事会由所有方代表和托管方代表共同组成；院长由托管方提名，经理事会同意后由托管方任命。③目标职能制：政府与医院签订责任合同，明确规定具体的目标体系、双方的权利和义务划分关系及各自的职能边界，并对相应的激励机制和责任机制的建立作出规定。当前问题的关键是，既要落实政府举办和监督两大职能，推进两权适度分离、做实出资人管理制度，又要破解所有者和经营者激励不相容、信息不对称、责任不对等，防止经营者对所有者利益背离的问题。

3. 微观层面——医院内部管理规范化、精细化、科学化　医院内部管理制度是政府治理机制在医院管理的具体体现，科学的内部管理制度也是法人治理结构改革的必要条件。政府治理机制和治理方式的不同，将从不同方面影响医院内部管理，尤其是激励约束机制，主要包括：多大程度下放医院自主权（决策权限），通过什么机制产生新的激励（剩余支配），以及医院管理者对谁负责（问责方式）。《关于建立现代医院管理制度的指导意见》从5个方面重点强调加强制定和健全13个医院内部管理制度。①制定医院章程：它是医院依法自主办院、实施管理、履行公益性的基本纲领和行动准则；②健全医院决策机制和民主管理制度：建立党委领导下院长负责、专家治院和以职工代表大会为基本形式的民主管理的综合决策机制；③健全医院内部管理制度：包括医疗质量安全、人力资源、财务资产、绩效考核、人才培养培训、科研管理、后勤管理和信息管理等8项制度；④加强医院的文化建设，弘扬"敬佑生命、救死扶伤、甘于奉献、大爱无疆"的职业精神；⑤全面开展便民惠民服务行动，提高人民群众对深化医改、推进现代医院管理制度建设的获得感。只有不断地创新完善激励约束机制，加强医院内部管理，才能保证医院的可持续发展。

（三）现代医院管理制度的基本特征

1. 治理机制上　建立决策、执行、监督相互协调、相互制衡、相互促进的治理机制。决策上，由政府负责同志牵头，政府有关部门、社会有关方面人员组成公立医院管理委员会，对医院举办、发展等重大事项进行决策。执行上，医院领导班子（管理层）执行公立医院管理委员会决策事项。监督上，政府有关部门组成监督委员会，对公立医院实行综合监督。

2. 运行机制上　重点包括筹资机制、支付机制和监管机制3个方面。①在筹资机制方面：一是逐步提高政府投入占医院收入的比例，二是提高技术服务收入占医疗收入的比例；

②在支付机制方面：要加大人员薪酬支出，逐步提高薪酬支出占医院支出的比例，调动医务人员积极性，同时，进一步压缩药品耗材支出占比；③在监管机制方面：推进综合监管、加强公立医院绩效监测和公立医院综合改革效果评价等。

3. **管理机制上** 在人事管理、机构设置、中层干部聘任、人员招聘和人才引进、内部绩效考核与薪酬分配、年度预算执行等方面行使经营管理自主权，专家治院，民主管理，健全医院各项管理制度。

（四）建立健全现代医院管理制度面临的问题

1. 长期以来形成的传统医院管理观念的影响

（1）行业人员对传统医院管理方式惯性依赖：以"管办分开"为例，尽管在社会发展和经济体制变革过程中，我国公立医院已经历了多个阶段的变革，但在长期以来的公立医院管办制度下，形成了"管办不分""政事合一"的传统模式，这无论是对卫生行业人员还是对广大群众的思维或观念认知都产生了深刻的影响，"全额管理，定额补助""事业单位定岗定编"等思维观点在一些地方仍然深入人心，在此情境下，医院管理者对既往管理方式与管理思维或多或少存在惯性依赖，使得新公共管理理论的应用在医疗卫生领域内滞后，影响了"管办分开"的接受度和适应性。

（2）传统体制下的利益关系对现代医院管理制度形成阻碍：制度的健全完善与行业人员对制度的接受度与认同度息息相关，然而传统医院管理体制下的固有利益关系阻碍或影响了现代医院管理制度体制的发展与健全。例如，在公立医院药品管理上，由于取消了公立医院的药品加成，这一方面造成医药企业的利益受到损害，从而使医药企业改变药品生产种类或结构比例，导致部分必需但性价比较低的药品生产量降低，不利于医药卫生事业健康发展；另一方面对医院的收益结构产生影响，医院进而通过改善医疗服务费弥补费用落差，这有利于凸显医疗服务劳动价值，但在分级诊疗以及医疗保险报销比例差别下，部分医疗机构收益下降，医务人员劳动收入仍无法提高，甚至有所减少，人才流失严重，造成医院积极性降低。

2. 医院管理制度理念欠缺，公益性和生产性难以平衡的影响

（1）重制度、轻落实，重管理、轻服务：现代医院管理制度不仅是一套制度安排，而且是保障公立医院公益性和服务性以及促进公立医院全面、协调、可持续运行的措施和手段。然而在建立健全现代医院管理制度的过程中，由于正处于制度和模式的衔接与转换阶段，容易出现理念欠缺的问题，在制度或规范的制定或完善上投入更多精力，而忽视了制度的实践性和成效性，这势必影响现代医院管理制度的建立健全。此外，部分医院在健全完善现代医院管理制度的过程中，由于缺乏实践经验，制度落实仅停留于形式上的考核，忽视制度的实际效用，即忽视了制度只是管理的手段、管理是医疗服务的保障。例如，部分医院在建立健全现代医院管理制度的过程中，通过健全和改善医疗质量与安全制度，着重提高医院的医疗质量管理水平和安全管理水平，但忽视了管理的服务性质，从而产生重管理、轻服务的状况。

（2）市场导向、经营自由，公益性和生产性失衡：医疗卫生活动正外部效益明显，并

体现着公共利益价值理念，公益性是其发展与改革必须坚持的根本属性，但作为以医学技术进行生产性服务的特殊商品，必然受到市场机制的制约。然而，公益性控价会影响医疗服务生产效率，而过度市场化则会导致片面强调生产性而背离公益原则，从而使得医院的公益性与生产性难以平衡。现代医院管理制度构建的是"政府掌舵，市场全面公正，经营自由化"的新型现代医院管理模式，因此，在市场导向的背景下，医院容易产生重生产、轻公益或重公益、轻生产的公益性和生产性失衡现象。

3. 保障体制不健全，制度环境存在差异的影响

（1）处于制度转换阶段，保障机制尚不健全：现代医院管理制度尚不完善，保障机制不健全是重要原因。首先，现代医院管理制度"上位法"缺失。到目前为止，我国还没有制定和实施一部专门对公立医院的性质、定位、法人治理等问题作出明确规定的医院管理相关的法律或法规，这使得医院在实践难题的处理上"无法可依、无章可循"。其次，法人治理机制尚未完全明晰。法人治理机制是建立健全现代医院管理制度的基础和核心保障，然而，在现阶段的公立医院法人治理模式实践探索阶段，法人治理模式较为混杂，党委领导下的院长负责制有待进一步实践落实，全国范围内法人治理机制尚未完全明晰。最后，支撑体制不健全。以医保机制和补偿机制为例，由于医保付费设计存在问题，病种付费标准固化，无法适应情况变化，医院和医务人员的利益得不到保障，加之补偿机制不健全，财政补偿滞后或缺位，对医疗机构的运行效率及收益产生直接影响，与现代医院管理制度的宗旨悖离。

（2）共性和个性矛盾处理不当，制度的环境耦合性弱：环境耦合性是指在特定的社会背景下，体制机制转换或变革的衔接度、体制机制之间的关联度，以及体制机制的环境适应度。若制度的环境耦合性弱，机制体制的有效性将会受到影响，甚至会付出昂贵的交易成本。那么，由于经济文化的差异，建立健全现代医院管理制度在全国或其他区域的"共性"经验不能以"个性"方式在某一地区或某一医院直接加以利用，更不能盲目借鉴国外经验。此外，管理制度并非作为独立个体存在于社会环境之中，在传统医院管理制度向现代医院管理制度转换的过程中，需要创新机制体制实现制度的环境耦合，但由于机制创新存在未知性和风险性，部分三级医院往往缺乏机制创新的动力，这不利于制度的环境耦合。

4. 医院管理人才数量不足、质量不高的影响　医院管理是医院持续建设和发展的基础和前提，优良的医疗机构势必建立在高质量的医院管理基础之上，而医院建立健全现代医院管理制度面临的一个重要问题是缺乏足够且高质量的医院管理人才，现阶段的医院管理人员大部分为护士、医师通过在职教育和岗位培训转行而来，管理多依靠经验，而不够规范化和科学化。此外，管理干部队伍的新陈代谢也使得医院面临着管理人才供给与进一步健全完善医院现代医院管理需求相脱节的问题，因此，有必要基于学科建设、业务发展、内部管理水平提升等状况的人才需求，培养一部分医院管理后备人才。

三、意义

现代医院管理制度是一种与社会主义市场经济体制相适应的公立医院制度安排，也是

我国公立医院改革的目标模式，其重要意义主要体现在以下两个方面。

首先，建立健全现代医院管理制度是深化医药卫生体制改革的重要内容。当前，我国医疗卫生供给侧问题十分突出，面临供给能力不足、质量不高等诸多问题，进行医疗卫生供给侧结构性改革是满足人民日益增长美好生活需要的必然选择，也是医疗卫生体制改革的必经之路。现代医院管理制度要求创新医院管理体制，在医院的发展方向、治理机制、管理控制和过程等方面均提出了全新的要求，是医疗行业供给侧结构性改革的题中之义，也是深化我国医药卫生体制改革过程中一项必不可少的重要内容。

其次，建立健全现代医院管理制度是遵循卫生事业发展规律的必然趋势。公立医院在我国医疗领域中占有绝对性资源优势，尤其是三级公立医院，在医疗技术上占据引领地位，诊疗人次不断增加。在此背景下，公立医院建立健全现代医院管理制度是医疗卫生领域中"解决好人民群众普遍关心问题"的重要部分，有助于推进健康中国建设。因此，建立健全现代医院管理制度对医院而言也是遵循社会发展和卫生事业发展规律的必然趋势，有助于提高公立医院竞争力。

§7.2 "国考"与现代医院管理制度

一、重要基础

健全现代医院管理制度是提升公立医院医疗服务能力的重要手段，建立健全现代医院管理制度，对于绩效监测结果提升具有重要意义。

医院作为社会公共服务体系的主体，它的管理制度改革自然会引起社会广泛关注。《关于建立现代医院管理制度的指导意见》对公立医院的管理作出了制度性安排，直到2020年，基本建立现代医院管理制度。现代医院管理制度是对医院及其医护人员行为活动的规范与指导，是提升绩效监测的重要基础，更是医疗安全质量稳步发展的保障。医院应该致力于科学的管理体系建设，提高服务质量、提升医疗水平、确保患者医疗安全。在现代医院医疗卫生服务的新常态下，医院的管理逐步向质量化、精细化、信息化、数字化的方向发展，同时面临着市场医疗行业激烈的竞争，现代医院管理观念有机渗透入医院管理中，能够有效提升绩效监测结果，促使医院管理必须不断创新和发展。建立现代医院管理制度是国家实施长远目标的要求，是公立医院适应市场经济发展的需求，是新形势下医疗改革的需要，更对推进健康医疗的建设具有重要意义。

二、重要标尺

（一）实现医院战略目标

随着国家经济和医院发展以及人民健康观念的转变和医疗需求，要求医院运用战略管理的方法，创新医院管理体制、改革医院结构、合理配置资源、完善管理制度，提高运营效率及营建医院文化，以适应我国医疗体制的深化，增强医院核心竞争力。绩效监测是实现战略目标过程中不可或缺的手段之一，也是医院战略实施的保障和支撑系统。有些医院战略虽然明确了未来的目标，但是只有以战略目标为依据的绩效评价指标，才能将绩效监测与医院战略贯穿起来，才有利于医院战略目标的实现。同时，通过绩效管理工作，能够发现内部控制存在的问题与不足，进而对内部控制工作进行改进和完善，以适应现代医院管理工作的需要。因此，绩效监测结果能够客观反映现代医院管理制度建设的成效。

（二）充分调动医务人员积极性

实行按收入提成和按收支结余分配的绩效分配方法除了容易诱导医院的绩效分配单纯以经济指标为依据，从而偏离公立医院的价值追求外，更无法体现医务人员的劳动强度、技术水平、风险因素、服务质量和贡献程度等。因此此类分配方法备受争议，在一定程度上是"看病难、看病贵"的推手，同时也会打击医务人员的积极性。鉴于按收入提成和按收支结余绩效分配的局限性，新的绩效考核分配方案通过综合目标考核，建立按岗位取酬、按工作量取酬、按工作成效取酬的绩效分配机制，较好地克服了收支结余计奖式的绩效分配模式的缺陷，能全面立体地评价医务人员多方位的绩效结果，能多维度客观地评价医务人员的绩效，这样才能真正调动医务人员的积极性，不断挖掘医务人员的潜能，促进学科建设发展，从而推动医院战略目标的实现，助推现代医院管理制度建设。

（三）有效控制成本

成本管理已经成为医院资源配置、运营管理、提高效益必不可少的基础管理手段，是医院在市场竞争中生存和发展的关键，是医院的生存之基。在 DRG/DIP 按病种分值付费制度实行"总额预付"的模式下，对同一疾病病种，定点医疗机构消耗参保人员医疗费用相比按病种付费的平均费用越多，其病种的成本就越高，其所获得的病种分值使得医疗机构实际获得的收益就越低。所以，定点医疗机构要想获取较高的医保基金份额，就要合理控制各病种的医疗成本，实现对现有医疗资源配置的效益最大化，形成对医疗成本的宏观把控。医院可通过建立临床路径和病种分析路径，加强精细化管理，尤其是强化对高值耗材以及药品支出的管理，合理控制药占比、耗占比，并将相关的指标纳入绩效管理体系中，以逐步形成完善的成本控制机制。

§7.3　实施路径

一、完善"管办分离"式外部治理

（一）明确政府监督举办、医院自主管理

政府需要加强行业监管和运行监管等方面的法律顶层设计，完善相关法律法规，为落实政府监管职能奠定基础。良好的监管是实现管办分开的前提，通过明确对医院的监管职能范围，能够为医院外部治理提供法律依据，加强对医院日常管理、运行监督作用。行业监管是基于社会监管的一种监管模式，通过规范整个医疗行业的服务秩序，充分发挥综合监管制度效用，形成多方参与的社会监督、行业自律治理格局。

同时政府应当负责市级公立医院的重大决策、资产权益和经营者聘用，负责市级公立医院的投资、建设、运营、管理和监测，确保政府办医宗旨的实现和国有资产运营的安全有效；负责推进市级公立医院的改革，完善管理体制和机制，建立有效的激励和约束机制，推进国有资产进退盘活，提高办医质量和效率。

落实公立医院经营管理自主权，提升市场机制作用和社群机制作用，让行政部门通过强化市场、激活社会的方式行使行政职能。建立新型法人治理结构，需要平衡好决策、执行、监督等因素，医院享有占有、使用部分收益和处分的权利。同时，医院承担自主管理、共同参与管理的职能。例如，成立全面质量管理委员会等组织结构，并实行管理、监督分离，医院管理层需要承担自主经营管理责任。

（二）搭建监办管理体系

政府监督举办职能与医院自主治理界限在具体实施时相对难以划分，如果一味追求医院自主性而弱化政府的监督干预可能直接导致政府战略导向与医院战略导向脱节，但政府监督举办的过多干涉又会影响医院在治理上的主观能动性以及创新性，故而需要一种量化考核手段作为抓手引导医院向政府需求方向发展，作为全国"一把尺"的公立医院绩效监测体系，此时的重要作用得以体现，政府需要用好绩效监测结果，建立以"国考"指标为核心的监测体系，构建对医院法人明确有效的激励与约束机制，充分发挥绩效正向引导作用，强化公益性、现代性、创新性办院方向，加强成本控制，提高运行效率，形成绩效持续改进机制，搭建政府监督举办与医院自主管理之间的承接桥梁。

二、完善"结果导向"式内部管理

（一）"国考"与全面预算管理的融合

预算管理的本质是资源配置，而资源配置须依托于医院战略。目前，部分公立医院由于缺乏清晰的战略，不能合理配置资源。还有医院在编制时，常误将预算等同于预测，编制缺乏依据，策略支撑不足，导致全面预算管理难以落地。以国家三级公立医院绩效监测为导向的全面预算管理是促进公立医院业财融合的关键路径。通过明确全面预算主体，甄选与全面预算关联密切的"国考"关键指标，将全面预算编制与"国考"关键指标深度契合，推进全面预算管理落地，实行总量平衡与控制，充分发挥了全面预算的标杆和引导作用。

1. 建立全面预算管理主体，做好预算管理调研　建议建立由医院党委会、院长办公会、全面预算管理委员会、预算归口管理部门等组成的全面预算管理组织体系，以确保预算责任落到实处；依托《中华人民共和国预算法》《中华人民共和国预算法实施条例》《政府会计制度》《公立医院全面预算管理制度实施办法》等有关制度文件，结合医院实际，制定《医院全面预算管理制度（试行）》等制度体系，明确全面预算主体，保障全面预算顺利实施；由主要院领导带队，摸底科室学科发展、病种结构、重症医疗水平、床位周转、门诊收治、三四级手术、医联体等情况，做好包括业务预算、收入预算、费用预算和筹资投资预算等4个方面先期调研，其中，要以业务预算涉及效率指标（如门诊量、住院量、手术量、平均住院日、床位使用率等)、费用指标(如门诊次均费用、住院次均费用、门诊次均药费、住院次均药费等)和结构占比指标(如药占比、耗占比、能耗占比、人力成本占比等),作为收入预算、费用预算和筹资投资预算编制的依据。

2. 甄选"国考"关键指标,做好全面预算编制

(1)收入预算:根据"国考"关键指标的目标导向,收入预算的编制应结合医院实际,围绕相应指标目标达成而展开。以医疗业务收入为例,医疗业务收入=住院收入+门诊收入=住院次均费用×住院人次+门诊次均费用×门诊人次。其中,住院次均费用为"国考"关键指标,与收入预算存在强关联关系。假定上一年度该院住院次均费用占该指标满分的85%,则该指标应纳入临床科室目标责任制考核,并加大考核权重,争取占该指标满分的90%以上。预测住院人次与床位数、床位使用率以及平均住院日直接相关,即预测住院人次=床位数×床位使用率×365天/平均住院日。因此,住院收入预算=住院次均费用×住院人次。同时,需要以临床科室为细化预算单元,进一步验证该院住院收入预算的合理性。以骨科为例,骨科业务收入预算=常规惯性收入+新增增量收入=上一年度业务收入(或近3年平均业务收入)+门诊人次增量×门诊次均费用+四级手术增量×四级手术次均费用+微创手术增量×微创手术次均费用+住院人次增量(由其他新技术、新项目或新因素带来)×住院次均费用。其中,四级手术增量、微创手术增量均需契合"国考"关键指标——出院患者手术占比、出院患者微创手术占比和出院患者四级手术比例。每个临床科室业务收入预算制定后,符合医院业务收入预算水平。同理,制定门诊收入预算。

(2)费用预算:以人员经费支出为例,除维持常规的人员工资、保险、奖金、津贴等项目支出外,还要考虑新增员工(如医生、护士、行政后勤等人员招聘)、员工结构变化(如职称晋升、调岗等)和自然减员(包括辞职、退休等)的人员经费支出。涉及"国考"关键指标包括"麻醉、儿科、重症、病理、中医医师占比""医护比"以及"人员支出占业务支出比重"。如医院"医护比""人员支出占业务支出比重"已基本达到满分,应严格控制护理、行政后勤人员招聘;而如麻醉医师、重症医师以及病理医师数量不达标,失分比例占比较高,则需重点保障下一预算年度新增招聘相应医师的人员经费支出。

(3)筹资投资预算:以信息化建设和设备购置的项目投资预算为例,涉及的"国考"关键指标包括"电子病历应用功能水平分级""万元收入能耗支出"以及"收支结余"。其中,"电子病历应用功能水平分级""万元收入能耗支出"两个指标可能是大部分三级医院"国考"成绩的主要短板。在保证收支平衡的情况下,要通过加大投入,使电子病历应用功能提升;以及经成本效益论证,需进行全院节能改造升级工程。其筹资预算则为两个工程的总体预算。

(二)"国考"与内部考核体系的融合

1. 基于医疗质量的内部考核 三级公立医院绩效监测医疗质量指标中包含功能定位、质量安全、合理用药及服务流程4个二级指标,24个三级指标,占65项三级指标的37%,可见国家对医院医疗质量的重视程度,其中有22个定量指标、2个定性指标。在医院的内部绩效考核方案中,可通过加强病历质量管理,加大病历质控归类考核力度;过程质控中

将输血、会诊、医疗文书等内容合并至病历过程质量控制；对病案书写中虚假执行、编造诊疗方案等情况给予严格处罚。规范诊疗行为，加强临床路径、按病种付费管理，控制不合理费用，加大对门诊和病房中西成药药占比、门诊次均药费考核比例，加上门诊人次、出院人次、护理时数、住院次均费用等考核项目。加大对全院手术量中三、四级手术量指标的考核力度。加强合理用药考核，可加大处方、医嘱点评考核分值，严格管控病区退药率考核指标，同时增加药品采购、辅助用药等管理指标。通过设立门诊复诊预约率、医疗秩序、医疗质量、预约诊疗、门急诊服务、患者等待时间等服务类指标，考核医院各科室改善医疗服务的效果。基于医疗质量的内部绩效考核指标，以月度为周期进行考核，考核结果直接影响月度绩效，从而实现对医务人员的分层激励。通过该考核体系正确引导医务人员规范医疗行为，提高医疗质量，体现公立医院的公益性和医务人员的劳动价值。

2. 基于节能增效的内部考核　随着医保支付制度改革的不断推进，DRG 收付费制度已成为支付制度改革的主流。DRG 将会推动医院经营由以"扩大收入"为中心转变为以"成本管控"为中心，从"做大做强"的扩张式发展转变为"做精做细"的内涵式发展。医院通过科室人员控制考核指标，鼓励科室精简、压缩冗余人员，科室非关键性岗位实行外包措施，提高人均效率与产出；通过设置现有医疗设备使用率考核指标，调动医务人员充分利用科室现有医疗资源，避免浪费；加大物耗成本管控，通过年初科室物耗预算与定额控制，采取规模化带量采购，降低物耗成本；设定科室物耗监测指标，加大科室每业务密度能耗分析；公务运行费用严格审批，规范开支。通过月度成本考核直接纳入绩效考核，严格控制人员、耗材、水电等费用的不合理增长，真正起到控制成本的作用，促进医院节能增效得到有效落实。

3. 基于考核体系的信息化系统建设　三级公立医院绩效监测与医院内部绩效监测都必须依靠大数据信息化系统来完成。通过加强信息系统建设，提高绩效监测数据信息的准确性，发挥大数据优势。通过对监测数据的分析、应用，对医院的监管有一个可靠的依据和明确的方向，促使医院提升科学管理水平。例如，医院通过运行病历质控信息化系统，从事前、事中、事后对运行病历进行全过程管理，对病历讨论、会诊、医师查房、病历书写等核心制度落实情况进行实时监控；加强对重点患者、关键环节的质量监控，如将手术分级管理、非计划的再次手术、低风险死亡病例、输血病历全部纳入质量监控。通过大数据的信息化系统分析监控管理，必然能促使医院诊疗行为更加规范，推动医院内部绩效考核与外部绩效监测引导融合，将改革政策和效果传导到每个医务人员，实现全方位的绩效管理。

三、案例分享：湖南省肿瘤医院绩效监测树医院管理体系"高标杆"，做医疗质量提升"践行者"

湖南省肿瘤医院坐落于咸嘉湖畔，位于湖南省长沙市西城区的中心腹地。自 1972 年创建以来，医院于 1994 年创立三甲，2012 年成为中南大学附属肿瘤医院，2017 年开展"疑难病症诊治能力提升工程"，2019 年开启国家癌症区域医疗中心建设。经过 50 余年不忘初心、砥砺奋进的发展历程，湖南省肿瘤医院在临床、教学、科研等方面已展现出非凡的实力。近年来，医院不断开拓创新，不仅完善了内部绩效考核体系建设，同时加强了医疗质量建设与精细化管理，完成全院自上而下的全面部署。

（一）健全绩效考核体系，加强动态监测

2019年国务院办公厅印发《关于加强三级公立医院绩效考核工作的意见》，将所有三级公立医院纳入绩效监测。"国考"是在全国上下实行"一张卷子""一把标尺"，从医疗质量、运营效率、持续发展、满意度评价4个维度56个指标对医院上一年度的综合运行情况进行评价，成为行业排名的试金石和工作指南。"国考"对于医院发展来说具有重要的指导意义：①引导公立医院进一步落实功能定位，推进分级诊疗；②推进现代医院管理制度建设，推动公立医院的三个转变、三个提高。三个转变是指发展方式要从规模扩张型向提质增效转变，运行模式从粗放管理向精细化管理转变，资源配置要从注重物质要素转向注重人才技术的要素来进行转变。三个提高是指要提高医疗服务的质量，提高医疗服务的效率和提高医务人员的积极性，为人民群众提供高质量的医疗服务。

"国考"结果是公立医院发展规划、重大项目立项、财政投入、经费核拨、绩效工资总量核定的重要依据，与医院评审评价、国家医学中心和区域医疗中心建设等紧密结合，也是选拔公立医院书记、院长和领导班子成员的重要参考。为此，须将"国考"视为医院高质量发展的重中之重。近几年来，医院采取了一系列措施健全内部绩效考核体系。

1. 建立健全组织管理体系　医院党委高度重视三级公立医院绩效监测、国家癌症区域医疗中心建设工作，将其列为"全院重点工作"，不仅成立了专项领导小组，而且成立了运营办、综合绩效考核办及国家癌症区域中心建设办公室。

2. 积极运用"国考"结果，提前做好顶层设计　为充分发挥三级公立医院绩效监测"指挥棒"的作用，医院深入、全面地分析"国考"成绩，将得分率低的指标梳理出来分析原因，有针对性地提出发展规划和改进策略。例如，2019年医院得分最低的指标为"出院患者手术占比"。为提升该指标，医院分析历年来病种收治结构及癌症发病率，提出了以"做强外科、做精放疗，做实化疗"为目标的全院资源整合行动，合并一个内科、扩增一个乳腺外科、新增一个甲状腺外科、新增全身麻醉手术间6间，以全力提升外科治疗能力，不断完善医院功能定位。

3. 建立动态监测机制　为了加强指标内涵建设，医院将118项国家癌症区域医疗中心指标及三级公立医院绩效监测56个指标结合，形成140个监测指标，明确责任领导、责任科室、责任人，充分运用PDCA原则，形成每月"有监测，有分析，有督导"的闭环管理，以确保指标持续改进的成效。

（二）综合提升医疗质量，强化制度管理

"医疗质量、医疗安全是永恒的话题。"医院领导班子始终秉承着以患者为中心的初心，这样的初心体现在医院致力于保证医疗安全以及医疗质量提升的方方面面。

1. 抗癌抗疫两不误　安全生产是保障医院有序运行的重要条件，疫情防控给医院带来巨大的挑战，医院始终把人民群众生命安全和身体健康放在第一位，坚持抗癌抗疫两手抓，两手硬。在 2020 年，医院是全省最早开诊和全面复诊的医院。全院的防控工作受到国务院疫情联防联控综合组的高度表扬。

2. 强化学科建设　为促进学科发展，提升医院高质量发展核心竞争力，医院对各学科进行了梳理和内部评价，在"十四五"期间实施"优势学科往前带、成熟学科均衡跟、培育学科有序跟"的建设新模式。为充分发挥三级公立医院绩效监测"指挥棒"作用，利用外部监测撬动内部考核，医院量化学科考核指标，秉承"质量至上"的全面质量管理理念，实施学科目标考核，建立以适合医院发展的质量目标导向来引领医院高质量发展，争取在未来 5 年新增国家重点专科 2~3 个，省级重点专科 5~8 个，以不断强化医院学科建设。

3. 强化制度建设　医院建立了"基础质量-环节质量-终末质量为一体"的质量监控体系与控制工作制度，并不断进行完善。①建立医疗质量持续改进机制，健全医院、科室、个人三级质控网络；②实施医保、编码、病案三方联动，重视病案首页质量，包括是否完整、准确，手术操作编码、疾病分类编码等是否遵循国家要求等，提高医务人员的重视程度；③不断加大合理用药的管控力度，完善医院的药品管理制度和合理用药考核指标，加大国家基药采购与使用、强化处方点评、抗生素使用强度的管控力度。

4. 强化重点指标管理　手术并发症和低风险组死亡率是衡量医疗质量的重要指标，而且低风险组死亡率是"国考"与国家癌症区域医疗中心的双重指标。在控制手术并发症方面，医院加强 18 项医疗核心制度、围手术期制度的培训、教育和执行，用制度为医疗质量保驾护航。在低风险组死亡管理方面，医院每季度开展死亡病例分析，严格执行死亡患者报告及讨论制度，要求临床科室在发生患者死亡后 24 小时内上报医务部，由医务部组织专家参与全院所有死亡病例讨论，分析原因，确定是否为低风险组死亡，如果是则需要进一步进行根本原因分析（RCA），全院的医疗质量得到稳步提升。

5. 强化培训工作　三级公立医院绩效监测中国家监测指标共 26 个，指标之间存在千丝万缕的关系。例如，四级手术量增加，标志着手术难度提升，相应的住院次均费用、手术并发症也会相应增加。指标的内涵建设，没有捷径，只有真抓实干，病案首页管理是内涵建设的重要部分，26 个指标中有 7 个来自病案首页，占整体得分 40%。为提升病案首页质量，医院实施了"全面普培，重点精培"的模式，在 41 个科室开展了 21 场培训，并成立了微信答疑群，随时在群内回复临床反馈的问题，为临床医师提供帮助，以不断提升病案首页的质量。

（三）聚焦精细化管理，全面提质增效

加强精细化管理，进一步推动医院运营管理。精细化管理是实现提质增效的重要管理手段，加强医院精细化管理从以下 6 个方面着手。①通过全面预算管理、精细化成本管理进行合理配置，完善运营风险防控体系构建，逐步建立以 DRGs 控费为导向的绩效考核体系，开展病种成本、项目成本核算，构建以价值医疗为导向的绩效分配体系，绩效激励向疑难危重救治倾斜，大力支持拓展门诊业务如门诊放化疗治疗。②为提高医保精细化管理水平，深入临床一线进行政策宣讲和解读，深入挖掘、分析医保运行数据，建立医疗服务价格动态调整和监督机制，建立定期点评制度，规范医疗收费，合理进行医疗费用控制管理。③利用信息化建设赋能医院精细化管理、建设大数据平台辅助精准决策。④利用达芬奇手术机器人人工智能助力精细化外科手术实施，引进病案绩效考核管理系统，为医院内部数据统计、分析、质控提供了平台。⑤改善管理服务流程，积极开展预住院管理、诊间床旁结算、检查检验结果互认、异地就医结算等信息化便民服务。⑥重点落实分时段预约诊疗、首诊 MDT、危重急一体化综合救治、日间手术、日间化疗、中西医结合医防康复一体的全链条服务模式，通过以上举措让医院管理效率如虎添翼。

通过以上举措，近年来，湖南省肿瘤医院医院业务运行稳中向上，2020 年收治患者人数 128 616 人，2021 年收治人数为 152 764 人。四级手术人数 2020 年为 12 972 人，2021 年为 15 166 人，同比增长 16.9％。2022 年 7 月，2020 年"国考"成绩公布，湖南省肿瘤医院荣膺肿瘤专科医院第三名，其中科研经费总额位列肿瘤专科医院第三，四级手术人数位列肿瘤专科医院第五。

§8

"国考"与公立医院高质量发展

§8.1 概　述

一、背景

改革开放以来，我党始终将发展作为解决一切问题的基础和关键。从"发展才是硬道理"到"发展是执政兴国第一要务"，再到科学发展观和新发展理念的提出，我们的发展理念随着发展阶段、发展任务的变化，不断与时俱进、丰富创新。进入新时代，我国社会主要矛盾发生了变化，发展中的矛盾和问题更多体现在发展质量上。因此，党的十九大报告明确指出，我国经济已由高速增长阶段转向高质量发展阶段。这一转变标志着我国经济发展进入了新的历史阶段，需要更加注重质量和效益的提升。为了推动高质量发展，党的十九届五中全会鲜明提出以加快构建以国内大循环为主体、国内国际双循环相互促进的新发展格局为主题。这一战略举措旨在优化资源配置，提高供给质量，满足人民日益增长的美好生活需要。在党的二十大报告中，高质量发展进一步被确立为全面建设社会主义现代化国家的首要任务。这意味着在未来的发展中，我们将始终坚持质量第一、效益优先的原则，努力实现经济社会持续健康发展。

至此，高质量发展已经成为新征程上我国社会各领域发展的核心关键词。整个社会正紧紧围绕这一主题，深化改革、扩大开放，加强创新驱动，推动经济结构优化升级，为实现中华民族伟大复兴的中国梦奠定坚实基础。

（一）人民需求

在新的时代背景下，我国正面临慢性病迅速增多与传染病风险并存的复杂局面。随着经济的不断发展和人口老龄化趋势的加剧，公众对基本医疗服务的需求日益上升，特别是对高质量和连续性医疗服务的需求更是急速增长。公立医院作为承担着国家医疗卫生服务重任的核心力量，必须始终把人民的健康放在首位，坚守医疗卫生事业的公益属性，同时努力提升服务效率和质量，防范和化解重大疫情及突发公共卫生事件的风险，为推进健康中国建设贡献力量。

截至 2022 年末，我国共有 11 746 家公立医院，拥有 536.3 万张床位，每千人口拥有医疗卫生机构床位数达到 6.92 张；卫生技术人员总数为 571.7 万人，每千人口执业（助理）医师达到 3.15 人；全年诊疗人次高达 31.9 亿，入院人次为 16 304 万。卫生服务力量正在不断强化的过程中，而公众对医疗服务的需求也在持续增长。然而，值得关注的是，2022年全国医院病床使用率为 71.0%，其中公立医院为 75.6%；出院者平均住院日为 9.2 天，公立医院的平均住院天数仅减少了 0.3 天。这一现象表明，公立医院在提升医疗服务能力方面仍有待加强。

随着我国社会主要矛盾的转变，人民对于美好生活的向往与不平衡不充分发展之间的矛盾在卫生健康领域逐渐显现。公立医院提供的医疗服务与人民群众期待的高标准服务之间仍存在较大差距，需求与供给之间存在不平衡、不充分的情况。因此，公立医院需要坚持高质量发展的理念，增加优质医疗服务的均衡供给，以满足人民群众对医疗服务的更高要求和多样化需求。面对这些挑战，公立医院需不断创新和改进，以更加人性化、高效化的服务满足人民群众的健康需求，实现医疗卫生服务的高质量发展，为构建和谐健康的社会作出更大的贡献。

（二）医院需求

截至2022年末，全国卫生总费用初步推算为84 846.7亿元，其中：政府卫生支出23 916.4亿元，占28.2%；社会卫生支出38 015.8亿元，占44.8%；个人卫生支出22 914.5亿元，占27.0%。人均卫生总费用6 010.0元，卫生总费用占GDP的比重为7.0%。全国卫生支出呈持续增长状态，公众卫生负担进一步加重，政府正逐渐通过改变对公立医院的资金保障方式与配置监管方式来改善目前形势。

目前公立医院的收入主要来源于医保基金、财政投入和患者自付3部分；支出主要包括购买药品、耗材、器械等物质要素的费用和"医护技药管"等人力资源成本。一方面，公立医院要落实公益性目标，就不能仅仅围绕"经济"谈经营性问题；而另一方面，财政部门改革了资金保障方式，财政资金的具体流向路径由传统补助方式—直接对公立医院的"补供方"，变革为对医保的"补需方"，对于公立医院的直接财政投入减低。以上两个方面的现状对于医院的生存和发展提出了"提质降本增效"的高质量发展要求，使得公立医院内部需要围绕物质要素和人力资源，有效落实经营管理措施，提高内部资源配置和使用的效益效率，提升医保基金和财政投入等资金效能，才能最终有效地保障公益性的同时保障医院生存发展。

二、内涵

（一）政策体系

2021年6月，国务院办公厅发布了《关于推动公立医院高质量发展的意见》（国办发〔2021〕18号），为构建公立医院高质量发展体系提供了根本遵循。2021年9月，国家卫生健康委、国家中医药管理局下发了《关于印发公立医院高质量发展促进行动（2021—2025年）的通知》（国卫医发〔2021〕27号），为公立医院高质量发展提供了行动方法和重点推进意见。2022年2月，国务院医改领导小组秘书处制定了《关于抓好推动公立医院高质量发展意见落实的通知》（国医改秘函〔2022〕6号），构建了公立医院高质量发展评价指标体系。一系列国家文件的出台，从宏观指导、具体落实、效果评价三位一体，为推动公立医院高质量发展提供了系统完善的政策导向和发展方向，充分彰显了公立医院在国家高质量发展战略中的重要作用。

（二）总体要求

公立医院高质量发展应始终坚持以习近平新时代中国特色社会主义思想为指导，坚持以人民服务为中心，坚持以公立医院为主体，坚持以公益性为主导，坚持"五新一全"发展要求：坚持和加强党对公立医院的全面领导，构建公立医院高质量发展新体系、引领公立医院高质量发展新趋势、提升公立医院高质量发展新效能、激活公立医院高质量发展新动力、建设公立医院高质量发展新文化。

公立医院高质量发展的最终导向仍然是把人民健康放在优先发展的战略位置，聚焦群众急难愁盼问题，聚力主题主线、主业主责，突出重点、抓住关键、集中发力，坚持公益属性，进一步贯彻新发展理念，构建新发展格局，切实保障患者生命健康。

（三）最终目标

公立医院高质量发展的最终目标需要实现"三个转变"及"三个提高"：发展方式从规模扩张转向提质增效，最终提高医疗质量；运行模式从粗放管理转向精细化管理，最终提高运行效率；资源配置从注重物质要素转向更加注重人才技术要素，最终提高产出效能。

到 2025 年末，实施如下 4 个具体目标：形成国家级医学中心和国家级、省级区域医疗中心为骨干，高水平市级和县级医院为支点，紧密型城市医疗集团和县域医共体为载体的高水平公立医院网络；建成一批国家级、省级和市县级临床重点专科，区域专科医疗服务同质化水平显著提升；基本建成支持公立医院高质量发展的专业技术和医院管理人才队伍；建成一批发挥示范引领作用的智慧医院。

（四）现状及主要问题

近年来，围绕公立医院高质量发展，政府做了一系列统筹工作：设置了 13 个类别的国家医学中心，建设了 125 个国家区域医疗中心、114 个省级区域医疗中心，81 个城市开展紧密型城市医疗集团建设试点。支持建设国家级临床重点专科 961 个、省级 3 800 个、市县级 11 000 个，开展全面提升医疗质量行动，推广预约诊疗、多学科诊疗、日间手术、检查检验结果互认等便民惠民措施。全国 5 500 多家二级以上综合医院提供"一站式"服务，出院患者当日结算率达到 77.7%；多学科诊疗服务模式推广至全国 2 400 余家二级以上医院。2 800 余家二级以上医院至少开设了 1 类新型门诊。建立医疗服务价格动态调整机制，超过90% 的统筹地区开展医保支付方式改革。深化职称制度改革，使人尽其才。通过实施基层便民惠民服务 10 项举措，使群众看病更加便利。2023 年，基层诊疗量占比达到 52%，基层医疗卫生机构对群众的吸引力在逐步增强。同时，国家卫生健康委指导 11 个综合医改重点省份、30 个公立医院改革与高质量发展示范城市、14 家高质量发展试点医院都形成了各具特色的经验做法。

根据 2023 年度三级公立医院绩效监测分析报告，2021—2023 全国三级公立医院出院患者病例组合指数（CMI 值）、出院患者四级手术占比、微创手术占比、下转患者人次均有所增长。说明三级公立医院的功能定位不断得到落实。

Ⅰ类切口手术部位感染率持续下降，说明重点环节质量得到了改善。DRG 组数中位数逐渐增加，说明诊疗病种覆盖范围增大，医疗服务广度进一步扩大。室间质评参评率中位数和合格率中位数稳中有进，说明临床检查检验可比性提升。大型仪器设备检查阳性率稳步提升，说明大型医用设备使用与管理愈加规范。

抗菌药物使用强度逐步降低，且明显低于 40 DDDs 的国家上限要求；门诊患者基本药物处方占比和住院患者基本药物使用率逐步提升，辅助用药收入占比逐渐下降，说明临床合理用药水平有所提高。国家组织药品集中采购中标药品使用比例呈先下降再上升趋势，且波动较大，说明三级公立医院使用国家组织药品集中采购中标药品的积极性有待进一步提升。

门诊预约诊疗率大幅度提升，门诊患者预约后平均等候时间稳中有降，说明需进一步落实预约诊疗制度，缩短患者就医等候时间，提升患者就医效率。电子病历水平分级参评率整体平稳，电子病历水平平均级别逐步提升，说明信息化建设和应用水平稳步提高。

医疗服务收入（不含药品、耗材、检查检验收入）占医疗收入比例和人员支出占业务支出比例稳中有升，说明收支结构进一步优化。万元收入能耗支出基本保持稳定，说明节能降耗取得了较好成效。门诊和住院次均费用增幅、门诊和住院次均药品费用增幅均在可控范围之内，说明费用控制取得了较好效果。

副高级以上职称的比例、接收对口支援医院和医联体内医院进修半年以上人员的比例逐步提升，说明人员结构和人才培养取得了积极进展。门诊患者满意度、住院患者满意度和医务人员满意度均保持稳定，其中医务人员满意度相对较低。

2023年三级公立医院绩效监测分析显示，经过6年的持续政策引导，全国医疗布局不断优化、分级诊疗逐步落实，三级公立医院公益性运行机制逐步完善，核心职能有效落实，医疗服务能力实现系统性提升，运营管理体系日趋规范，可持续发展内生动力显著增强。

但当前我国公立医院发展仍面临三方面挑战：区域协调发展不足，表现为医疗资源分布不均。华北、华东地区三级公立医院四级手术占比高于西北、西南地区约5个百分点，西北地区住院医师首次参加医师资格考试通过率仅57.28%（全国平均73.84%），青海、新疆兵团等省份收治患者疑难复杂程度（CMI值0.84、0.86）显著低于全国水平；公益性保障机制待完善，医护比在西藏、新疆等地低于1∶1.25，部分医院因编制、薪酬等问题面临人才流失，住院医师考试通过率较2022年下降4.04个百分点，反映人才激励与基层服务能力短板；内部治理效能待提升，部分医院存在精细化管理不足、信息化系统"孤岛"现象突出，以及诊疗流程体验待优化等问题，制约服务效率与患者满意度。这些问题亟需通过深化医改、强化区域协同、优化激励机制和推进数据化、智能化治理等系统性措施加以解决。

在新医改浪潮的推进下，尤其是2020年以来，疫情防控、医保支付改革、内部管理等因素对公立医院正常运行造成了较大影响，公立医院在统筹院感防控与日常运行下，在三级公立医院绩效监测推动的背景下，绝大部分公立医院经济规模增速放慢，面临着较大生存压力和发展困境。

公立医院旧的发展模式以规模扩张为主要特点，忽视内涵建设和安全质量，这恰恰与高质量发展的理念相左。随着一院多区管理模式的推行，医院追求扩大规模趋势不减反增。虽然部分医院管理者都意识到单纯以规模扩张发展模式存在诸多弊病，但是无论是主观上的"不愿意"还是客观上的"不能够"都让摒弃旧的发展模式变得异常艰难。毕竟规模扩张带来的收益显而易见，同时所需时间成本远远低于强化内涵建设。这样的管理惯性，让公立医院的管理者们很难摒弃旧的发展模式，对促进医院高质量发展形成阻碍。

三、意义

推动公立医院高质量发展，是坚持以人民为中心、确保公立医院公益性的必然要求。公益性是中国特色医疗卫生制度的基本底色，只有坚持公立医院姓"公"，把社会效益放在首位，才能全方位、全周期地保障人民群众的健康，无论在平时服务还是危时救援都彰显出我国显著的政治优势。

推动公立医院高质量发展，是全面推动卫生健康事业科学发展的根本保证。2016年印发《"健康中国2030"规划纲要》、2018年实施《关于加强公立医院党的建设工作的意见》、2019年出台《关于实施健康中国行动的意见》《关于加强三级公立医院绩效考核工作的意见》等文件明确，推动卫生健康事业的科学发展需要着力完善公立医院管理体制和运行机制，推动医院管理规范化、精细化、科学化，建立权责清晰、管理科学、治理完善、运行高效、监督有力的现代医院管理制度。一系列政策的集中出台，都表明公立医院高质量发展的必要性和紧迫性。

推动公立医院高质量发展，是实现"三转变三提高"的内在需要。当前，医药卫生体制改革已进入攻坚期和深水区。就整体而言，公立医院发展面临一定挑战；三医联动、分级诊疗、医保付费改革、多点执业等因素的影响，都在不断倒逼公立医院放弃粗放式的管理方法，走出一条医教研管一体化、区位协同化、发展错位化的道路。大型公立医院现处于爬坡过坎、转型升级的关键时期，只有坚持公立医院高质量发展，才能破解难题，不断加强内涵建设、补齐短板，真正实现从管理中要效益，在效益中促发展的良性循环。

§8.2 "国考"与公立医院高质量发展

对比公立医院高质量发展评价指标和三级公立医院绩效监测指标，可以清晰地看出二者极强的关联性和明显不同的侧重点。

从指标体系看，"国考"围绕医疗质量、运营效率、可持续发展和满意度评价4个维度建立指标体系，涵盖一级指标4个，二级指标14个，三级指标56个；高质量发展评价包含党建引领、能力提升、结构优化、创新增效和文化聚力5个维度，涵盖一级指标5个，二级指标18个。

从指标重点看，高质量发展评价的18项指标中，有6项指标直接来自于"国考"，如出院手术患者微创手术占比、每百名卫生技术人员科研项目经费、医疗服务收入占比、人员经费占比、万元收入能耗、满意度等，体现了考核的连续性和科学性。另外12项主要侧重于党建引领和专科服务能力提升方面，包括重点病种覆盖情况、DRG相关核心指标等，与"国考"指标呈现结构体系框架与间接因果关系，体现了公立医院高质量发展的核心竞争力。

高质量发展评价处处体现着与绩效监测等工作有机结合的特点。如文件提出，公立医院高质量发展评价工作与公立医院绩效监测工作同步推进，国家卫生健康委将拓展"公立医院绩效考核管理平台"功能，升级形成"公立医院绩效考核与高质量发展评价平台"，嵌入《评价指标》所需数据，与公立医院绩效监测相关数据同步采集、质控、计算、分析、反馈，减轻医院填报压力并提升工作效率。

关键的指标导向层面，尽管公立医院高质量发展评价与绩效监测有不少指标重复，公立医院高质量发展评价指标体系更为"凝实"、综合性更强。如其开明宗义地提出了党建引领的3项定性指标，体现了"党建引领"对公立医院高质量发展的重要性。同时新引入了"时间消耗指数"和"费用消耗指数"，提出了"专科能力指数""医疗质量指数"等综合性指标，聚焦公立医院发展核心。

但同时我们也可以看出，高质量发展指标体系是国家层面提出的最终战略导向，而公立医院绩效监测体系则更注重于战术层面的具体实施，只有通过做好"国考"成绩的提升，医院才能做到"高质量"发展，公立医院绩效监测是高质量发展的当之无愧的指挥棒。

一、公立医院高质量发展评价体系

（一）国家评价指标体系

《国家公立医院高质量发展评价指标》包含5个维度，涉及指标共18个，其按照数据提供途径分为两类：一类是医院提供佐证材料，为党建引领的3个指标；另一类是平台调取的15个指标，包含能力提升的5个指标，结构优化的4个指标，创新增效的4个指标和文化聚力的2个指标。这15个平台调取指标，分别来自病案首页、国家卫生健康委公立医院绩效考核管理平台、全国卫生健康财务年报、公立医院满意度调查平台、国家卫生健康委医院管理研究所智慧医院分级评价平台、住院医师规范化培训管理平台等6个途径，其中有8个指标来自病案首页。

《关于推动公立医院高质量发展的意见》为公立医院的高质量发展指明了方向。这一新体系从整体架构出发，强调在医疗服务体系中实现区域间、内外部门以及不同层级间的协同合作，目标是打造一个协同进步、高质量的公立医院网络；新趋势则以创新为核心驱动力，通过学科建设、科技创新、服务模式创新以及信息化建设，引领公立医院走向高质量发展的新阶段；新效能着重于完善和精细化的运营管理系统，旨在提升资源配置与使用的效率；新动力着眼于从人事管理、薪酬待遇、培养评价等方面激发医务人员的工作热情，并通过改革医疗服务价格和医保支付方式来突出医务人员技术劳务的价值，从而激活医院高质量发展的内在动力；新文化则强调建立一个以患者需求为导向的医院文化，坚持患者为中心的服务理念，以此来凝聚医院的核心价值观和独特的医院文化。根据公立医院高质量发展的要求和三级综合公立医院的特点，将新趋势、新效能、新动力、新文化整合到评价指标体系中，确定了创新发展、运营效能、发展动力、文化建设四个维度。同时，从医院内部管理的角度来看，三级综合公立医院的高质量发展需要特别关注医疗质量，确保医疗安全，因此将医疗质量纳入评价指标体系。公益性是公立医院的基本属性，也是三级综合公立医院高质量发展的方向。三级综合公立医院在追求高质量发展的过程中，应更加重视社会效益，为居民提供高质量、高效率的医疗服务，尤其是在疫情防控工作中，更要发挥好"前哨"作用，因此将公益性的发挥也纳入评价指标体系。

（二）各省政策体系特点

在依据《意见》《促进行动》形成的基本分析维度中，除北京、上海等未构建以县级医院为龙头的紧密型县域医共体外，其余29个省（区、市）发布的政策文件均能够按照国家政策要求，打造集高水平医院、城市医疗集团、县域医共体、重大疫情救治为一体的公立医院高质量发展新体系。同时，各省（区、市）在政策体系提及的广度与深度上表现各异。一方面，辽宁、内蒙古、西藏等能够结合地方特色进行深入拓展和积极探索，将打造院前急救体系作为公立医院高质量发展体系构建的重点任务之一，而绝大多数省（区、市）政策文件在打造院前急救体系、构筑基本公共卫生服务体系、巩固发扬中医药服务体系等方面有所提及。例如，在院前急救体系中，有大部分省（区、市）对国家层面提出"大力推进院前医疗急救网络建设、创新急诊急救服务模式、有效提升院前医疗急救服务能力"的要求仅进行简单挪用或援引。另一方面，各省（区、市）对于医疗资源合理布局与规划以及区域协同共享上的重视程度不同，天津、重庆、福建、广东等出台的文件专门强调要加强与周边地区（京津、川渝、闽台、粤港澳）在优质医疗资源上的合作共享机制。海南、青海的政策却明确规定要限制三级公立医院规模和数量，而其余大部分省（区、市）在体系构建上忽视了对于现有区域医疗资源的统筹与协调利用。

大部分省（区、市）在政策制定层面能够结合地区医疗水平的具体实际，实事求是地对公立医院高质量发展体系进行探索。各省（区、市）公立医院高质量发展体系构建规划的目标、行动路径基本与《意见》《促进行动》内容相吻合，尤其是医疗卫生水平相对发达的地区，如广东、江苏、浙江、湖北、四川等，其政策中对于公立医院"顶层设计"非常重视，既有打造高水平医院的"顶天登峰"行动计划，也有以城市医疗集团和县域医共体为载体的"立地强基"配套措施，基本能够形成"国家-省-市-县（区）"四层功能交错、分工清晰的公立医院体系布局。医疗卫生水平欠发达的地区，如西藏、青海等也能够结合省情、区位辐射范围以及特色专科需求，争创有地方特色的国家高原病医学中心。而安徽、江西、甘肃、福建、海南、广西等则尝试跨区域合作共建、打造医学（分）中心、引进国内一流医院等途径，积极促成国家医学（分）中心在本地区落地。

（三）湖南省评价体系

《湖南省公立医院高质量发展示范性医院建设标准》在《意见》基础上根据湖南地域及医疗发展特点，进一步细化了湖南省高质量发展示范性医院指标属性、分级、分类及明确的赋分标准，为湖南省医疗机构的高质量发展明确了具体路线。《建设标准》分为8个维度、28个指标。其中加强党的全面领导赋分100分，包含有党建制度保障等定性标准8条、党员占比等定量指标4条，主要考核医院内党建引领落实情况；构建新体系赋分120分，包含有"五大中心"建设、区域内示范引领带动作用、重大疫情救治能力建设、门诊人次数与出院人次数比4个指标，主要考核医院功能与定位情况；引领新趋势赋分260分，包含有临床重点专科建设、出院患者三、四级手术占比（C/D型病例占比）、出院患者微创手术占比、病例组合指数CMI值、重症医学科开放床位数占医院开放床位数的比例、推动医学科技创新和适宜技术推广、电子病历功能水平分级 8 个指标，主要考核医院医疗技术能力与医疗质量；提升新效能赋分 160 分，包含有医疗盈余率、平均住院日、万元收入能耗支出、管理费用占医院总额的比重、门诊和住院次均费用增幅、预算执行率等 7 个指标，主要考核医院运营效率；激活新动力赋分 220 分，包含有人才队伍建设、技术服务性收入占医疗收入的比例、人员支出占业务支出比重、人员薪酬中固定部分占比、医护比共 6 项指标，主要考核医院人才引进及培养情况；建设新文化赋分 60 分，包含有推进卓越服务行动、门诊和住院患者满意度、医务人员满意度共 3 个指标，主要考核医院服务质量；相关配套改革赋分 80 分，包含有医保支付方式改革、完善公立医院补偿机制 2 个指标，主要考核医院配套改革制度；最后，根据医院整体医疗质量与安全、行风建设情况设立一票否决。

（四）指标体系的特点、焦点及创新点

整体看来，高质量发展评价指标体系的一个显著特点是把党建引领放在了更加突出的位置。18 个二级指标中，前三个就聚焦了医院党建工作的评价。未来要把党建作为公立医院管理的重中之重，把党领导医院作为医院高质量发展方向的战略重点，由党委指引医院的方向。医院要坚持一手抓制度建设，一手抓精神培养，强化风险控制和危机预警，这有助于加强内部控制，提高运营效率和效果。

优化服务结构、优化收入结构、优化支出结构，是高质量发展评价对公立医院提出的明确要求，也是当前公立医院转向内涵式发展的焦点。在国家和各级政府发布的高质量发展方案中，有关结构调整的目标被反复强调。如根据委省共建高质量发展试点医院协议，经过 5～10 年努力，逐步提高四级手术占比、技术服务性收入占医疗收入比例、人员支出占业务支出比例、人员薪酬中固定部分占比，力争均达到 60％左右。

《评价指标》中涉及优化服务结构的两个指标是"出院患者三级/四级手术占比"和"出院患者微创手术占比"，这是"国考"指标的延续，是目前公立医院普遍比较重视也是相对较易出成绩的工作。优化收入结构的主要指标是"医疗服务收入占医疗收入的比例"，在管理者看来，这是涉及面颇广、难度极大的一个指标，60％左右的目标值在短期内几乎不可能实现。2022 年全国公立三级医院医疗服务收入占医疗收入比重的中位数是 28.7％。而历经十年改革的三明，2020 年这一数据为 41.5％。优化支出结构主要涉及"人员经费占比"和"固定薪酬占比"两个指标，国家对试点医院的目标是双双达到 60％。据了解，2022 年三级公立医院人员经费占支出比重的中位数为 39.1％，固定薪酬占比则基本在30％～40％。这意味着公立医院建立更加科学的薪酬分配体系、不断完善绩效考核机制还有很长的路要走。近年来，国家层面反复强调要适当地提高低年资医生的薪酬水平，合理确定不同岗位人员的收入差别，逐步提高人员薪酬中固定部分的比例，稳定医务人员收入预期。这要求医院进一步缩小各科室收入差距，增加固定薪酬比例，避免绩效部分的比例过大带来的逐利倾向，维护公立医院公益性。无论是提升"人员经费占比"还是"固定薪酬占比"，关键都是资金从哪来的问题。在外部经济政策不完善的情况下，公立医院还要回到内部结构调整和强化运营管理中去。

同时，《评价指标》单设"创新增效"维度，用"每百名卫生技术人员科研项目经费"

考察公立医院的科研创新能力,用"智慧医院建设"考察公立医院在智慧化时代的创新运营方法,用"费用消耗指数和万元收入能耗占比"考察公立医院创新管理结果,足见创新在高质量发展中的重要性。面向生命科学、生物医药科技前沿,面向国家战略需求和医药卫生领域重大科学问题,加强基础和临床研究,推动原创性疾病预防诊断治疗新技术、新产品、新方案和新策略等的产出,是国家对大型公立医院高质量发展提出的要求。

二、"国考"与公立医院高质量发展评价指标(表8-1)

表8-1 "国考"指标与公立医院高质量发展评价指标的关联

维度	序号	指标名称	关联属性	关联维度	关联指标
能力提升	1	专科能力指数	间接	医疗质量 运营效率	5、6、10、14、40
	2	住院患者重点监测病种覆盖率	间接	医疗质量	10
	3	医疗质量指数	间接	医疗质量	8、9、14、17
	4	住院医师规范化培训制度落实效果	间接	持续发展	48
结构优化	5	出院手术患者三级/四级手术占比	间接	医疗质量	6、9
	6	出院手术患者微创手术占比	直接	医疗质量	5
	7	医疗服务收入(不含药品、耗材、检查检验收入)占医疗收入的比例	直接	运营效率	31
	8	人员经费占比	间接	运营效率	33
	9	智慧医院建设成效	间接	运营效率	24
创新增效	10	每百名卫生技术人员科研项目经费	直接	可持续发展	50
	11	万元收入能耗占比	直接	运营效率	34
	12	费用消耗指数	间接	运营效率	40
文化聚力	13	患者满意度	直接	满意度	54
	14	医务人员满意度	直接	满意度	55

(一)直接关联指标

高质量发展评价指标中6项指标与绩效监测体系直接相关:出院手术患者微创手术占比、医疗服务收入(不含药品、耗材、检查检验收入)占医疗收入的比例、每百名卫生技术人员科研项目经费、万元收入能耗占比、患者满意度、医务人员满意度。其中1项指标来自医疗质量维度、2项指标来自运营效率维度、1项指标来自可持续发展维度、2项指标来自满意度维度。在直接关联指标方面做到涵盖公立医院绩效监测各个维度,同时均为国家监测指标,公立医院进行内部绩效考核体系建立时要注重这6项基本指标的引入,同时应当也是医院各专科绩效体系的基础指标。

（二）间接关联指标

除去党建引领这一强调纲领性和组织架构的 3 项评价指标外，高质量发展指标体系内有 8 项指标与绩效监测指标存在因果关系，其中最值得注意的是"专科能力指数""医疗质量指数"这 2 项综合评价指标，涵盖了对于医院技术水平及质量安全两个维度的评价，同时也是医院高质量发展的核心竞争力，在高质量发展的过程当中应当着重引入至院科两级考核目标并且作为提升的重点。

1. 专科能力指数　增强专科能力是公立医院高质量发展的前提条件，公立医院强不强，关键看专科。高质量发展评价改变了既往粗放的如平均住院日、次均费用等数学平均的评价方式，通过专科能力指数基于病种和病组进行同质评价。根据《评价指标》，"专科能力指数"计算方法为基于疾病病种的医院相关专科能力综合指数，文件并未直接列出考核的疾病/病种和指标。但根据专家解读，"专科能力指数"按疾病病种分类，将病种例数、四级手术占比、微创手术占比、平均住院日、次均费用等相关参数纳入专科能力考核体系，正确引导公立医院专科建设方向，推动专科技术水平、病种质控水平持续提升。对专科能力评价，《"十四五"国家临床专科能力建设规划》列出的三级指标包括 DRGs 组数、病例组合指数（CMI）、四级手术占比（外科为主）、微创手术占比（外科为主）、费用消耗指数、时间消耗指数、中低风险组死亡率、急危重病例救治能力等，涵盖了医疗服务质量、医疗服务能力、医疗服务效率等内容，是多维度更加综合的评价。"专科能力指数"显然很大程度上源于这些指标。

由此可以看出，专科能力指数与绩效监测体系中 5、6、10、14、40 这 5 项指标呈现因果关联，做好专科能力指数的提升意味着在设立医院内部绩效考核体系时，院级层面要注意结合医院重点发展专科做好专科评价体系，将以上关联的 5 个指标有侧重地放到各个专科考核中去，而科级层面则需要将相关绩效考核指标在各个专科当中进一步分解为专业质控指标引入科室考核体系。

2. 医疗质量指数　医疗质量保障是医院高质量发展的重要基础，也是公立医院立足的生命线。高质量发展评价指标体系融合了绩效监测当中医疗质量维度的质量安全、合理用药相关指标，形成"医疗质量指数"，对于医院质量安全进行综合性及同质性评价，与"专科能力指数"相同的是，高质量发展评价指标仅仅只给出了"医疗质量指数"的相关指标信息，并未给出具体计算公式，但是从对于指标的书面解读看来，这项指标与绩效监测体系当中 8、9、14、17 项指标呈因果关联。"医疗质量指数"是基于择期手术患者并发症发生率、Ⅰ类切口手术部位感染率、低风险组病例死亡率、相对权重值（RW 值）和 CMI 值、抗菌药物使用强度（DDDs）等，综合计算公立医院医疗质量指数，但同时在应用过程当中也要注意的是，由于指数当中涉及部分手术操作相关指标，针对非手术专科可以根据专科不同情况进行医疗质量指数因子引入和权重分配。

3. 其他特殊指标　智慧医院建设成效：《评价指标》中唯一与信息化相关的指标，计算方法是公立医院电子病历系统功能应用水平分级评价和公立医院智慧服务分级评估等综合计算结果，可见这是一个综合性极强的指标，且聚焦的是电子病历这一医院信息化建设的核心，代表着未来智慧医院发展方向。①聚焦提供高质量的医疗服务，加快应用智能可穿戴设备、人工智能辅助诊断和治疗系统等智慧服务软硬件，提高医疗服务的智慧化、个性化水平；②聚焦优化医疗服务流程，提升医院信息化建设标准化、规范化水平，通过全流程医疗数据闭环管理，为医院决策提供信息支持；③聚焦应用智慧管理手段，建立运营管理平台和诊疗信息数据库，积极拓展智慧管理创新应用；④聚焦医联体内同质化管理，更加注重医院各个部分的互联互通，通过同质化管理形成一个有机整体。

费用消耗指数和万元收入能耗占比：前者反映的是治疗同类疾病所花费的费用，后者反映医院节能降耗情况，二者均为评价医院内部运营管理的科学化、规范化、精细化水平的重要指标。

§8.3 实施路径

一、加强对"国考"成绩的结果运用

（一）政府对于"国考"成绩的结果应用

绩效监测主体为国家卫生健康委。评价周期为每年度1次，国家及各地卫生健康委会同有关部门根据绩效监测结果对医疗卫生机构进行反馈，并与财政补助力度、医保基金支付、薪酬总体水平、医疗卫生机构等级评审等挂钩。将绩效监测结果向同级政府报告，为政府决策提供依据，并建立绩效问责机制，对绩效监测中发现的违法、违纪问题由有关方面按程序进行严肃查处。将医疗卫生机构绩效监测结果作为医疗卫生机构负责人绩效评价的重要依据。同时也会将绩效监测结果反馈至医疗卫生机构处，医疗卫生机构根据绩效监测结果认真进行改进，提高绩效，促进健康可持续发展。

《关于推动公立医院高质量发展的意见》《关于印发公立医院高质量发展促进行动（2021—2025年）的通知》将公立医院高质量发展外部评价主体下放至各地方卫生健康行政部门、中医药主管部门，国家层面重点是采集医疗卫生系统的相关数据，然后将结果反馈至各省区市，由各省区市按照属地化原则进行排名。省级层面可针对不同类别和级别的公立医院提出差异化要求，故而各地域对于高质量发展医院的功能、定位可能会有一定出入。相比"国考"的全国一盘棋，高质量评价强调"按照属地原则对辖区内公立医院高质量发展情况进行评价"，国家层面仅针对试点医院进行评价，其他医院的评价工作由省级卫生健康行政部门组织开展。故而在公立医院高质量发展过程当中，由于高质量发展评价体系并非有固定评价时间，同时也就意味着难以有定期的评价审查结果反馈，公立医院高质量发展如果仅仅靠医院内部进行评价自审则很难起到循环改进作用，此时绩效监测结果在国家层面、省级层面、市州层面起到的串联式作用得到充分体现，由于两者评价主体的高度重合，使得卫生行政机构能够通过横向以及纵向的绩效监测结果及时知晓地方公立医院高质量发展的区域短板、能力短板，并通过提供资金保障、政策支持及各种专项行动来进行公立医院高质量发展进程当中的催化、监管，通过在医保、医疗、医药等多个部门的协同发展、串联式运用保障全国公立医院高质量发展总体战略方向正确，同时又能够保障各个地域的高质量发展因地制宜，避免出现假大空的情况。

目前国家层面尚未对高质量发展评价结果的运用给出答案，如何进行高质量发展评价体系建设以及评价结果的运用在全国范围内仍处于探索阶段。2022年11月23日，湖南省卫生健康委发布了《湖南省卫生健康委关于推进公立医院高质量发展示范性医院建设工作的通知》，要求公立医院根据示范性医院建设标准进行自评，经市州卫生健康行政部门审核推荐，由省卫生健康委组织专家进行综合评价，择优确定示范性医院，同时这项工作与公立医院绩效监测工作同期进行，更好地调整在评价过程当中的主观偏倚。对确定为湖南省公立医院高质量发展示范性医院的，在公立医院综合改革补助资金中给予一定额度的奖励性补助。通过本次推进行动，湖南省卫生健康委建立公立医院高质量发展示范性医院评价数据库，选拔出33家公立医院高质量发展示范性医院建设单位、27家公立医院高质量发展示范性医院培育单位，实行动态管理。2024年5月8日，湖南省卫生健康委联合湖南省财政厅发布《关于开展2024年度公立医院高质量发展示范性医院建设评价工作的通知》，并采取医院自评、资格审核、现场审核以及专家评审四方结合的方式进一步在建设单位中遴选出15家公立医院高质量发展示范性单位以及15家公立医院高质量发展建设单位，同时予以财政补贴与政策支持。预计到2025年底，在全省建成30家省级公立医院高质量发展示范性医院，以点带面推动全省公立医院高质量发展，为人民群众提供更加优质高效的医疗卫生服务。

湖南省公立医院高质量发展评价主体为湖南省卫生健康委，结果应用主体包括湖南省卫生健康委及湖南省财政厅，采取了先建设培育后反馈评价的两步模式，并且与公立医院绩效监测工作进行同步推进，不仅仅着重于结果评价，更加注重过程建设，评审标准的数据化、数据来源的同质化、评审专家行为的一致性以及评审部门交叉监管的客观性，有力地推动了湖南省公立医院整体的高质量发展。

（二）医院对于"国考"成绩的结果应用

医院决策层对于绩效监测成绩应当重点加以分析，通过对标高质量发展示范医院的"国考"成绩、当前区域的"国考"情况以及"国考"指标短板进行高质量发展的推进。根据2023年全国三级公立医院绩效监测分析情况的通报来看，多数医院的短板集中在运营效率维度以及可持续发展维度，CMI值仍然呈现区域差距，故而公立医院高质量发展的方向：①推进专科创新，聚焦影响人民健康的重大疾病和主要问题，加强核心专科能力建设，提升重大疾病的诊疗能力、诊疗效果；②推进技术创新，紧盯国际医学前沿，在脑科学、再生医学、生物医学等关键领域，深化医教研产用协同攻关，形成一批国际领先、服务临床的原创性技术；③推进服务创新，推广多专科诊疗、一站式服务等新模式，应用人工智能、手术机器人、互联网医疗等新技术，满足群众的医疗服务需求；④推进管理创新，引入先进的管理理念和现代化的管理工具，提升医院管理的科学化、精细化、智慧化水平；⑤推进人才培养，以国际视野招揽优秀人才，加强技术骨干和青年人才的培养锻炼，打造复合型的创新团队和高水平的专科人才梯队。

另外，进一步完善现代医院管理制度，提升医院管理规范化水平也是医院高质量发展迫在眉睫所需要的行政保障，其中包括健全运营管理体系、加强全面预算管理、完善内部控制制度、健全绩效评价机制。公立医院运营管理在促改革、增效益、惠民生、防风险等方面，对推进公立医院高质量发展发挥着重要作用。①以新发展理念引领医院高质量发展，推动公立医院核心业务工作与运营管理工作深度融合；②强化预算、成本、绩效、内控管理意识，将经济管理各项要求融入医院核心业务流程和质量控制各环节，有效提升运营管理效益和投入产出效率；③以满足人民群众健康需求为出发点和落脚点，坚持公益导向，促进优质医疗资源扩容和区域均衡布局，实现社会效益和服务效能最大化；④建立健全内部控制管理和风险监控制度措施，防范各类风险，为公立医院改革营造良好条件。

二、打造高质量发展专科集群

公立医院发展实现"三转变、三提高"，发展方式从规模扩张转向提质增效，运行模式从粗放式管理转向精细化管理，资源配置从注重物质要素转向注重人才技术要素，持续提高医疗服务质量、效率和医务人员积极性。新形势下如何实现公立医院高质量发展目标，提高运营管理能力和效率，是"十四五"期间三级公立医院的重要命题。各临床专科是医院独立的运营管理单元，承担着将医院整体战略进行战术分解并执行的任务，各临床专科的高质量发展带动医院整体提质增效，是公立医院实现高质量发展的重要核心，而从《"十四五"国家临床专科能力建设规划》来看，其专科能力评价指标多数都引自"国考"指标以及高质量发展评价指标，如四级手术占比、微创手术占比以及 CMI 值等，这意味着专科发展与医院整体发展需要贯穿"国考"指标，建立以"国考"指标为基础的院内绩效考核方案与评价体系，推进专科整体高质量发展，而针对专科高质量发展路径，提出以下几点建议。

（一）打造专科高质量发展评价体系

医院需要建立客观、精准、全面的专科评价体系，横向纵向衡量各类专科的总体水平，对于专科建设现状及专科水平的检查和评定具有重要意义。其中考核指标应涵盖专科建设的方方面面，在医疗业务、科教能力、梯队建设、社会评价上均有一定程度体现，指标来源可以参考"国考"、高质量发展以及专科能力评价指标，例如四级手术占比、微创手术占比以及 CMI 值、专科能力指数等，通过对多维度全方位的定量考评数据加以量化分析，从而突出专科发展重点，并根据每年医院工作计划与专科具体规划对考评指标进行动态更新，有效将专科评估结果与科主任岗位考核、科室绩效考核等关联，作为医院科研资源、临床医疗资源分配以及各类评优评先的重要参考依据。也要根据专科规划内容的变化而不断调整考评权重和指标内容，从而持续发挥导向功能。

（二）构建专科高质量发展多维度画像

在公立医院高质量发展大背景下，专科发展的瓶颈不是单一问题构成的，而是一系列问题相互交织所叠加出的混合效应，所以解决专科发展瓶颈需要通过建立系统性的体系与方案来加以解决。建议根据发展状况将各专科细分为"高峰、优势、特色、扶持"等专科类型：针对高峰专科，要推进国家医学中心建设，进一步拓展"综合性、研究型、国际化"的理念，强化重大疾病攻关、高层次人才引进、大型前瞻性多中心临床研究开展以及重大创新生物医学成果转化，充分发挥并扩大高峰专科的影响和全国范围内的辐射效应，精准构筑专科高峰；针对优势专科，要以医学中心建设、慢病与预防与诊治、多中心临床研究以及创新生物医学成果转化为抓手，促进资源共享、联合攻关，拔高优势专科能力；针对特色专科，要以多专科、跨专科的方式寻求新增长点，向着高度综合、交叉共生、优势互补的方向，进一步加强特色专科的临床研究基础，丰富其业务量以及科研产出；针对扶持专科，要以错位发展、融合发展、借力发展为主要路线，紧密围绕并开展人工智能、慢性疾病管理、中西医结合、全生命周期研究、智慧医疗等领域的新技术、新方法，提升扶持专科的综合发展潜力。

（三）建立专科高质量发展协同机制

伴随科技的飞速发展，需要深刻意识到，建设专业布局清晰、人才储备深厚、医技特色鲜明的专科群已迫在眉睫。在科学发展逐步高度分化和高度综合的现今，医院也要紧跟发展步伐，专科专业细分是趋势，专科群发展则是纽带。专科群内各专科间相互嫁接原理与方法、相互借用技术与手段、组织联合攻关、解决单一专科难以解决的理论和实践问题，已成为高科技发展的内在需求。这也是医院推进标杆专科群建设的主要意义，更是今后实现跨越式发展的必由之路。因此，建议打造立体式的专科（群）建设新体系，纵向以"高峰专科、优势专科、特色专科、扶持专科"等为柱，横向以标杆专科群为链，利用标杆专科群将所有专科有机整合并串联起来，形成高度综合、特色突出的优势专科群。在推进具体工作过程中还应重视对于科研平台及医院软环境的建设，尤其需在经费上持续给予支持，设立专科（群）建设提速项目作为解决专科问题的方案，积极支持鼓励专科（群）建设，争取将专科（群）资助项目系统化、常态化，形成医院每年定期推进专科工作的长效机制。在管理上给予机制体制方面的改革和创新，为专科建设工作的开展提供便利，从资源、制度、政策上给予保障，推举若干具备发展潜力的专科（群）成为高地，从而充分发挥并放大医院优势专科群的引领和推动作用。此外，还可基于医院的区域医疗优势、平台资源优势、人才队伍优势，打造若干具有示范意义的区域性临床医学中心，不断增强医院高峰专科、优势专科的影响力，引导并带动同一专科群内的特色专科、扶持专科建设水平的向上突破，促成医院专科内部良性循环，高效推进专科建设，驱动医院高质量发展。

三、案例分享：建立健全绩效监测"1＋2＋N"联动管理机制，实现医院高质量发展

中南大学湘雅医院着眼三级公立医院绩效监测在医院内部管理转化的长效性、创新性和实践性建设，以"提高出院患者手术占比、四级手术占比和微创手术比例"为目标，探索实践了一套"1＋2＋N"联动管理方案，不断完善工作责任体系，建立临床科室与职能部门协同联动的工作格局，做到横向到边、纵向到底，打造"绩效监测纵横联动共同体"，充分发挥三级公立医院绩效监测"指挥棒"作用（图8-1）。其创新核心机制如下。①管理模式创新：大力发展日间手术和提升日间手术内涵，稳定并适当扩大日间手术中心规模，发展形成了"集中管理、分散收治"的日间手术模式。②管理工具创新：建立"注重发展性、兼顾阶段性"的目标管理体系，制定临床专科目标责任制度，为医务人员指引方向、明确责任、抓好落实。③管理手段创新：建设"信息跨平台、数据一体化"的BI系统，不断完善系统模块和功能，为整套绩效管理机制提供技术支撑。

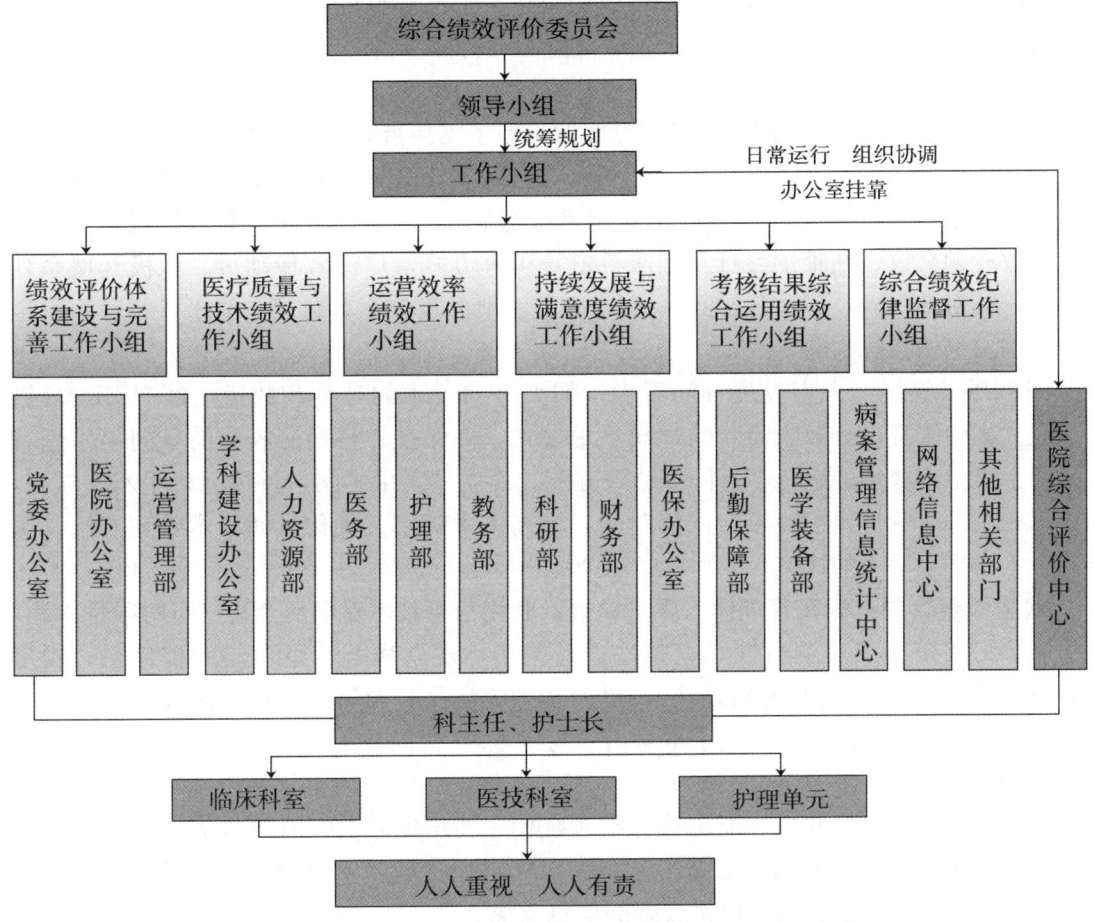

图8-1　中南大学湘雅医院综合绩效评价委员会架构

（一）"1"工作体系——建立基于三级公立医院绩效监测的内部管理体系

设立医院综合绩效评价委员会，结合新型冠状病毒感染疫情常态化防控实况设置6个绩效工作小组。书记、院长亲自过问，全面指导；院领导分片包干，分线分片管理；部门主任为各类指标第一责任人，以"国考"为导向落实各项工作；部门内设立专干，专项负责相关指标的数据填报、资料整理，层层落实，责任到人；临床科室设立专科专家委员会，以"国考"为抓手，落实科室管理和学科建设；临床科室建立评价专员队伍，协助科主任重点围绕专科绩效考核指标数据开展科室医疗质量、运营效率、持续发展以及满意度等情况的监测分析、评价改进工作。

（二）"2"考核模式——构建目标责任管理与专项考核相结合的管理模式

建立临床专科目标责任，组织签署《国家三级公立医院绩效监测目标责任书》，明确临床专科的目标责任与党总支的连带责任。根据临床专科特殊性，确定了目标明确、设置合理、考核适当的临床专科目标责任考核标准。探索建立目标责任落实情况的评价方法和常态化监测结果反馈机制，分专科发布月度监测报告，将绩效监测结果纳入医院学科建设动态监测指标体系，年度评选三级公立医院绩效监测"榜样专科"和"榜样医疗组"，探索考核结果纳入到评先评优、干部选任、职称晋升等方面。

（三）"N"配套支持——围绕功能定位部署一揽子支持措施和一系列组合策略

1. 政策培训宣贯　整理下发《国家三级公立医院绩效监测操作手册》《三级公立医院绩效监测四级手术目录》《三级公立医院绩效监测微创手术目录》等相关资料，通过全院视频大会、绩效专题会议、湘雅学习日及临床科室宣讲等方式，广泛宣传动员。积极开展系列宣贯活动，针对26个国家监测指标逐一制定宣传手册并发放至各科室，要求各科室组织全员学习，切实领悟指标内涵。

2. 日间手术管理　大力发展日间手术，加大日间手术的种类和数量，推广ERAS管理，形成"集中管理，分散收治"的日间手术模式，确保在专科病房收治的日间手术患者与在日间手术中心收治的患者享有同等绩效分配。设立日间手术间，持续优化手术室流程，加强手术相关环节管理，缩短接台间隔时间，提高手术效率；优化日间手术管理办法，提高日间手术占择期手术的比例。

3. 病案质量管理　病案管理体系逐步完善，利用信息技术对病历全程进行时限性检测，并在病历填写关键节点对逻辑性和完整性进行提示，建立病案首页编码质控体系；制定《病历归档与使用管理规定及考核办法》，进一步加强病历资料管理，保障医疗信息的及时性、准确性和完整性；制定《日间手术病历书写规范》，提高日间病房工作效率。

4. 信息技术支撑　积极推进考核指标管理信息化，在医院内审软件中新增国家绩效监测指标数据管理模块，在湘雅智能决策分析系统中，新增绩效监测月度报表功能，可以通过电脑端和手机端查看，实现了部分国家监测指标自动提取，实时更新，为数据统计、指标分析、问题发现以及持续改进提供较好的信息支撑。

5. 医联体功能互补　探索构建"合作办院、协作指导、远程指导、专科联盟、航空医疗联盟、区域医联体"六位一体医联体"湘雅模式"。实施"走出湘雅办湘雅"的多元化办医发展战略，全国率先建立三级康复医疗服务网络建设模式。打造"互联网＋全病程管理"的分级诊疗模式。借助全病程管理平台，通过"线上＋线下"的模式，专家团队与基层团队共同为患者提供全方位、跨区域，高效优质医疗服务。

6. 预住院提升效率　建立院前准备中心，大力开展基于床位集中统筹预约的"预住院"管理，提升运营效率，缩短等候手术天数。

经过"1＋2＋N"联动管理机制，中南大学湘雅医院三级公立医院绩效监测连续3年稳居最高等级A++，近2年分别为全国第6和第7位。出院患者手术占比、出院患者微创手术占比、出院患者四级手术比例均呈增长趋势。相较于2018年，2022年出院患者手术占比提升幅度为 8.27%，出院患者微创手术占比提升幅度为 34.17%，出院患者四级手术比例提升幅度为 9.30%。医院运行效率不断提升。缩短平均住院日成效显著，2022 年医院平均住院日 7.42 天，较 2018 年缩短 1.41 天；持续强化费用控制。相较于 2018 年，2022 年医院门诊次均药品费用下降幅度为 34.72%，住院次均药品费用下降幅度为 11.97%，降低了患者诊疗负担。同时被遴选为国家公立医院高质量发展试点医院之一，获批建设综合性国家区域医疗中心，牵头创建神经、骨科、呼吸、老年病国家区域医疗中心。

参考文献

［1］ 朱胤，石泳钊，张英. 医院绩效管理［M］. 北京：清华大学出版社，2021.

［2］ 张宗久. 公立医院绩效考核：建立以公益性为核心的公立医院绩效考核制度——特邀策划顾问寄语［J］. 中国医院，2012，16（04）：1 - 2.

［3］ 钟玮. 医院绩效评价体系构建与应用研究［J］. 中文科技期刊数据库（全文版）经济管理，2024（1）：132 - 135.

［4］ 金欣，杨祎彬，俞佳军. 公立医院外部绩效考核体系探析［J］. 浙江社会科学，2015（07）：143 - 147，154.

［5］ 谢世堂，曹桂，沈慧，等. 公立医院外部绩效评价的执行路径研究［J］. 中国医院管理，2017，37（11）：86 - 88.

［6］ 马洪瑶，申俊龙，秦姗，等. 公立医院外部监管的逻辑起点探析与理论框架构建［J］. 医学与社会，2018，31（11）：46 - 49.

［7］ 张天一，刘月辉，刘玉华，等. 国内外医院绩效评价现状与启示［J］. 中国医院，2024，28（02）：59 - 64.

［8］ 李熹阳，高红，李国红. 国外医院评价对完善我国公立医院绩效考核的启示［J］. 中国医院管理，2021，41（09）：92 - 96.

［9］ 汪志明，邱智渊，林建华. JCI评审与国内综合医院管理评估的比较研究［J］. 中国卫生质量管理，2008，15（06）：20 - 22.

［10］ 卢思超，李璇，姚菲菲，等. 国际三大医院评审体系探讨及启示［J］. 中国卫生产业，2021，18（23）：72 - 75，79.

［11］ 陈云，范艳存. 新医改以来公立医院绩效考核政策述评［J］. 中国卫生经济，2018，37（07）：67 - 70.

［12］ 姚德明，褚湜婧，王栋，等. 我国公立医院绩效考核政策分析与思考［J］. 中国卫生质量管理，2021，28（06）：51 - 54.

［13］ 孙艺，张昊华，孙梦. 解析考核指标内涵：读懂指标，找准方向［J］. 中国卫生，2024（04）：54 - 55.

［14］ 赵靖. 深刻理解公立医院绩效考核指标内涵［J］. 中国卫生，2023（11）：47 - 49.

［15］ 宁艳阳，孙梦. 公立医院绩效考核政策梳理［J］. 中国卫生，2019（04）：52 - 53.

［16］ 国家卫生健康委办公厅. 国家卫生健康委办公厅关于2018年度全国三级公立医院绩效考核国家监测分析有关情况的通报［Z］. 医政医管局，2020.

［17］ 国家卫生健康委办公厅. 国家卫生健康委办公厅关于2019年度全国三级公立医院绩效考核国家监测分析有关情况的通报［Z］. 医政医管局，2021.

［18］ 国家卫生健康委办公厅. 国家卫生健康委办公厅关于2020年度全国三级公立医院绩效考核国家监测分析有关情况的通报［Z］. 医政医管局，2022.

［19］ 国家卫生健康委办公厅. 国家卫生健康委办公厅关于2021年度全国三级公立医院绩效考核国家监测分析情况的通报［Z］. 医政司，2022.

［20］ 国家卫生健康委办公厅. 关于印发2022年度全国三级公立医院绩效考核国家监测分析情况的通报［Z］. 医政司，2024.

［21］ 国家卫生健康委办公厅. 关于印发2023年度全国三级公立医院绩效监测分析情况的通报［Z］. 医政司，2025.

［22］ 王夏韵. "国考"五年，应"变"求"变"［J］. 中国质量，2024（01）：16 - 17.

[23] 应争先. "国考"推动学科调整和优化 [J]. 中国卫生，2024 (05)：81-82.

[24] 解伟. 绩效"国考"：要"面子"更要"里子" [J]. 中国医院院长，2022，18 (07)：88-89.

[25] 肖景丹. 绩效考核走过五年 [J]. 中国卫生，2024 (01)：56-57.

[26] 国家卫生健康委. 国家三级公立医院绩效考核操作手册（2024 版）[S]. 2024.

[27] 国家卫生健康委. 国家二级公立医院绩效考核操作手册（2024 版）[S]. 2024.

[28] 刘静，陈英耀，柯雄，等. 三级公立医院绩效考核指标权重及评分办法制定的思考 [J]. 中国医院管理，2020，40 (12)：53-56.

[29] 周明华，谭红，何思长，等. 二级公立医院绩效考核指标体系的探析与思考 [J]. 卫生软科学，2021，35 (08)：19-23.

[30] 沈鑫，段降龙，王建华，等. 公立医院医疗质量绩效考核指标比较分析 [J]. 中国卫生质量管理，2021，28 (07)：44-47.

[31] 马尚寅，高关心，张海悦，等. 从公立医院绩效考核政策分析三级与二级公立医院功能定位与发展导向差异 [J]. 中国卫生质量管理，2021，28 (03)：89-92，100.

[32] 薄宏伟. 浅谈医院发展战略 [J]. 基层医学论坛，2007，11 (S1)：82-83.

[33] 王超，孙金海，叶爱琴. 医院发展战略文献分析 [J]. 解放军医院管理杂志，2013，20 (11)：1056-1058.

[34] 阎娜. 新医改背景下公立医院发展现状及对策建议 [J]. 中国卫生产业，2019，16 (30)：42-43.

[35] 冯娟. 新医改背景下公立医院外部环境战略分析 [J]. 中国总会计师，2021 (07)：180-181.

[36] 李冬，刘欢. 新医改背景下医院战略管理模式探讨 [J]. 经济师，2019 (12)：250-251.

[37] 许军，林沅锜，杨宇花，等. 新形势下我国公立医院的发展战略定位研究 [J]. 会计师，2019 (16)：64-66.

[38] 王佳琦，朱雯汐，邵宇波. 浅谈新医改背景下公立医院的应对措施 [J]. 财经界，2021 (34)：51-53.

[39] 方鹏骞，李昕昀. "十四五"期间我国医院的发展战略与重点方向 [J]. 中国医院管理，2021，41 (03)：6-10.

[40] 龚希若，余龙昆，罗云秋. 新医改形势下地市级公立医院发展战略思考 [J]. 中医药管理杂志，2011，19 (10)：918-919.

[41] 周炼，周子宇，吴松. 医院不同发展阶段的"国考"应对之策 [J]. 中国医院院长，2024，20 (Z1)：132-133.

[42] 李琼. 论医院战略的绩效管理实践与创新 [J]. 中国总会计师，2017 (03)：105-106.

[43] 彭宇明，董琳，叶舟，等. 基于医院战略导向的绩效管理系统设计与实现 [J]. 中国数字医学，2014，9 (05)：24-28.

[44] 汪孔亮，胡翔，项莉，等. 公立医院战略绩效管理体系概念框架研究 [J]. 中国医院管理，2010，30 (08)：6-8.

[45] 孟欣. 医院绩效管理系统体系结构的构建 [J]. 中文科技期刊数据库（全文版）经济管理，2024 (5)：137-140.

[46] 程朝晖，黄智，彭宁芳. 基于医改与医院发展的岗位绩效管理新模式 [J]. 安徽卫生职业技术学院学报，2014，13 (01)：3-4，37.

[47] 权锡鉴，唐笠岷，等. 基于岗位价值的公立医院绩效薪酬管理体系的设计与应用 [J]. 中华医院管理杂志，2023，39 (9)：631-638.

[48] 徐乐，李永昌，王娟娟，等. 标准化综合系数在医院绩效分配中的应用研究 [J]. 中国医院，2022，26 (04)：12-14.

[49] 王汉松，黄瑾，余嘉俐，等. 公立医院内部绩效考核与分配制度改革实证研究 [J]. 中国医院管理，2020，40 (11)：10-13.

[50] 侯天春，吴正一，崔迎慧. 临床手术风险评估及手术科室风险系数评价方法研究 [J]. 中国医院管理，2019，39 (07)：31-33.

[51] 王志飞，冯丙东，王占胜，等. 某三级公立医院院内绩效考核指标体系构建与实践 [J]. 中国医院，2022，26 (02)：64-66.

[52] 高婧媛，韩建峰，马欣，等. 基于公立医院绩效考核的目标管理体系构建与实施 [J]. 中国医院管理，2021，41 (08)：47-50.

[53] 赵日磊. 绩效辅导 [J]. 企业管理，2009 (10)：83-85.

[54] 张玉韩. 医院绩效管理中沟通的缺陷及对策 [J]. 中国卫生资源，2008 (06)：270.

[55] 黄宇. 基于不同方法的医院人力绩效考核方法 [J]. 现代医院，2011，11 (02)：129-130.

[56] 金永春，冯运. 浅论医院绩效反馈环节中存在的问题及对策 [J]. 中国医院管理，2011，31 (05)：45-46.

[57] 李成志，齐大勇，刘明，等. 绩效考核结果应用浅析 [J]. 中国电业，2010 (11)：78-79.

[58] 王健，赖瑞南. 综合性医院临床科室绩效考核结果的合理分析与综合利用 [J]. 卫生经济研究，2008 (10)：32-34.

[59] 李磊锋，李蕊，张振菊，等. 基于平衡计分卡的医院绩效管理 [J]. 卫生软科学，2007，21 (06)：456-457，461.

[60] 蒋美荣. 平衡计分卡业绩评价法的优势与局限性探讨 [J]. 中国乡镇企业会计，2014 (01)：111-113.

[61] 张国华，刘思廷，肖谦. 基于BSC原理的绩效管理研究：以邵阳市中心医院为例 [J]. 中国医院，2015，19 (04)：51-54.

[62] 吴中超. 对目标管理的再思考——目标管理是否过时了？[J]. 商场现代化，2005 (122)：65-66.

[63] 王林林，赵敏. 目标管理的优缺点剖析和障碍跨越 [J]. 经营管理者，2009 (20)：59.

[64] 顾娟. 绩效管理工作中目标管理法的应用探析 [J]. 现代营销（经营版），2020 (10)：94-95.

[65] 陆亚丽. KPI和PBC绩效考核分析对比 [J]. 中国电子商情，2024 (17)：31-33.

[66] 崔迎慧，吴正一，周礼明，等. 上海某三甲医院内部绩效考核指标体系构建研究 [J]. 中国医院管理，2015，35 (11)：10-12.

[67] 张弓，陈梦莹，范学雄. 基于OKR理念的医院核心工作指标体系建设及应用 [J]. 中国卫生质量管理，2022，29 (11)：49-52.

[68] 何俊，王延青，崔春舜，等. 基于目标与关键成果管理的医院绩效管理研究 [J]. 中文科技期刊数据库（文摘版）社会科学，2024：163-166.

[69] 仇善力，王俊茹. RBRVS绩效考核模式探析 [J]. 中国农业会计，2023，33 (07)：36-38.

[70] 于景. Rbrvs理论的研究与应用探索 [J]. 首席财务官，2023，19 (11)：33-35.

[71] 黄雲瑛. DRGs付费制度概述与应用思考 [J]. 现代医院管理，2021，19 (05)：72-74.

[72] 李舒丹，陈阳，江婷，等. DRGs应用于医院内部绩效管理的述评与思考 [J]. 卫生经济研究，2017 (5)：69-71.

[73] 王苗苗，韩倩，钟海涛. 基于大数据的公立医院多元绩效管理模式构建与实践 [J]. 现代医院，

2024，24（07）：1104 - 1107.

［74］ 田丽. 医院文化演化与文化建设策略探索 ［J］. 南北桥，2024（3）：175 - 177.

［75］ 王博文，边黎明，汪卓赟. 价值医疗理念下公立医院绩效考核的探索与思考 ［J］. 中国医院管理，2023，43（03）：63 - 66.

［76］ 薛迪，黄金星，常继乐，等. 公立医院组织文化与医院绩效的关联性研究 ［J］. 中国卫生资源，2012，15（04）：308 - 311.

［77］ 曹云飞. 个人-组织价值观实现度匹配与绩效关系的实证研究：以科研团队为例 ［J］. 科技管理研究，2012，32（10）：144 - 147，163.

［78］ 曲如瑾. 医院绩效管理中人文要素的研究 ［J］. 基层医学论坛，2013，17（32）：4324 - 4325.

［79］ 王明晓，高艳，张文静. 医院员工满意度调查及分析 ［J］. 中国医院，2009，13（08）：28 - 30.

［80］ 付亚和，许玉林，宋洪峰. 绩效考核与绩效管理（第3版）［M］. 北京：电子工业出版社，2017.

［81］ 方振邦. 医院绩效管理 ［M］. 北京：化学工业出版社，2016.

［82］ 尚钊，董四平，刘庭芳. 我国医疗质量与安全管理的广义结构-过程-结果理论模型构建 ［J］. 中华医院管理杂志，2023，39（4）：249 - 254.

［83］ 杜永辉，董四平，樊子暄，等. 新医改以来我国医疗质量与安全管理研究热点及展望 ［J］. 中华医院管理杂志，2023，39（4）：243 - 248.

［84］ 杜永辉，董四平，樊子暄，等. 中外医疗质量与安全管理模式比较研究 ［J］. 中国卫生质量管理，2024，31（04）：26 - 31.

［85］ 谢雪妮. 公立医院医疗质量绩效考核指标监测分析 ［J］. 中文科技期刊数据库（文摘版）社会科学，2024（4）：5 - 8.

［86］ 莫非，李伟，程玉梅，等. 三级公立医院绩效考核推动医疗质量管理体系实践与思考 ［J］. 中国医院，2022，26（12）：90 - 93.

［87］ 王祎然. 以全流程管理筑牢医疗质量安全基石 ［J］. 中国卫生，2023（11）：65 - 67.

［88］ DOBS K，BÜLTHOFF I，SCHULTZ J. Identity information content depends on the type of facial movement ［J］. Scientific reports，2016，6（1）：34301.

［89］ 王露平，李想，肖薇薇，等. 湖南地区公众心肺复苏能力调查分析 ［J］. 中华危重病急救医学，2020，32（7）：850 - 853.

［90］ 祝益民，石泽亚，陈芳. 中国现场救护第一目击者行动公众指南（2023）［J］. 中华危重病急救医学，2023，35（2）：113 - 123.

［91］ 刘晓亮，蒋宇，邹联洪，等. "现场救护：第一目击者行动"急救科普活动实践 ［J］. 中国急救复苏与灾害医学杂志，2016，11（06）：634 - 636.

［92］ 祝益民，刘晓亮. 现场救护需强化三个"一"理念 ［J］. 中华急诊医学杂志，2016，25（8）：997 - 999.

［93］ 张兴文，祝益民. 急诊零停顿与急危重症患者一体化救治体系建设探讨 ［J］. 医院管理论坛，2024，41（1）：41 - 43.

［94］ 陈芳，祝益民. 构建医院内急诊重症快速反应系统与快速反应小组 ［J］. 实用休克杂志（中英文），2023，7（02）：65 - 67.

［95］ 肖薇薇，陈芳，黄婕，等. 医院内急诊重症快速反应小组建设专家共识 ［J］. 实用休克杂志（中英文），2023，7（02）：109 - 114.

［96］ 曹凯. 发力"五大中心"建设 ［J］. 中国医院院长，2019（3）：86 - 89.

［97］ 秦春香，祝益民，肖伟，等. 国外医院死亡病例评审方法的研究进展［J］. 中国医院管理，2023，43（12）：100－104.

［98］ 陈芳，周瑾容，祝益民. 探索死亡病例系统化质控［J］. 中国医院院长，2023，19（24）：56－57.

［99］ 刘先夺. 天津：以务实举措持续强化医疗质量管理［J］. 中国卫生，2024（3）：30－31.

［100］ 仇昀沁，孔志君，倪昕晔，等. 国考推动医疗质量可视化：从"数据大"到"大数据"管理的智慧提升［J］. 江苏卫生事业管理，2023，34（12）：1662－1665.

［101］ 唐超. 书写医院卓越服务的时代答卷［J］. 中国医院院长，2024，20（03）：90.

［102］ 李金花，祝益民，朱丽辉，等. 医院卓越服务研究进展与展望［J］. 中国护理管理，2024，24（03）：442－446.

［103］ 高文. 以服务为导向制定公立医院绩效考核方案的研究［J］. 当代医学，2017，23（03）：23－24.

［104］ 张澄宇. 优化就诊流程提高医院医疗服务路径研究［J］. 中文科技期刊数据库（文摘版）社会科学，2024（6）：176－179.

［105］ 徐民. 山东：以绩效考核为抓手全力提升公立医院满意度［J］. 中国卫生，2024（04）：56－57.

［106］ 杨敏，陈薇，胡优露，等. 基于卓越绩效模式的患者服务改进与满意度测评［J］. 医院管理论坛，2022，39（10）：24－28.

［107］ 夏昉，崔严尹，刘金萍，等. 吉林省公立医院中药药学服务质量评价体系的构建［J］. 中国药房，2021，32（15）：1899－1904.

［108］ 祝益民. 湖南：卓越服务化解"看病烦"［J］. 中国卫生，2023（08）：22－23.

［109］ 祝益民，张玉. 医院卓越服务：门诊不再拥挤急诊不再等待［J］. 中国医学人文，2024，10（01）：13－14.

［110］ 祝益民，肖亚洲，朱丽辉. 医院卓越服务评价手册［M］. 北京：学苑出版社，2023.

［111］ 国家卫生健康委. 三级医院评审标准（2022年版）实施细则［S］. 2022.

［112］ 查静茹，汪卓赟，鲁超，等. 医院等级评审制度实施的现实困境及政策建议［J］. 中国社会医学杂志，2021，38（03）：241－243.

［113］ 玖九，彭明强，项国平，等. 新时代医院评审该有哪些新思路？［J］. 中国卫生人才，2020（01）：29－34.

［114］ 邓敏莉. 浅析《三级医院评审标准（2020年版）》［J］. 办公室业务，2021（06）：192.

［115］ 汪卓赟，周典，王玉，等. 医院评审评价进展及创新我国公立医院评审模式探讨［J］. 中国医院管理，2019，39（05）：58－60.

［116］ 王丹，郭艺玮，白倩，等. 我国大陆中医医院等级评审与台湾地区医院评审比较分析［J］. 中国社会医学杂志，2019，36（01）：17－21.

［117］ 向宗城，成爱民，谭邦华. 新标准视角下三级医院等级评审的实践与思考［J］. 中国医院院长，2022，18（12）：68－71.

［118］ 马尚寅，王占国，刘嘉吉，等. 基于"考核指标＋监测指标"的医院评审标准研究［J］. 中国卫生质量管理，2024，31（02）：39－42，51.

［119］ 查静茹，肖启强，汪卓赟，等. 安徽省三级医院评审标准修订对策［J］. 安徽卫生职业技术学院学报，2019，18（04）：1－3.

［120］ 湖南省卫生健康委. 三级医院评审标准（2022年版）湖南省实施细则［S］. 2023.

［121］ 美国医疗机构评审国际联合委员会. 美国医疗机构评审国际联合委员会医院评审标准（第6版）［M］. 北京：中国协和医科大学出版社，2017.

[122] 曾燕，范可. 构建等级医院评审工作组织体系的实践与体会 [J]. 重庆医学，2014，43（13）：1661-1662，1668.

[123] 张金凤，罗敏辉，邹征强，等. 基于等级医院评审标准的质量监测指标数据验证实践 [J]. 中国卫生质量管理，2023，30（06）：37-40.

[124] 陈培钿，刘先德，陈家伟. 等级医院评审监测指标数据治理组织建设探索 [J]. 现代医院，2024，24（03）：398-401，405.

[125] 冯亚兰，傅育红. 高质量发展视角下的医院数据治理探索实践 [J]. 现代医院管理，2023，21（01）：108-110.

[126] 王健，陈伟. 医院评审和绩效考核导向下临床科室终末质量指标体系构建及目标管理 [J]. 中国卫生产业，2023，20（18）：88-91.

[127] 国务院办公厅. 国务院办公厅关于建立现代医院管理制度的指导意见 [S]. 2017.

[128] 刘林. 现代医院管理制度的核心内涵与实施策略 [J]. 创意城市学刊，2020（02）：104-112.

[129] 周岩晴，孙佼. 现代医院管理制度内涵及医院的实施路径分析 [J]. 中文科技期刊数据库（全文版）医药卫生，2022（7）：189-191.

[130] 李俊君. 现代医院管理制度内涵及医院的实施路径 [J]. 中文科技期刊数据库（全文版）医药卫生，2022（3）：150-152.

[131] 黄瑞荣. 新医改背景下公立医院内部控制存在的问题及对策研究 [J]. 财会学习，2024（21）：158-160.

[132] 王霞，张瑶，曾多，等. 公立医院绩效考核指标体系用于医院内部考核的方法与实践 [J]. 中国医院，2022，26（04）：8-11.

[133] 汪迪. 公立医院内部控制评价指标体系构建 [J]. 投资与创业，2024，35（13）：131-133.

[134] 王莹，倪紫菱，周利华，等. 基于利益相关者分析的现代医院管理制度实施策略 [J]. 中国医院管理，2018，38（07）：5-7.

[135] 周霞. 现代医院管理制度下公立医院绩效考核的问题及对策 [J]. 财富生活，2023（02）：163-165.

[136] 王祎然. 外部考核如何促进内部管理提升 [J]. 中国卫生，2021（09）：58-60.

[137] 陆春赟. 向管理要效益，推动医院高质量发展 [J]. 中国卫生，2024（03）：98-101.

[138] 李卫平，黄二丹. 以"管办分开"理顺公立医院治理结构：上海申康医院发展中心公立医院治理改革剖析 [J]. 卫生经济研究，2010（07）：5-7.

[139] 王兴鹏. 以综合绩效管理体系打通内外路径 [J]. 中国卫生，2024（01）：62-63.

[140] 李艳娜. 基于战略视角构建公立医院预算绩效管理体系 [J]. 商业会计，2023（12）：88-91.

[141] 丁玲丽，李兰，杜江波，等. 基于国家三级公立医院绩效考核的全面预算管理研究 [J]. 中国卫生质量管理，2024，31（07）：63-66.

[142] 李康. 三级公立医院绩效考核与医院内部绩效考核管理体系融合探讨 [J]. 理财（财经版），2019（12）：126-127.

[143] 国务院办公厅. 国务院办公厅关于推动公立医院高质量发展的意见 [S]. 2021.

[144] 国家卫生健康委办公厅，国家中医药管理局办公室. 公立医院高质量发展评价指标（试行）[S]. 医政医管局，2022.

[145] 湖南省人民政府办公厅. 湖南省人民政府办公厅关于印发《湖南省推动公立医院高质量发展实施方案》的通知 [S]. 2021.

[146] 湖南省卫生健康委. 湖南省卫生健康委关于推进公立医院高质量发展示范性医院建设的通知 [S]. 2022.

[147] 湖南省卫生健康委, 湖南省财政厅. 湖南省卫生健康委湖南省财政厅关于开展 2024 年公立医院高质量发展示范性医院建设评价工作的通知 [S]. 2024.

[148] 陈芬, 葛锋. 公立医院高质量发展内涵及关键路径研究 [J]. 卫生经济研究, 2023, 40 (07): 55 - 57.

[149] 陈浩, 夏小哲, 周花燕, 等. 公立医院高质量发展影响因素与策略分析 [J]. 中华医院管理杂志, 2022, 38 (8): 555 - 560.

[150] 李浩, 陶红兵. 省级层面公立医院高质量发展体系构建的政策比较 [J]. 中国医院管理, 2023, 43 (01): 1 - 6, 13.

[151] 罗力. 我国公立医院高质量发展的制度环境 [J]. 中国医院管理, 2022, 42 (02): 1 - 3, 9.

[152] 余红星, 范新语, 赵欣如, 等. 公立医院高质量发展面临的问题及对策研究 [J]. 中国医院, 2024, 28 (01): 2 - 6.

[153] 朱真伟. 党建引领公立医院高质量发展实践与思考 [J]. 中国医院, 2022, 26 (06): 65 - 67.

[154] 王洪涛, 王伟平, 杨晓宇, 等. 高质量发展背景下公立医院临床科室医疗质量考核评价指标体系研究 [J]. 现代医院, 2024, 24 (02): 235 - 238, 242.

[155] 石景芬, 胡学渝, 刘军. 基于 PEST＋SWOT 分析的区县级公立医院高质量发展战略规划研究 [J]. 中国医院, 2023, 27 (04): 43 - 46.

[156] 刘琛慧, 朱敏, 王志刚, 等. 高质量发展下公立综合医院战略目标体系构建探讨 [J]. 中国医院, 2022, 26 (10): 21 - 24.

[157] 李晓雨, 田立启, 刘佳, 等. 三级综合公立医院高质量发展评价指标体系构建研究 [J]. 中国医院管理, 2022, 42 (11): 9 - 13.

[158] 刘逸杰, 谢泽宁, 孙斌. 以学科建设为核心的公立医院高质量发展创新管理体系构建 [J]. 中国医院管理, 2023, 43 (09): 84 - 87.